谨以此书献给国家“组团式”医疗援疆事业

广东省科学技术厅农村科技特派员重点派驻任务项目资助

基层全科医师手册

主　编　林天歆　刘丽娟　苏　畅
副主编　邹小广　唐　皓　吴小立

科学出版社
北　京

内 容 简 介

全书分九章，包括健康管理及保健、村卫生院常用药品分类及使用、常见症状鉴别诊断、乡村常见病诊断与治疗、乡村常见内外科急症、常见慢性病管理、常见感染性疾病防治及管理、中毒及自然因素所致伤害紧急处理、常见检验结果分析。全书以问题为主导的方式书写，并结合大量表格、图片，简洁易懂，便于基层全科医生在临床工作中查找需要的知识。

本书不仅能成为指导基层全科医生临床诊疗的工具书，也可以作为培训乡村医生的参考教材，同时可作为广大乡村医生自学与参考用书。

图书在版编目（CIP）数据

基层全科医师手册 / 林天歆，刘丽娟，苏畅主编．—北京：科学出版社，2021.7

ISBN 978-7-03-069205-4

Ⅰ．①基… Ⅱ．①林… ②刘… ③苏… Ⅲ．①家庭医学—手册 Ⅳ．① R499-62

中国版本图书馆 CIP 数据核字（2021）第 111584 号

责任编辑：王灵芳 / 责任校对：张 娟
责任印制：赵 博 / 封面设计：吴朝洪

科学出版社出版
北京东黄城根北街 16 号
邮政编码：100717
http://www.sciencep.com
天津市新科印刷有限公司印刷
科学出版社发行 各地新华书店经销
*
2021 年 7 月第 一 版 开本：880 × 1230 1/32
2024 年 10 月第五次印刷 印张：11 1/2
字数：328 000
定价：88.00 元
（如有印装质量问题，我社负责调换）

编 者 名 单

主　　编　林天歆　刘丽娟　苏　畅

副 主 编　邹小广　唐　皓　吴小立

编者名单　（按姓氏笔画排序）

元　刚　中山大学附属第一医院

卢　斌　广州市海珠区龙凤街社区服务中心

朱丽娟　广州市海珠区素社街社区卫生服务中心

刘伟峰　广州市黄花岗街社区卫生服务中心

刘丽娟　中山大学附属第一医院

刘瑞豪　深圳市坪山区妇幼保健院

苏　畅　中山大学附属第一医院

李　强　中山大学附属第一医院

吴　晖　中山大学附属第一医院

吴小立　中山大学附属第三医院

吴河坪　中山大学附属眼科医院

邱小玲　南方医科大学口腔医院

邹小广　新疆维吾尔自治区喀什地区第一人民医院

陈宏武　中山大学附属第一医院

陈海天　中山大学附属第一医院

林天歆　中山大学孙逸仙纪念医院

欧阳颖　中山大学孙逸仙纪念医院
柯吴坚　南方医科大学皮肤病医院
段文娟　中山大学附属第一医院
聂大年　中山大学孙逸仙纪念医院
唐　皓　中山大学附属第一医院
梁健峰　广州市南沙区中医医院
舒　欣　中山大学附属第三医院
曾锐峰　广州市增城区荔城街社区卫生服务中心
赖国彬　广州市越秀区大东街社区卫生服务中心
潘春球　南方医科大学南方医院

绘　　图　徐桂兴　中山大学附属第一医院
主编助理　胡晓丹　中山大学孙逸仙纪念医院
　　　　　卢思弘　中山大学孙逸仙纪念医院

序 1

2021年2月25日，全国脱贫攻坚总结表彰大会在北京隆重举行，当习近平总书记庄严宣告我国脱贫攻坚战取得了全面胜利时，热烈的掌声响彻人民大会堂。党带领全国人民创造了又一个彪炳史册的人间奇迹，其背后的艰难与笃行，令世界深深动容。广东省援疆前方指挥部作为全国脱贫攻坚先进集体，是19个援疆省市的唯一受勋者，当我作为代表接受这份荣誉时，激动之情溢于言表，内心也深感肩上之重任。征途漫漫，而今迈步从头越。

从脱贫攻坚，转向巩固脱贫攻坚成果，全面推进乡村振兴之际，南疆依旧需要我们全力以赴。自2011年起，广东开启了对口支援新疆喀什的"万里行"，以保障和改善民生为重点，从产业、教育、医疗各方面出发全链条援疆，投入大量资金和人才，努力实现习总书记提出的全民健康、全面小康的美好愿景。

其中，医疗援疆作为最接地气的民生、民心工程，"治愈一名患者，幸福一个家庭"是我们持之以恒在做的，也是卓有成效的。"广东医生"在南疆家喻户晓，已经成为最值得信赖的品牌。自"组团式"医疗援疆工作启动以来，广东省委、省政府高位部署，精心选派了700多位医疗、管理精英骨干赴喀支援，并投入6亿多元用于医疗基础建设、本地人才培养等，其中由广东直属医疗队长期帮扶的喀什地区第一人民医院，综合实力跻身南疆第一、全疆第三，承担全地区500万人口的医疗保健重任。在此基础上，由"国家杰青"林天歆医师带领的国家广东省第五批"组团式"援疆医疗队再上一层楼，实现转诊率从4.8%降到0.95%（中组部8家受援医院从31.8%降到10.8%），并入选第二批国家区域医疗中心建设项目，为南疆唯一一家。

过去10年里，在广东省援疆医疗人才的持续真情帮扶下，喀什地区级及县级医院的医疗水平得到了明显提高，转诊率和死亡率也相应大幅降低。此时的我们，积极国家号召，筹划如何巩固、拓展健康扶贫的成果，实现健康管理诊治关口前移。

南疆地域辽阔，但交通不便、出行条件差成为制约民众尤其是偏远乡村农民出行的难题。"小病不出乡"成了关键，我们必须努力实现优质医疗资源下沉、再下沉，打通健康扶贫的"最后一公里"，提高基层乡镇卫生院和社区基层医院水平。

目前，喀什地区有12个县市，2000多个村和5600多名乡村医生。在基层乡村建立基本的诊疗规范，培养一批合格的乡镇全科医师，让他们拥有诊断、开处方、基本药物使用及慢性病管理的能力，迫在眉睫。

由广东省援疆前方指挥部出资支持，林天歆院长带领医疗队联合众多专家搜集材料、调阅资料、下乡访谈，历经一年，这本《基层全科医师手册》如期面世，也成为"广东援疆系列丛书"的第一本。它既符合南疆地方疾病特色，贴近乡村医生临床工作，又图文并茂、浅显易懂，便于基层医生查阅及学习，为基层医生日常诊疗工作提供切实帮助，是一本集口袋工具书及参考教材于一体的实用手册。

我们会将本书赠予喀什地区12个县市的基层医疗机构医生及有需之士。同时，我们还将启动喀什地区乡村医生培训计划，通过邀请广东省优秀教师医生来喀什地区授课，对当地乡村医生进行分期、分批培训，使其掌握乡村常见疾病诊疗、应急抢救技术及公共卫生措施落实等，考核优秀者还将选派到广东省参加全科医师培训，打造一批"留得下"的乡村医生队伍。

绵绵用力，久久为功。粤新两地人民始终心连心，为实现美好生活和幸福未来一齐努力，一同奋斗。

王再华

撰于新疆喀什

2021年3月

序 2

全科医学是适应社会需要、最经济、最适宜的医疗服务模式，在发达国家得到了飞速发展，作为现代医学发展的新趋势，是面向社区与家庭，融临床医学、预防医学、康复医学及相关人文社会科学于一体的新型医学专科，对我国医疗事业的发展具有举足轻重的意义。

“卫生援疆”悬壶惠民、泽润绵长。欣闻广东省医疗人才“组团式”帮扶新疆喀什地区的医院，帮助新疆医疗卫生事业的发展。医疗卫生资源是保障人民群众身体健康的关键因素。如何实现“人走技术留”的良好局面，留下带不走的知识，援疆教授们在实践中深深感觉到肩上的重担与责任。在西部边远地区，如何利用有限的医疗资源最大程度地满足人民医疗需求，全科医学作为一种“最经济、最适宜”的医疗服务模式，为解决这一问题提供了可行的途径。一本通俗、易懂、实用的《基层全科医师手册》就是留给新疆人民最好的礼物。

经过1年多的酝酿，该书终于要和读者见面了。该书以问答方式解答了乡村医生临床经常面对的问题，写作方式新颖、语言生动、有创新性，使书中的知识更加容易被读者理解和吸收，有利于新疆基层医生查看和使用，这也是出版本书的目的和一大特点。本书的作者既有来自三甲医院的全科教授、专科教授，也有扎根基层的临床医生，他们从各自不同的角度将临床的经验和心得通过问答的形式展示给读者，内容丰富实用。同时本书内容具有广泛的代表性，能让广大医生在成长过程有所收获。但是书中内容篇幅有限，不能详细完整地把每一种疾病的病理生理、发病机制、诊断治疗情况详细展开。

尽管我国对疾病的防治认识已经有了良好的开端，但措施的落地仍有很长的路要走，高血压、冠心病、糖尿病、慢性阻塞性肺疾病等慢性病流行趋势不断加重，严重危害我国居民身体健康。这也与人们的不健康的生活方式，预防措施不到位有关。虽然这些慢性病的高发病率是每个发展中国家转型过程中必须经历的，但作为医者，我们都应扪心自问，面对挑战，我们应该做什么？我们又做到了什么？今后要付出更大的努力，还有很长的路要走。

因此我们需要改变观念，为了我们的下一代能有更好的就医环境、优质的医疗，我们任重道远。时代赋予了我们如此神圣的使命、责任和担当，促成了该书的完成。全科医学的发展不是一帆风顺的，不管遇到什么曲折，都要坚持。在新时代的使命召唤下，在新政策的支持下，我相信全科医学的发展事业未来可期！

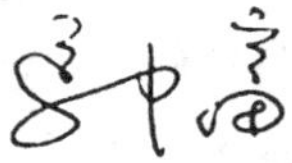

中山大学附属第一医院全科医学科　主任
广东省医学会全科医学分会　前任主委
2021年3月

前　言

党的十九大报告提出“实施健康中国战略”“没有全民健康，就没有全面小康”的理念深入人心。南疆四地州曾是全国“三区三州”深度贫困地区，虽然2020年已经全面脱贫，但距离小康还有很大差距。

在广东省持续对口帮扶下，喀什地区的整体医疗卫生水平取得了长足进步，但要切实实现群众就医“大病不出县，小病不出乡”的目标，提高基层一级公共卫生服务水平，全面提升贫困地区的医疗水平，对巩固拓展脱贫攻坚成果，接续推动贫困地区发展和乡村全面振兴具有重要意义。

南疆地域宽广，交通不便，乡村普遍距离城市较远，基层公共卫生机构，主要是为村、镇和乡服务的卫生室及卫生院的全科医师就是一方百姓的健康守护神。因为各种客观条件的限制，目前南疆地区的基层公共服务，特别是乡村一级的卫生服务水平较发达地区有较大差距。

我们广东省“组团式”援疆医疗队，除帮扶南疆最强的三甲医院——喀什地区第一人民医院外，还着眼于提高基层公共卫生水平，致力推动优质资源的下沉。经多方调研，专家们发现目前市面上的参考书籍普遍不够贴合喀什基层全科医师临床日常工作实际，遂决定汇聚众专家力量，编写一本符合南疆地方疾病特色、浅显易懂、可解决基层医师在工作中遇到的各种实际医疗问题的实用手册，方便基层医生查阅及学习，为其日常诊疗工作提供切实帮助，提高其诊疗水平，从而达到提高基层公共卫生医疗机构整体医疗水平的目的。

该书由国家广东省第五批“组团式”援疆医疗专家、中山大学附属第一医院的全科专家及广州菁英社区医生等多方面的专家共同编写，通过实地调研、调阅喀什地区的病案资料、访谈基层全科医师等方式，筛选出喀什乡村的常见病、多发病及地方病，着眼于解决乡村医生日常遇到的临床实际问题。本书以问题为主导的方式编写，并结合大量表格、图片，务求简洁易懂，便于医师在临床工作中查找需要的知识。

我们相信，这本凝聚着众多广东省专家心血的图书，不仅能成为指导喀什地区基层乡村医生临床诊疗的工具书，也可以作为喀什地区综合医院医师下沉帮扶基层项目——“千名医生下沉帮扶千村”的参考教材，助力提高基础公共卫生水平，使边疆居民早日实现“早防早治、科学管理、小病不出村”的目标。

林天歆　刘丽娟　苏　畅

2021年2月

目　录

第一章　健康管理及保健 …… 1
第一节　基层医院的工作内容、性质、特点、方法简介 …… 1
第二节　正确书写处方 …… 6
第三节　体检与疾病筛查 …… 9
第四节　疫苗接种与社区管理 …… 17
附录1-1　基本公共卫生服务规范——疫苗接种服务规范（2017版） …… 26
附录1-2　国家免疫规划疫苗儿童免疫程序说明（2021版） …… 29
第五节　避孕 …… 38
第六节　小儿生长发育评估 …… 43
第二章　基层医院常用药品分类及使用 …… 52
第一节　西药 …… 52
第二节　中成药 …… 71
第三章　常见症状鉴别诊断 …… 83
第一节　发热 …… 83
第二节　咳嗽、咳痰 …… 87
第三节　呼吸困难 …… 92
第四节　心悸 …… 95
第五节　胸痛 …… 99
第六节　水肿 …… 107
第七节　腹痛 …… 112
第八节　腹泻 …… 116
第九节　黑粪 …… 121
第十节　皮肤黏膜出血 …… 126

第十一节 黄疸 …… 131
第十二节 关节痛 …… 134
第十三节 头痛 …… 137
第十四节 眩晕 …… 143
第四章 乡村常见病诊断与治疗 …… 152
第一节 普通感冒 …… 152
第二节 便秘 …… 155
第三节 痔 …… 159
第四节 消化不良 …… 163
第五节 慢性胃炎 …… 166
第六节 缺铁性贫血 …… 170
第七节 肾结石 …… 176
第八节 结膜炎 …… 179
第九节 痛经 …… 182
第十节 骨关节炎及膝骨关节炎 …… 185
第十一节 腰背痛 …… 191
第十二节 失眠及失眠症 …… 196
第十三节 荨麻疹 …… 199
第十四节 口腔溃疡 …… 204
第五章 常见内外科急症 …… 206
第一节 急性上呼吸道感染 …… 206
第二节 急性胃肠炎 …… 211
第三节 泌尿系统感染 …… 214
第四节 外伤的紧急处理 …… 218
第六章 常见慢性病管理 …… 223
第一节 高血压 …… 223
第二节 冠心病 …… 228
第三节 高脂血症 …… 240
第四节 高尿酸血症及痛风 …… 245
第五节 糖尿病 …… 250
第六节 慢性阻塞性肺疾病急性发作 …… 263
第七节 重性精神障碍 …… 270

第七章　南疆常见感染性疾病防治及管理 ……………… 276
第一节　结核病与社区管理 …………………………… 276
附录7-1　中国结核病预防控制工作技术规范 ………… 282
第二节　乙型病毒性肝炎 ……………………………… 286
第三节　包虫病 ………………………………………… 291
第四节　布鲁氏菌病 …………………………………… 295
第八章　中毒及自然因素所致伤害紧急处理 ……………… 300
第一节　酒精中毒 ……………………………………… 300
第二节　烧伤及其紧急处理 …………………………… 302
第三节　溺水 …………………………………………… 307
第四节　中暑 …………………………………………… 311
第五节　电击伤 ………………………………………… 315
第六节　农药中毒 ……………………………………… 317
第七节　急性一氧化碳中毒 …………………………… 321
第九章　常见检验结果分析 ……………………………… 325
第一节　血常规 ………………………………………… 325
第二节　粪便常规 ……………………………………… 335
第三节　尿常规 ………………………………………… 338
第四节　生化及肾功能检查 …………………………… 341
第五节　肝功能检查 …………………………………… 343
第六节　血脂检查 ……………………………………… 347

第一章

健康管理及保健

第一节　基层医院的工作内容、性质、特点、方法简介

中国的基层卫生服务体系是以村卫生室/卫生服务站、乡镇卫生院/城镇街区社区基层医院为基本架构，主要为乡村、城镇社区居民提供全科医疗服务，处理的医学问题属于全科医学范畴。本书所有内容提及的“基层医院”主要是指上述基层卫生服务机构。本节主要阐述基层全科医师的工作内容、特点、方法及一些注意事项。

一、什么是全科医学？

全科医学是一门医疗、保健、预防相结合，面向社区的主动性、应用性及综合性学科。其主旨是强调以人为中心，以家庭为单位，以整体健康的维护与促进为主要方式的长期负责式照顾，并将个体与群体健康融为一体。

二、全科医师主要看什么病?

全科医学的诊疗范围主要包括以症状学为表现的常见健康问题，常见多发疾病，多系统慢性疾病的诊治及长期管理，危重病及复杂疑难病例的识别及转诊。全科医师的主要诊治范围可概况为：症状学＋常见病多发病诊治；对疑难、复杂、危重患者的职责是及时识别并指导转诊；处理常见疾病的社区康复，包括慢性阻塞性肺疾病、高血压、糖尿病、脑血管疾病的社区康复治疗。

三、全科医学具有哪些特点?

全科医学追求全人理念，即以人为中心，把人作为一个整体看待，关注人的心理、生理、家庭、社会等因素对疾病的影响，全科医学具有以下特点：①强调持续性、综合性、个体化的照顾；②强调早期发现并处理疾病，强调预防疾病和维持健康；③强调在社区场所对患者进行不间断的管理和服务，并在必要时协调并利用社区内外其他资源。全科医学的这些特点决定了全科医师在管理慢性疾病及疾病预防方面的优势。

全科医学强调对患者的“长期负责式照顾”并注重处理患者的整体性，采取以患者为中心的“生理-心理-社会”的“全人照顾”模式照顾病患。例如，管理糖尿病患者，全科医师的管理模式如下，①生理：降糖药物的调节，指导饮食及运动治疗，定期随访保证患者随诊；②心理：疏导患者的恐惧心理，维护患者心理健康；③社会：通过利用及整合社区内资源，开展多种形式的健康教育，面向社区糖尿病患者及其照护者开展健康教育，内容包括营养膳食、运动健身、心理健康、疾病预防、合理用药和中医养生保健，以调动家庭社会的支持，增强患者治疗的信心、提升治疗效果。

四、全科医师门诊工作的主要内容及特点有哪些?

全科医学的精髓在于连续性、预防性的健康管理，因此贯穿全科医师工作的两大内容主要是连续性门诊及定期随访（或家访）。全科医师应诊的4项主要任务如下。

1.确认和处理现患问题。

2.连续性问题的管理，如糖尿病、高血压等慢性病的管理。

3.预防性照顾。

4.改善求医、遵医行为。

五、全科医师在接诊患者时需要做哪些准备?

1.知识储备　具有全科医师的思维，掌握常见病、多发病的诊疗常规，关注疾病诊疗指南及进展。

2.行为及心理准备　仪表得体，谈吐专业文雅，具有一定的医患沟通技巧，能获得患者的信任，表现自信。

3.基本诊疗仪器　听诊器、棉签、便携手电筒等。学术工具方面可准备全科工具书、药物手册。

六、门诊接诊患者的基本流程及内容有哪些?

1.核对患者基本信息。

2.询问患者：有重点地询问病史，了解患者本次就诊的主要目的。

3.体格检查：根据询问病史的情况做重点体检。

4.如有需要或具备条件，根据病史及体征提供的信息，做适当的辅助检查（实验室及影像学检查）以明确诊断。

5.根据病史、体格检查及辅助检查结果，作出诊断。

6.健康教育与咨询：根据本次接诊患者所获得的信息，对患者进行必要的健康教育，帮助改善其不良习惯，此点对慢性病患者的管理尤为重要。

7.书写门诊病历。

8.如有需要报告的疫情，根据法定传染病及疾控部门的要求及时填报及上传相关信息。

9.如病情有需要，为患者开具药物处方。

七、接诊患者时应注意哪些事项?

1.以关注、关心的态度仔细倾听患者的倾诉。注意保持与患者的目光交流，不随意打断患者的倾诉。

2.多用开放性问题获取患者信息，如“您觉得哪里不舒服呢”“您对此有什么想法”。

3.对于病情、诊断及治疗决策等专业内容，要用通俗、患者能理解的方式进行讲述及解释。

4.整个接诊过程应具有同理心及共情能力。

5.充分解析全科工作的概率性及容错性，注重全科工作的连续性，对于不能及时解决的问题，要完善相关记录，必要时请专科医师或相应社会资源协助，通过电话、微信、面访或其他可以利用的方式进行全程健康管理。

八、门诊病历包括哪些内容？

1.*门诊病历封面信息* 主要是患者的信息（姓名、住址、电话等）及过敏史。需认真填写，对过敏药物应特别标注。

2.*初诊门诊病历* 书写内容主要包括简要病史、体检阳性体征及重要阴性体征、初步诊断、处理意见、医师签名。

3.*复诊病历* 简要病情（主要记录经过诊疗后的病情演变情况）、重点查体、重要检查结果、诊断、治疗措施，医师签名。

九、家访的种类及注意事项有哪些？

家访是全科医师的另外一项重要工作，其种类有：①评估性家访，对家庭进行评估，常用于家庭问题、心理问题、老年患者的家庭环境了解；②连续性家访，对慢性病患者或家庭病床提供连续性照顾，并定期随访；③急诊性家访，处理紧急事件；④随机性随访，医师的意向或突发传染病公共卫生相应追踪。

十、什么是社区健康档案？建立社区健康档案的流程是怎样的？

为管辖社区内的居民建立社区健康档案也是基层医院的工作内容之一。社区健康档案包括：①记录与社区居民健康有关的文件资料；②是以问题为导向的病史记录和健康检查记录；③是以预防为主的保健卡；④个体、家庭和社区与健康有关的各种记录。建立社区健康档案的流程见图1-1-1。

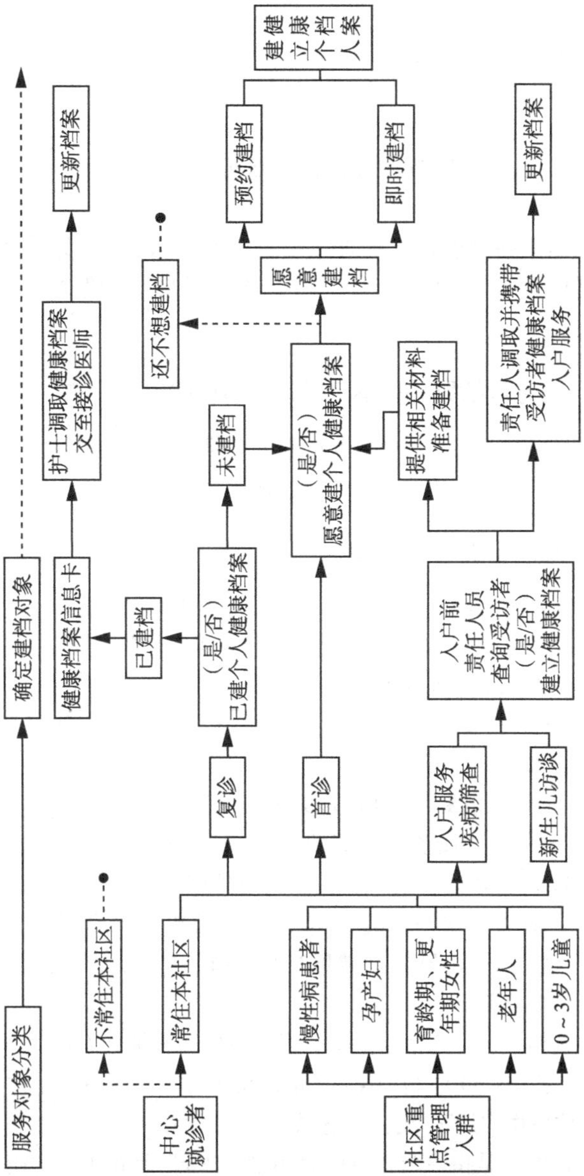

图1-1-1　社区健康档案的建立流程

（林天歆　苏　畅）

参考文献

墨塔（Murtagh. J）. 全科医学. 4版. 梁万军，译. 北京：人民军医出版社，2015

第二节 正确书写处方

处方是医师为患者开具的药方，也是药房配药、发药的依据，可作为医疗责任认定的法律依据。因此，正确书写处方非常重要。

一、处方包括哪些内容（或具体项目）？

一张处方一般分为3个部分：前记（即患者的一般项目），正文（药品、规格、用法）和后记（医师签名）。

二、如何正确书写处方?

1. 前记 如实并认真填写前记，一般应与门诊病历信息一致。

2. 正文 是处方的主体，主要内容是开具的药名、剂型、规格、剂量及用法。正文均以Rp或R（取自拉丁文“Recipe”的首字母）开头，每一个药品均需另起一行，书写格式如下。

药名＋剂型 规格 × 剂量

Sig 用量 用法 每日用药次数

（1）药名：必须是药品正式的中文或英文名。

（2）剂型：分为口服、静脉用药及外用药。口服剂型常见有片剂、胶囊、水剂（液）、合剂、颗粒等，中成药还有“丸”或“蜜丸”；静脉针剂常见有水针剂及粉针；外用药常见有软膏及贴片剂。

（3）规格：是指每片药物的含量，单位一般是克（g）、毫克（mg）、毫升（ml），也有某些药品特别是中成药无具体单位含量，单位可用“片”“支”等量词。

（4）剂量：是指该药开具的总用量。“Sig”是拉丁语“使用方法”的字母缩写。“用量”是指每次用药的剂量。

（5）用法：是指该药物摄入的方法，根据具体药物剂型，常见的用法有“口服”“静脉注射”“静脉滴注”“外用”等。每日服用次数指该药一天内用药的次数，如“1日1次”“1日2次”，有时以多少小时用药一次表示，如“8小时1次”。

3.后记　处方的“后记”一般即医师的签名栏，必须在每张处方后记处认真签名，并署开具处方的日期。

处方举例：

1.阿奇霉素片　0.5g×3片
Sig　0.5g　口服　1日1次
2.强力枇杷露　100ml×1瓶
Sig　15ml　口服　1日3次
3.寒喘祖帕颗粒　6g×6袋
Sig　6g　口服　1日2次

书写处方时，用法、每日用药次数常用拉丁文或英文缩写，常用的缩写见表1-2-1。现在电脑使用已普及，在门诊应用软件中输入药名、剂型、规格、剂量及用法，软件会自动生成处方，大大方便了医师的工作，但正确开具处方的前提仍然是医师必须熟悉药物的适应证、用量、用法等基本知识。

表1-2-1　常见用法及每日用药次数缩写

中文	拉丁文或英文缩写
口服	PO
静脉注射	IV
1日1次	Qd
1日2次	Bid
1日3次	Tid
1日4次	Qid

三、开具处方时有哪些注意事项？

1.每张处方只限一名患者的用药。

2.处方一般不得涂改，如确需修改，则需在修改处有处方医师签名。

3.用量一般应按照药品说明书中的常用剂量使用，特殊情况需超剂量使用时，应注明原因并再次签名。

4.处方医师的签名式样和专用签章必须与在药学部门留样备查的式样一致，不得任意改动，否则应重新登记留样备案。

5.药品名称以《中华人民共和国药典》收载或药典委员会公布的《中国药品通用名称》或经国家批准的专利药品名为准。如无收载，可采用通用名或商品名。药名简写或缩写必须为国内通用写法。

四、如何合理开具处方?

合理开具处方的核心是对疾病诊疗具有合适的评估，根据病情合理用药。

1.对于诊断明确的疾病，应以针对疾病病因治疗的药物为主，缓解症状的药物为辅。如以发热、咽痛为主诉的急性上呼吸道感染患者，伴扁桃体明显肿大或流脓涕、咳脓痰等细菌感染征象，应给予抗生素，再适当辅助退热药、化痰药等对症处理药物。反之，对无细菌感染征象，考虑病毒感染的“普通感冒”，则不应开具抗生素，应以对症处理为主，可选择含解热镇痛药的感冒药如“百服宁”，也可根据中医辨证选择一些中成药如“抗病毒口服液”等。

2.对诊断未明确的疾病，患者症状明显，且症状影响生活质量者，可在不影响判断病情的情况下，根据具体症状给予相应对症处理。对发热原因未明的患者，如为持续高热，可暂时给予退热处理，在此过程中积极寻求病因。对症状影响生命健康者，应及时采取应急处理，如发生急性心律失常，应根据心律失常类型选用合适药物及时控制。

3.对确定治疗方案的慢性病管理，主要是根据病情调整药物的用量。如2型糖尿病患者，使用二甲双胍250mg，1日2次降糖，血糖控制佳，可继续使用该药该剂量。如出现血糖增高、控制不佳，根据血糖增高情况及该药剂量安全范围，调整剂量至250mg，1日3次；或500mg，1日2次。如果调高剂量后控制仍欠佳，则考虑联合其他作用机制的降血糖药物治疗。

（苏　畅）

第三节　体检与疾病筛查

一、什么是健康体检?

健康体检是指通过医学手段和方法对受检者进行科学评估，了解受检者的健康状况、早期发现疾病线索和健康隐患的诊疗行为。

体检重点是对慢性非传染性疾病及其风险因素进行筛查与风险甄别评估，并提供健康指导建议及健康干预方案。健康体检是实施疾病早期预防和开展健康管理的基本途径及有效手段之一。

二、制订健康体检项目的主要原则是什么?

根据我国《健康体检管理暂行规定》，健康体检基本项目制订遵循以下原则：①以健康评价和健康风险筛查为目的，重点掌握受检者健康状况、早期发现疾病线索；②体检采用的技术方法或手段要科学适宜并有很好的可及性和可接受性；③为保证健康体检的质量和安全，体检项目所采用的仪器、设备及试剂必须是经中华人民共和国国家食品药品监督管理局（SFDA）认证、有正式批准文号；④体检项目要充分体现最佳成本效益原则，避免优先采用一些高精尖医疗技术设备，以免加重受检者的经济负担。

三、健康体检表需包括哪些内容?

一份健康体检表的主要内容包括健康体检自测问卷、体格检查、实验室检查、辅助检查、体检报告五个部分。

目前为了贯彻国家基本公共卫生服务均等化的惠民政策，实现“人人享有卫生保健”的目标，保障国民的身体健康，我国《国家基本公共卫生服务规范》（第三版）要求乡镇卫生院、村卫生院、社区基层医院（站）负责建立居民健康档案、更新信息、保存档案。其中老年人和高血压、2型糖尿病、严重精神障碍患者等重点人群的健康档案中，必须每年完成一次健康体检表的填写，并为老年人及相关重点人群提供每年一次的免费体检。

随着年龄的增长，高血压、糖尿病、冠心病、恶性肿瘤等慢性病的发病率逐渐升高，为了早期筛查发现以上慢性疾病及尽早发现已患有糖尿病、高血压等慢性病人群的并发症，实现"早发现、早诊断、早治疗"，对慢性病患者进行规范化管理，提高居民的健康水平，《国家基本公共卫生服务规范（第三版）》的健康体检表包含以下项目。

1. 自测问卷　症状、一般状况（包括基本生命体征、老年人健康状态自我评估和生活自理能力自我评估、老年人认知功能、老年人情感状态）、生活方式、现存主要健康问题、住院治疗情况、主要用药情况、非免疫计划预防接种史等项目。

2. 体格检查　包括一般检查，如身高、体质量、腰臀围、血压、脉搏等；物理检查，如内科、外科、眼科、耳鼻喉科、口腔科、妇科。

3. 实验室检查　血常规、血糖、血脂（三酰甘油、总胆固醇、高密度脂蛋白胆固醇、低密度脂蛋白胆固醇）、肝功能（谷丙转氨酶、谷草转氨酶、总胆红素）、肾功能（尿素氮、肌酐）、尿常规、妇科病理学检查（宫颈刮片）。

4. 辅助检查　心电图、B超（肝胆脾胰）、胸部X线摄影。

5. 某些地区根据本地的实际情况，增加免费体检的内容，如广州市开展包括肺、乳腺、大肠、胃/食管、肝癌五种癌症筛查，艾滋病初筛检测等项目。喀什地区布鲁氏菌病、包虫病、结核感染率较高，应在体检中涵盖这些项目。

四、如何根据健康体检结果进行健康指导?

医生综合体检表的问卷、体格检查、实验室检查、辅助检查，对受检对象进行健康评价，即疾病筛查的过程。《国家基本公共卫生服务规范》（第三版）制订的健康体检表，主要侧重慢性病的筛查，如高血压、冠心病、糖尿病等。根据健康评价的结果，对受检居民进行个性化健康指导。

当健康体检发现异常结果时，应根据结果的危急程度进行分层管理。根据2019年《健康体检重要异常结果管理专家共识（试行版）》将体检中发现的重要异常结果根据危急程度及干预策略分为A类和B类：①A类是需要立即进行临床干预，否则将危及生命或导致严重不良后果；②B类是需要临床进一步检查以明确诊断和（或）需要医学治疗。结合基层医院及卫生院的实际医疗条件，根据以上分类原则将《国家基本公共卫生服务规范》（第三版）推荐的健康体检项目异常结果进行分层管理，详情见表1-3-1。

如筛查出基层医疗机构能解决的健康问题，需通过健康教育指导受检者进行危险因素的控制。如筛查出基层医疗机构无法解决的疾病，需要将受检者转诊到上一级医疗机构进行诊疗。目前也有很多地区推广恶性肿瘤的筛查，通过问卷筛查出肺癌、乳腺癌、大肠癌、胃癌/食管癌、肝癌五种癌症的高危人群，再转介到上级医院进一步检查。

五、常见重点慢性病、传染病及恶性肿瘤的筛查建议

各种疾病筛查人群及选择检查如下。

1.慢性病

（1）糖尿病：对高危人群建议使用葡萄糖耐量试验，无条件者可选用空腹血糖＋餐后2小时血糖检查。

高危人群主要为：年龄≥45岁，超重或肥胖者，2型糖尿病的1级亲属，巨大儿生产者，妊娠糖尿病病史，患高血压、高脂血症、冠心病及代谢综合征患者，有长期服用抗精神病药物者，长期静坐生活方式者。

（2）高血压：所有成年人群每年测量一次血压，中年以上人群每6个月一次。

（3）高脂血症：20～40岁人群至少每5年检测一次，40岁男性及绝经期妇女每年检测至少一次，有冠心病及冠心病高危人群必须每3～6个月检测一次，血脂检查必须包括TC、LDL-CHDL和TG。

表 1-3-1 体检异常结果分层管理详细分类

体检项目	A类	B类
体格检查	（1）**内科**：收缩压≥180mmHg和（或）舒张压≥110mmHg伴急性症状，安静休息后复测仍达此标准；心率≥150次/分；心率≤45次/分；严重心律失常；呼吸音消失或明显减弱；腹部触诊：急腹症体征 （2）**眼科**：疑似青光眼急性发作；突发视力下降；疑似流行性出血性结膜炎 （3）**耳鼻喉科**：喉头水肿；活动性鼻出血；眩晕发作 （4）**口腔科**：急性传染病口腔病变的表现如艾滋病的口腔白念珠菌病、毛状白斑、唇周疱疹、口腔卡波西肉瘤、牙周炎；梅毒的唇部硬下疳、梅毒性白斑；淋病的淋菌性咽峡炎；麻疹的第一磨牙对侧颊黏膜科氏斑等 （5）妇科急腹症表现（结合盆腔超声）	（1）**内科**：腹部触诊，触及高度可疑恶性包块的体征；巨脾 （2）**外科**：高度可疑恶性甲状腺、淋巴结、乳腺病变的体征（结合甲状腺、淋巴结、乳腺超声检查结论）；肛门指检：高度可疑恶性直肠和前列腺病变的体征（结合前列腺超声检查结论）；高度可疑恶性外生殖器肿物的体征 （3）**眼科**：视盘水肿；眼压＞25mmHg；疑似眼眶肿物；角膜炎；玻璃体积血（急性）；虹膜睫状体炎 （4）**耳鼻喉科**：外耳道、鼻腔、咽喉部肿物 （5）**口腔科**：高度可疑恶性口腔病变的体征 （6）**妇科**：阴道异常出血；高度可疑恶性的外阴、阴道、宫颈、盆腔肿物的体征（结合盆腔超声检查结论）
实验室检查	**血常规**：Hb≤60g/L（首次），Hb≤30g/L（历次）；PLT≤30.0×10^9/L（首次）或有明显出血倾向；PLT≥1000.0×10^9/L；WBC≤1.0×10^9/L或中性粒细胞绝对值≤0.5×10^9/L	**血常规**：Hb≤60.0g/L（历次）或Hb≥200.0g/L；血小板计数：（300～500）×10^9/L（首次）；WBC≤2.0×10^9/L（首次）或WBC≥30.0×10^9/L（首次）；发现幼稚细胞；白细胞分类严重异常 **尿常规**：尿隐血、尿蛋白3＋（首次）、尿红细胞满视野（首次）；酮体≥2＋（糖尿病病史）；酮体≥3＋（无糖尿病病史） **粪便常规**：粪便常规（隐血）阳性

续表

体检项目	A类	B类
	生化： （1）谷丙转氨酶≥15倍；谷草转氨酶≥15倍；总胆红素≥5倍 （2）血肌酐≥707μmol/L（首次） （3）空腹血糖≤2.8mmol/L（无糖尿病病史）或≤3.9mmol/L（糖尿病病史）；空腹血糖≥16.7mmol/L（糖尿病病史）；空腹血糖≥13.9mmol/L，合并尿酮体；随机血糖≥20.0mmol/L	**生化**： （1）5倍≤谷丙转氨酶＜15倍；5倍≤谷草转氨酶＜15倍；3倍≤总胆红素＜5倍 （2）血肌酐≥707μmol/L（历次）；血肌酐≥445μmol/L（首次） **肿瘤标志物**： （1）细胞学检查（薄层液基细胞检测）：①低级别及高级别鳞状上皮内病变；鳞状细胞癌。②不典型腺上皮细胞；原位腺癌；腺癌。③其他恶性肿瘤 （2）肿瘤指标：需结合家族史、现病史、个人史、体征及影像学检查综合分析，且动态观察。①甲胎蛋白（AFP）：AFP＞400μg/L；AFP＞200μg/L，结合影像学检查结果；②前列腺特异性抗原（PSA）、游离前列腺特异性抗原（fPSA）：PSA＞10μg/L和（或）fPSA/PSA比值＜0.15；③糖类抗原125（CA125）：绝经后女性CA125增高到＞95U/ml的水平，可鉴别为恶性盆腔肿块，其阳性预测值达到95%；④其余肿瘤标志物如糖类抗原19-9（CA19-9）、癌胚抗原（CEA）建议参考标准为≥2倍并结合其他检查结果

续表

体检项目	A类	B类
辅助检查	**心电图：** （1）疑似急性冠脉综合征 （2）严重快速性心律失常：心室扑动、心室颤动；室性心动过速心室率；各种类型室上性心动过速 （3）严重缓慢性心律失常 （4）提示严重低钾血症或严重高钾的心电图表现，结合临床、实验室检查 （5）疑似急性肺栓塞心电图表现，并结合临床及相关检查 （6）QT间期延长：QTc ≥ 550ms	
	X线检查： （1）大量气胸：侧胸壁与肺切缘的距离 > 2cm；急性气胸；液气胸 （2）大量胸腔积液：液体上缘可达第二肋间	**X线检查：** （1）占位：肺部、纵隔、骨骼占位 （2）中量胸腔积液：积液上缘在第四肋前端平面以上，第二肋前端以下 （3）肺部炎症征象：大片肺实变或渗出性改变 （4）疑似活动性肺结核等肺部传染性疾病

续表

体检项目	A类	B类
	腹部（盆腔）超声 （1）腹腔脏器破裂 （2）疑似急性梗阻性胆管炎 （3）胆囊颈部结石伴嵌顿 腹部超声检查过程中一旦发现非基本体检项目中的下列情况：腹主动脉夹层；腹主动脉瘤；异位妊娠、卵巢囊肿蒂扭转、卵巢囊肿破裂、黄体破裂等	**腹部（盆腔）超声** （1）**肝脏**：①肝囊肿。囊肿直径≥10cm；单纯性肝囊肿不能排除胆管囊腺瘤（癌）等其他可能者；囊肿合并感染、出血者。②肝血管瘤。血管瘤直径＞10cm；血管瘤直径5～10cm但位于肝缘，有发生外伤性破裂的危险，或直径3～5cm并有明显临床症状者；血管瘤直径≥5cm且近2年临床随访观察及影像学检查提示瘤体直径增大＞1cm。③肝脏占位。高度可疑恶性病变 （2）**胆囊**：①胆管。高度可疑恶性病变。②胆囊息肉。单发，病变直径＞10mm。病变直径＞8mm并伴有：年龄＞50岁，无蒂性或广基病变，病变在短期内基底变宽、有增大趋势或病灶周围黏膜有浸润、增厚表现。③胆囊占位。高度可疑恶性病变 （3）**胰腺**：①胰腺囊肿。主胰管扩张＞5mm，囊肿直径≥3cm。②胰腺占位。高度可疑恶性病变。③疑似急性胰腺炎 （4）**脾脏**：①脾大。中度以上且结合相关检查。②脾脏占位。高度可疑恶性病变 （5）**肾脏**：①肾囊肿直径≥5cm。②肾脏占位。高度可疑恶性病变。③泌尿系梗阻伴中度以上肾积水 （6）**腹部超声检查过程中发现下列情况**：腹膜后淋巴结肿大、胃肠道占位、其他器官可疑恶性病变者

注：所有倍数以该项目参考值上限计算

2.恶性肿瘤

（1）结肠癌：45岁以上成年人每年检查1次粪便隐血，每10年1次肠镜检查直到75岁。有结肠癌家族史者，40岁开始每年检查一次大便隐血，每5年一次肠镜检查。

（2）乳腺癌：40～49岁，建议每2年一次乳腺钼靶检查；50～75岁，每年一次钼靶检查。

（3）子宫颈癌：21～29岁，每年一次子宫颈涂片检查；30～65岁，每年一次子宫颈涂片＋HPV检查。

（4）前列腺癌：对＞50岁的男性，或者有前列腺癌家族史的45岁以上男性，每年进行一次血清PSA检查。

（5）肺癌：对年龄＞40岁，有以下其中条件之一者每年进行一次低剂量CT检查。①吸烟＞20年包（每天1包持续20年，或者每天2包持续10年）；②被动吸烟；③职业暴露（石棉、铀等）；③肺癌家族史；④慢性阻塞性肺疾病病史。

（6）肝癌：男性＞35岁，女性45岁以上高危人群联合肝脏超声及血清AFP检测，每6个月一次。

高危人群主要指：①有慢性乙型或丙型病毒感染者；②肝癌家族史；③非酒精性脂肪肝；④各种原因所致的肝硬化患者。

（7）胃癌：年龄＞40岁，有腹痛、腹胀、恶心、胃灼热感等不适，有慢性胃炎、肠胃黏膜肠上皮化生、胃息肉、残胃、慢性胃溃疡、胃肿瘤家族史等，在医师建议下，定期行胃镜检查。

3.传染性疾病

（1）艾滋病：对有男男性行为、注射吸毒史、性乱交等高危因素者，密切监测。

（2）结核：对高危人群（如结核密切人群）及流行地区人群行X线胸片筛查。

（3）布鲁氏菌病：对划分为布鲁氏菌病流行的一类地区的高危人群进行筛查，检测方法可采用虎红平板凝集试验。

（4）包虫病：高发地区每年至少检查腹部超声一次。

（5）乙型病毒肝炎：对所有人群进行“乙肝两对半”筛

查，无感染者进行疫苗接种。

（6）梅毒：对高危成年人进行梅毒血清学检查。

4.精神和社会相关疾病

（1）抑郁症：所有成年人进行PHQ-2量表筛查。

（2）酒精滥用：进行AUDIT-C量表筛查。

（朱丽娟　唐　皓）

参考文献

[1] 国家卫生计生委. 国家卫生计生委关于印发《国家基本公共卫生服务规范（第三版）》的通知【EB/OL】.〔2017-02-28〕. http://www.nhc.gov.cn/ewebeditor/uploadfile/2017/04/20170417104506514.pdf国家基本公共卫生服务规范（第三版）》

[2] 中华医学会健康管理学分会，中华健康管理学杂志编委会. 健康体检基本项目专家共识. 中华健康管理学杂志，2014，8（2）：81-90

[3]《中华健康管理学杂志》编辑委员会，中华医学会健康管理学分会. 健康体检质量控制指南. 中华健康管理学杂志，2016，10（4）：258-264

[4] 中华人民共和国卫生部. 卫生部关于印发《健康体检管理暂行规定》的通知【EB/OL】.〔2009-08-21〕. http://www.gov.cn/zwgk/2009-08/21/content_1398269.htm

[5] 张卿，曾强. 健康体检重要异常结果管理专家共识（试行版）. 中华健康管理学杂志，2019，4（13）：97-101

第四节　疫苗接种与社区管理

一、为什么要接种疫苗?

疫苗是指利用特定的病原微生物，如细菌、病毒、立克次体等病原微生物及寄生虫制成的主动免疫品。传染性疾病是人类在自然界的最大天敌之一，接种疫苗，俗称“打预防针”，是预防和控制传染病最经济、有效的方法之一，接种疫苗能够使机体产生针对特定疾病的免疫力，抵御病原体的侵袭，从而起到保护人体的作用。从人类与疾病抗争的历史来看，疫苗是应对传染病最有效的手段之一，天花、脊髓灰质炎、麻疹、风疹等传染病，曾严重威胁人类健康，相关疫苗的问世与广泛接种，为人类筑起了有力的健康屏障。

二、疫苗种类有哪些?

根据接种疫苗的目的，可分为两类：预防性疫苗和治疗性疫苗。预防性疫苗主要用于疾病的预防，接受者为健康个体或新生儿；治疗性疫苗主要用于患病的个体，接受者为患者。

按照疫苗制备技术途径可分为灭活疫苗、减毒活疫苗、类毒素疫苗、亚单位疫苗、载体疫苗、核酸疫苗等不同种类，目前临床应用最广泛的是灭活疫苗。已经在临床应用的疫苗包括针对30多种不同疾病共100多个疫苗品种。

三、我国疫苗按接种规划如何分类?

我国疫苗分为一类和二类疫苗：一类疫苗指政府免费向公民提供的疫苗，公民应当严格依照政府的规定受种；二类疫苗指由公民自费并且自愿受种的疫苗。

我国免疫规划中儿童可以接种的一类疫苗有11种，包括乙肝疫苗、卡介苗、脊髓灰质炎减毒疫苗、百白破疫苗、白破疫苗、麻风二联疫苗、麻风腮三联疫苗、乙脑减毒活疫苗、A群流脑多糖疫苗、A＋C群流脑多糖疫苗和甲肝减毒疫苗，可以预防12种传染性疾病。二类疫苗中，常见的有B型流感嗜血杆菌疫苗（Hib疫苗）、水痘疫苗、轮状病毒疫苗、肺炎疫苗等，这类疫苗针对的病原比较常见，这些病原可对健康造成较大影响，二类疫苗可自愿接种。一些病毒，如流感病毒、冠状病毒等具有变异快、传染性强的特点，因而根据病毒的流行情况，常有针对性的疫苗研发并面世。

四、如何做好社区的疫苗管理工作?

（一）一类疫苗

对一类疫苗接种，基层医院要严格按照国家颁发的疫苗接种服务规范执行和管理（具体见附录1-1、附录1-2）。

1.一类疫苗是国家免费计划接种。“疫苗犹豫”是影响疫苗接种率最大的人为因素之一，是指在疫苗可获得接种的情况下，仍拒绝或延迟接种疫苗。因此有效的疫苗接种健康教育尤为重要，动员一切可利用资源，例如街道、民政、政府企事业机关等机构，组织健康讲座，广泛宣讲疫苗接种知识，利用社交媒体，如微信朋友圈、公众号、微博等宣传疫苗知识，并且定期更新相关疫苗信息，形成良性科普氛围，提高社区人群对疫苗的认识度和接受度，减少或消除“疫苗犹豫”。

2.定期开展义诊、讲座、孕期保健班，指导如何育儿。例如，邀请儿童保健专家，面向社区儿童父母群体，开展疫苗接种与预防小儿疾病的知识讲座，提高父母对疫苗接种的认知水平，主动带宝宝按时接种疫苗。

3.定期查缺补漏，开展街道、教育机构联合补种活动，并组织热心居民为邻居实施预防接种教育的“传-帮-带”（传播、帮助、带动）。

（二）二类疫苗

1.在保障完成一类疫苗接种的基础上，重点人群的保障工作需要临床科室协助。基层医院可联合相关临床科室在社区组织形式多样的科普及宣传活动。例如联合儿童保健医师组织“预防接种妈妈班”，普及儿童常见疾病及预防，告知可选种的二类疫苗，如口服轮状病毒疫苗、手足口病疫苗等，让家长了解一些儿童常见疾病的危害，主动采取预防措施。联合妇科医师，对社区内的女性普及宫颈癌的高危因素，使她们正确认识接种宫颈癌疫苗的有效性、经济性及便捷性，主动接种疫苗。

2.定期组织面向基层医务人员的二类疫苗专业知识讲座，强化基层医师对二类疫苗的知识储备，在社区接诊有接种适应证的患者，主动推荐接种相关疫苗。例如慢性阻塞性肺疾病居民每年接种流感疫苗及每5年接种肺炎疫苗，可以有效减少住院及医疗费用支出，可针对经济获益性向居民做好宣传。

五、如何指导社区内人群做好疫苗接种工作?

（一）疫苗接种的健康教育

据相关报道，家庭子女数，家长的年龄和文化程度等可能与儿童免疫规划疫苗延迟接种有关，但这些情况都可以通过加强健康教育得到改善。

实现错峰工作时间，为居民提供可行性的接种服务。家长年龄在26～41岁是儿童免疫规划疫苗延迟接种的影响因素之一，可能与此年龄段的家长工作繁忙有关。提高预防接种知识知晓率可提高儿童家长预防接种的积极性，预防接种的行为依从性也随之提高，既往经验表明，延时及错峰服务可以提高相关接种的数量。

（二）严格防止一类疫苗的漏种

基层医院联系所有能动员的机构和可以利用的场所进行相关知识宣传，借此完善对儿童家长的健康告知工作，嘱咐家长及时将儿童带至预防接种门诊补种；加强孕妇预防接种和疾病防控相关知识的健康科普，建立正确的健康理念，联合妇产科进行联合宣教，叮嘱分娩后主动带领儿童接种疫苗，减少“疫苗犹豫”的发生，保障儿童的身体健康。预防接种是保护儿童健康的重要措施，入托入学预防接种证查验是预防接种查漏补种的重要手段之一。依据国家相关规定，叮嘱儿童入托入学时托幼机构、学校应当查验预防接种证，发现未按规定接种的儿童应及时上报给接种单位，完成补种工作。

1.在儿童预防接种证查验的工作模式中，由托幼机构、学校主要负责查验，上报给接种单位，督促漏种学生进行补种，同时实行接种单位查验并补种的方式双校验。

2.与附近的教育机构合作制订统一的儿童入托入学预防

接种证查验实施方案，制订查验流程，明确职责分工，由教育机构作为查验主体，预防接种单位协助补证补种。

3.重复机械性宣教语句。可以将其录制成小视频，定期通过微信群、朋友圈、公众号和机构内电视进行宣传广播，强化健康知识。

（三）对接种失败的处理

1.严格按照预防接种的操作规范，进行预防接种是保证接种成功的关键，定期培训接种人员，保障接种工作的顺利开展。

2.鉴于疫苗接种到体内产生的抗体水平达不到要求的现象时有发生，需要注意定期查阅疫苗有效期，排除疫苗质量问题，监测冷链存储是否符合疫苗存放要求，接种环境是否定期消毒并完善相关登记，注意识别接种人群是否存在其他免疫性疾病、营养不良状态及接种剂量是否足够。例如乙肝疫苗接种不成功，建议定量检测“乙肝两对半”确定接种剂量或者更换不同厂家的疫苗。

六、疫苗接种的方式有哪些?

免疫接种的途径和方法取决于病原体的入侵门户及定位、疫苗的种类和性质。常用的免疫途径有皮下注射、皮内注射、肌内注射等。

七、疫苗接种有哪些注意事项?

1.早产儿、先天免疫缺陷患儿应避免接种活疫苗。

2.疫苗应按照严格的接种时间和顺序进行接种，以获得足够的抗体。由于患病而未接种的儿童，应在身体恢复后及时补种。

3.疫苗对于人体来说是一种异物，因此接种后会刺激身体产生一系列反应，如低热、烦躁、嗜睡、食欲缺乏等，属正常现象，不需要特殊处理。

4.接种前进行充分的宣教，叮嘱接种人群接种后不宜到人多密集的场所，不宜进食容易过敏的食品；尤其是儿童接种，需指导家长配合接种后的居家护理方法。叮嘱家长接种后多给儿童饮水。

5.严格遵守免疫接种禁忌证，发热、感冒，或患有急性传染病的儿童应暂停接种疫苗；先天性免疫缺陷、遗传代谢病患儿不宜接种疫苗，以免造成严重感染或代谢危象，严重者可危及生命；免疫系统疾病患儿应在医师指导下接种疫苗。

6.过敏体质者在接种疫苗前医师应详细了解其过敏原，如疫苗含有该过敏原应禁止接种。

7.定期查阅预防接种证，并叮嘱居民依时进行预约接种。

八、疫苗接种有哪些常见不良反应？如何处理？

疫苗接种不良事件（AEFI）是指疫苗接种过程中或接种后发生的，怀疑可能与接种有关的任何不良反应或事件，包括那些尚不确定的尚未排除与接种无关的不良事件。按照发生原因，疫苗接种不良事件主要包括五大类：①疫苗不良反应；②疫苗质量问题相关反应；③疫苗接种差错相关反应；④心因性反应；⑤偶合症。

疫苗不良反应是指合格疫苗在实施规范接种后发生的由疫苗本身特性引发的反应，是五大类不良事件中唯一真正由疫苗引起的，又分为一般反应和异常反应。①一般反应：是指受种者接种后发生的一过性、轻微的机体反应，如发热、注射部位疼痛等，多无须处理，可自行好转，少部分需要采取简单对症处理。②异常反应：是指导致受种者机体组织、器官功能影响的相关反应，如过敏反应、卡介苗感染等，比较罕见，与受种者个体差异有关，可能需要采取相应临床措施或住院治疗。

疫苗不良反应最常见的主诉是发热，其次为注射部位不适，其他常见的系统性症状还有全身酸痛、乏力等，此外有皮疹、瘙痒等过敏症状；比较特异而罕见的表现有面瘫、感觉异常、神经炎等神经症状，以及减毒活疫苗接种引起的相关感染等。绝大部分疫苗不良反应症状较轻，持续时间较短，预后良好，一般3天内可自行好转。若病情持续加重或3～5

天仍无好转，需要到医院相应专科进一步就诊评估。

严重疫苗不良反应的发生极为罕见，主要包括过敏性休克、急性喉头水肿、过敏性紫癜、热性惊厥、脊髓灰质炎、全身播散性卡介苗感染、吉兰-巴雷综合征等。疫苗接种不良反应多为急性发作，常发生在1周内，尤其是3天之内，70%发生在1天内。各种主要疫苗不良反应的处理见表1-4-1。

表1-4-1 主要疫苗不良反应的临床表现及处理原则

主要疫苗不良反应	临床表现	处理原则
局部反应	注射局部红晕、压痛、疼痛	观察，一般无须处理，1～3天可消退
	注射局部硬节	7天至3个月消失
	淋巴结肿大、淋巴腺炎	观察，一般7天内消失
发热	一般低热，少数中至高热	观察，一般无须处理，1～3天可消退，高热可用非甾体抗炎药对症处理
全身毒性反应	头晕、头痛、全身酸痛不适	观察，一般无须处理，1～2天消失
胃肠道症状	恶心、呕吐、腹痛、腹泻	对症处理，1～2天消失
热性惊厥	发热（腋温＞38℃）伴惊厥	按单纯性热性惊厥处理
晕厥	常见于青少年及成年人	接种后观察30分钟，观察生命体征，对症处理
速发型全身性过敏反应	皮疹、瘙痒、面部水肿、咳嗽、喘息，严重者可伴休克甚至喉头水肿，出现低血压、意识障碍、呼吸困难	评估急诊ABC（气道呼吸循环），保持呼吸道通畅，补液，肌内注射肾上腺素、支气管扩张剂，抗过敏，生命体征稳定后及时转诊上级医院

续表

主要疫苗不良反应	临床表现	处理原则
神经系统不良反应	罕见：肢体麻木、感觉异常、面瘫、臂丛神经炎、肌无力、抽搐、痉挛 极罕见：癫痫、吉兰-巴雷综合征、脑炎、脑膜炎、脊髓炎等	评估病情，转诊上级医院
其他少见反应	骨髓炎、结核感染、脊髓灰质炎等、过敏性紫癜、血小板减少性紫癜、精神心理疾病等	评估病情，转诊上级医院

九、如何避免或减少疫苗接种不良事件的发生？

1.广泛持续的科普宣传教育，避免精神心理因素影响。若为儿童接种，接种疫苗结束后，医护人员可表扬小朋友表现勇敢，树立正确的医疗形象。

配备医护人员及抢救设备，制订应急预案，定期开展应急模拟训练。

2.执行接种医务人员严格注意三查七对，接种前后完善消毒，叮嘱接种疫苗后至少留观30分钟至1小时。若判断有任何异常症状即刻进入病情评估流程。

3.定期回访，跟踪疫苗接种情况。

4.定期数据监测，做好疫苗质量、冷链存储、流通环节监控。

十、如何管理特殊人群的疫苗接种工作？

需要高度注意的是，在接种前，按照流程由医师判断是否正处于基础性疾病的急性发作期，是否存在免疫缺损，是否还需要放疗、化疗。若是，则要延缓接种。严格遵守接种禁忌证，避免超适应证接种。

（一）老年人

根据国内外相关研究报道，推荐老年人为流感疫苗优先接种人群之一。由于流感疫苗在我国属于非规划免疫疫苗，大部分地区为自愿、自费接种，疫苗接种率低；建议进行多种形式宣传，强化居民健康理念，进行疫苗预约接种，避免扎堆接种及疫苗供应不连续。

（二）恶性肿瘤人群

恶性肿瘤患者的机体免疫力较正常人低，一般禁止接种减毒疫苗，建议接种灭活疫苗。推荐恶性肿瘤患者需每年接种流感疫苗，在放、化疗期间，建议延缓接种，对接受生物免疫治疗患者，应延缓至治疗结束6个月。

对未完成规划疫苗接种的恶性肿瘤患儿，需与公共卫生专家、儿童肿瘤专家一起商讨接种方案，一般来说，患儿在接受放疗、化疗、生物治疗期间，禁止接种活疫苗，在肿瘤控制、化疗结束3个月、免疫治疗6个月后接种疫苗。对于放疗、化疗期间曾接种灭活疫苗的恶性肿瘤缓解期患儿，在化疗结束后应检查抗体滴度，对于血清学阴性患儿，需考虑复种。

（三）哮喘

哮喘可以视情况接种疫苗。支气管哮喘不是预防接种禁忌证。

1.支气管哮喘缓解期（长期吸入低剂量糖皮质激素）且评估健康状况较好时，应按照免疫规划程序进行接种。有蛋制品严重过敏史的哮喘儿童，建议在有充足抢救设备的场所和医护人员的监护下接种。接种后留观30分钟，并注意随访。

2.支气管哮喘急性期　出现咳嗽、气促、胸闷、喘息等症状，尤其是全身应用糖皮质激素（包括口服和静脉给药）者应暂缓接种。根据国外的免疫接种统计，结合我国的实际情况，建议症状缓解后停止全身应用糖皮质激素1个月后由医师评估并视情况接种（备注该类儿童在预防接种证上标记，接种前先行儿童保健体检，排除哮喘急性发作，降低接种风险）。

参考文献

[1] 国家免疫规划疫苗儿童免疫程序及说明（2021版）http：//www.nhc.gov.cn/jkj/s3581/202103/590a8c7915054aa682a8d2ae8199e222.

[2] 徐胜勇，张秋彬，李克莉，等. 疫苗接种不良事件紧急处理中国急诊专家共识. 中国急救医学，2021，2（1）：93-100

[3] 俞顺章，李智. 预防接种在控制和消灭传染病中的重要作用. 上海预防医学，2019，31（1）：28-32

附录1-1　基本公共卫生服务规范——疫苗接种服务规范（2017版）

一、服务对象

辖区内0～6岁儿童和其他重点人群。

二、服务内容

（一）预防接种管理

1.及时为辖区内所有居住满3个月的0～6岁儿童建立预防接种证和预防接种卡（簿）等儿童预防接种档案。

2.采取预约、通知单、电话、手机短信、网络、广播通知等适宜方式，通知儿童监护人，告知接种疫苗的种类、时间、地点和相关要求。在边远山区、海岛、牧区等交通不便的地区，可采取入户巡回的方式进行预防接种。

3.每6个月对辖区内儿童的预防接种卡（簿）进行一次核查和整理，查缺补漏，并及时进行补种。

（二）预防接种

根据国家免疫规划疫苗免疫程序，对适龄儿童进行常规接种。在部分省份对重点人群接种出血热疫苗。在重点地区对高危人群实施炭疽疫苗、钩体疫苗应急接种。根据传染病控制需要，开展乙肝、麻疹、脊髓灰质炎等疫苗强化免疫或补充免疫、群体性接种工作和应急接种工作。

1.接种前的工作　接种工作人员在对儿童接种前应查验儿童预防接种证（卡、簿）或电子档案，核对受种者的姓名、性别、出生日期及接种记录，确定本次受种对象、接种疫苗的品种。询问受种者的健康状况以及是否有接种禁忌等，告知受种者或其监护人所接种疫苗的品种、作用、禁忌、不良反应及注意事项，可采用书面或（和）口头告知的形式，并如实记录告知和询问的情况。

2.接种时的工作 接种工作人员在接种操作时再次查验并核对受种者的姓名、预防接种证、接种凭证和本次接种的疫苗品种，核对无误后严格按照《预防接种工作规范》规定的接种月（年）龄、接种部位、接种途径、安全注射等要求予以接种。接种工作人员在接种操作时再次进行“三查七对”，无误后予以预防接种。三查：检查受种者健康状况和接种禁忌证，查对预防接种卡（簿）与儿童预防接种证，检查疫苗、注射器外观与批号、有效期；七对：核对受种者的姓名、年龄、疫苗品名、规格、剂量、接种部位、接种途径。

3.接种后的工作 告知儿童监护人，受种者在接种后应在留观室观察30分钟。接种后及时在预防接种证、卡（簿）上记录，与儿童监护人预约下次接种疫苗的种类、时间和地点。有条件的地区将接种信息录入计算机并进行网络报告。

（三）疑似预防接种异常反应处理

如发现疑似预防接种异常反应，接种人员应按照《全国疑似预防接种异常反应监测方案》的要求进行处理和报告。

三、服务流程

见附录图1-4-1。

四、服务要求

（一）接种单位必须为区县级卫生计生行政部门指定的预防接种单位，并具备《疫苗储存和运输管理规范》规定的冷藏设施、设备和冷藏保管制度，按照要求进行疫苗的领发和冷链管理，保证疫苗质量。

（二）应按照《疫苗流通和预防接种管理条例》《预防接种工作规范》《全国疑似预防接种异常反应监测方案》等相关规定做好预防接种服务工作，承担预防接种的人员应当具备执业医师、执业助理医师、执业护士或乡村医生资格，并经过县级或县级以上卫生计生行政部门组织的预防接种专业培训，考核合格后持证方可上岗。

（三）基层医疗卫生机构应积极通过公安、乡镇（街道）、村（居）委会等多种渠道，利用提供其他医疗服务、发放宣传资料、入户排查等方式，向预防接种服务对象或监护人传递相关信息，主动做

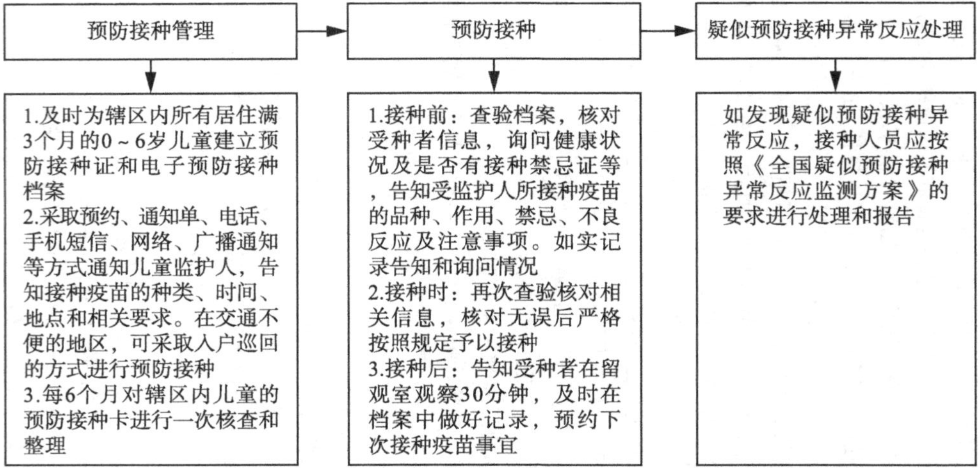

附录图1-4-1　疫苗接种服务流程

好辖区内服务对象的发现和管理。

（四）根据预防接种需要，合理安排接种门诊开放频率、开放时间和预约服务的时间，提供便利的接种服务。

五、工作指标

（一）建证率＝年度辖区内已建立预防接种证人数/年度辖区内应建立预防接种证人数×100%。

（二）某种疫苗接种率＝年度辖区内某种疫苗实际接种人数/年度辖区内某种疫苗应接种人数×100%。

附录1-2　国家免疫规划疫苗儿童免疫程序说明（2021版）

第一部分　一般原则

一、接种年龄

（一）接种起始年龄：免疫程序表所列各疫苗剂次的接种时间，是指可以接种该剂次疫苗的最小年龄。

（二）儿童年龄达到相应剂次疫苗的接种年龄时，应尽早接种，建议在下述推荐的年龄之前完成国家免疫规划疫苗相应剂次的接种：

1. 乙肝疫苗第1剂：出生后24小时内完成。

2. 卡介苗：小于3月龄完成。

3. 乙肝疫苗第3剂、脊髓灰质炎疫苗第3剂、百白破疫苗第3剂、麻腮风疫苗第1剂、乙脑减毒活疫苗第1剂或乙脑灭活疫苗第2剂：小于12月龄完成。

4. A群流脑多糖疫苗第2剂：小于18月龄完成。

5. 麻腮风疫苗第2剂、甲肝减毒活疫苗或甲肝灭活疫苗第1剂、百白破疫苗第4剂：小于24月龄完成。

6. 乙脑减毒活疫苗第2剂或乙脑灭活疫苗第3剂、甲肝灭活疫苗第2剂：小于3周岁完成。

7. A群C群流脑多糖疫苗第1剂：小于4周岁完成。

8. 脊髓灰质炎疫苗第4剂：小于5周岁完成。

9. 白破疫苗、A群C群流脑多糖疫苗第2剂、乙脑灭活疫苗第4剂：小于7周岁完成。

如果儿童未按照上述推荐的年龄及时完成接种，应根据补种通用原则和每种疫苗的具体补种要求尽早进行补种。

二、接种部位

疫苗接种途径通常为口服、肌内注射、皮下注射和皮内注射，具体见第二部分“每种疫苗的使用说明”。注射部位通常为上臂外侧三角肌处和大腿前外侧中部。当多种疫苗同时注射接种（包括肌内、皮下和皮内注射）时，可在左右上臂、左右大腿处分别接种，卡介苗选择上臂接种。

三、同时接种原则

（一）不同疫苗同时接种

两种及两种以上注射类疫苗应在不同部位接种。严禁将两种或多种疫苗混合吸入同一支注射器内接种。

（二）现阶段的国家免疫规划疫苗均可按照免疫程序或补种原则同时接种。

（三）不同疫苗接种间隔

两种及两种以上注射类减毒活疫苗如果未同时接种，应间隔不小于28天进行接种。国家免疫规划使用的灭活疫苗和口服类减毒活疫苗，如果与其他灭活疫苗、注射或口服类减毒活疫苗未同时接种，对接种间隔不做限制。

四、补种通用原则

未按照推荐年龄完成国家免疫规划规定剂次接种的小于18周岁人群，在补种时掌握以下原则。

（一）应尽早进行补种，尽快完成全程接种，优先保证国家免疫规划疫苗的全程接种。

（二）只需补种未完成的剂次，无须重新开始全程接种。

（三）当遇到无法使用同一厂家同种疫苗完成接种程序时，可使用不同厂家的同种疫苗完成后续接种。

（四）具体补种建议详见第二部分“每种疫苗的使用说明”中各疫苗的补种原则部分。

五、流行季节疫苗接种

国家免疫规划使用的疫苗都可以按照免疫程序和预防接种方案的要求，全年（包括流行季节）开展常规接种，或根据需要开展补充免疫和应急接种。

第二部分　每种疫苗的使用说明

一、重组乙型肝炎疫苗（乙肝疫苗，HepB）

（一）免疫程序与接种方法

1.接种对象及剂次　按“0-1-6个月”程序共接种3剂次，其中第1剂在新生儿出生后24小时内接种，第2剂在1月龄时接种，第3剂在6月龄时接种。

2.接种途径　肌内注射。

3.接种剂量　①重组（酵母）HepB：每剂次10g，无论产妇乙肝病毒表面抗原（HBsAg）阳性或阴性，新生儿均接种10g的HepB；②重组［中国仓鼠卵巢（CHO）细胞］HepB：每剂次10g或20g，HBsAg阴性产妇所生新生儿接种10g的HepB，HBsAg阳性产妇所生新生儿接种20g的HepB。

（二）其他事项

1.在医院分娩的新生儿由出生的医院接种第1剂HepB，由辖区接种单位完成后续剂次接种。未在医院分娩的新生儿由辖区接种单位全程接种HepB。

2.HBsAg阳性产妇所生的新生儿，可按医嘱肌内注射100U（国际单位）乙肝免疫球蛋白（HBIG），同时在不同（肢体）部位接种第1剂HepB。HepB、HBIG和卡介苗（BCG）可在不同部位同时接种。

3.HBsAg阳性或不详产妇所生的新生儿建议在出生后12小时内尽早接种第1剂HepB；HBsAg阳性或不详产妇所生的新生儿体重＜2000g者，也应在出生后尽早接种第1剂HepB，并在婴儿满1月龄、2月龄、7月龄时按程序再完成3个剂次HepB接种。

4.危重症新生儿，如极低出生体重儿（出生体重＜1500g者）、严重出生缺陷、重度窒息、呼吸窘迫综合征等，应在生命体征平稳后尽早接种第1剂HepB。

5.母亲为HBsAg阳性的儿童接种最后一剂HepB后1～2个月进行HBsAg和乙肝病毒表面抗体（抗-HBs）检测，若发现HBsAg阴性、抗-HBs阴性或小于10mU/ml，可再按程序免费接种3个剂次HepB。

（三）补种原则

1.若出生24小时内未及时接种，应尽早接种。

2.对于未完成全程免疫程序者，需尽早补种，补齐未接种剂次。

3.第2剂与第1剂间隔应不小于28天，第3剂与第2剂间隔应不小于60天，第3剂与第1剂间隔应不小于4个月。

二、皮内注射用卡介苗（卡介苗，BCG）

（一）免疫程序与接种方法

1.接种对象及剂次　出生时接种1剂。

2.接种途径　皮内注射。

3.接种剂量　0.1ml。

（二）其他事项

1. 严禁皮下或肌内注射。

2. 早产儿胎龄大于31孕周且医学评估稳定后，可以接种BCG。胎龄小于或等于31孕周的早产儿，经医学评估，情况稳定后可在出院前接种。

3. 与免疫球蛋白接种间隔不做特别限制。

（三）补种原则

1. 未接种BCG的小于3月龄儿童可直接补种。

2. 3月龄至3岁儿童对结核菌素纯蛋白衍生物（TB-PPD）或卡介菌蛋白衍生物（BCG-PPD）试验阴性者，应予补种。

3. 大于或等于4周岁儿童不予补种。

4. 已接种BCG的儿童，即使卡痕未形成也不再予以补种。

三、脊髓灰质炎灭活疫苗（IPV）、二价脊髓灰质炎减毒活疫苗（脊髓灰质炎减毒活疫苗，bOPV）

（一）免疫程序与接种方法

1. 接种对象及剂次　共接种4剂，其中2月龄、3月龄各接种1剂IPV，4月龄、4周岁各接种1剂bOPV。

2. 接种途径　IPV：肌内注射；bOPV：口服。

3. 接种剂量　IPV：0.5ml；bOPV：糖丸剂型每次1粒；液体剂型每次2滴（约0.1ml）。

（二）其他事项

1. 如果儿童已按疫苗说明书接种过IPV或含IPV成分的联合疫苗，可视为完成相应剂次的脊髓灰质炎疫苗接种。如儿童已按免疫程序完成4剂次含IPV成分疫苗接种，则4周岁无须再接种bOPV。

2. 以下人群建议按照说明书全程使用IPV：原发性免疫缺陷、胸腺疾病、HIV感染、正在接受化疗的恶性肿瘤、近期接受造血干细胞移植、正在使用具有免疫抑制或免疫调节作用的药物（例如大剂量全身类固醇皮质激素、烷化剂、抗代谢药物、TNF-α抑制剂、IL-1阻滞剂或其他免疫细胞靶向单克隆抗体治疗）、目前或近期曾接受免疫细胞靶向放射治疗。

（三）补种原则

1. 小于4周岁儿童未达到3剂（含补充免疫等），应补种完成3剂；大于或等于4周岁儿童未达到4剂（含补充免疫等），应补种完成4剂。补种时遵循先IPV后bOPV的原则。2个剂次间隔不小于28天。对于补种后满4个剂次脊髓灰质炎疫苗接种的儿童，可视为完成脊髓灰质炎疫苗全程免疫。

2.既往已有三价脊髓灰质炎减毒活疫苗（tOPV）免疫史（无论剂次数）的迟种、漏种儿童，用bOPV补种即可，不再补种IPV。既往无tOPV免疫史的儿童，2019年10月1日（早于该时间已实施2剂IPV免疫程序的省份，可根据具体实施日期确定）之前出生的补齐1剂IPV，2019年10月1日之后出生的补齐2剂IPV。

四、吸附无细胞百白破联合疫苗（百白破疫苗，DTaP）、吸附白喉破伤风联合疫苗（白破疫苗，DT）

（一）免疫程序与接种方法

1.接种对象及剂次　共接种5个剂次，其中3月龄、4月龄、5月龄、18月龄各接种1剂DTaP，6周岁接种1剂DT。

2.接种途径　肌内注射。

3.接种剂量　0.5ml。

（二）其他事项

1.如儿童已按疫苗说明书接种含百白破疫苗成分的其他联合疫苗，可视为完成相应剂次的DTaP接种。

2.根据接种时的年龄选择疫苗种类，3月龄至5周岁使用DTaP，6～11周岁使用儿童型DT。

（三）补种原则

1.3月龄至5周岁未完成DTaP规定剂次的儿童，需补种未完成的剂次，前3剂每剂间隔不小于28天，第4剂与第3剂间隔不小于6个月。

2.大于或等于6周岁儿童补种参考以下原则

（1）接种DTaP和DT累计小于3剂的，用DT补齐3剂，第2剂与第1剂间隔1～2个月，第3剂与第2剂间隔6～12个月。

（2）DTaP和DT累计大于或等于3剂的，若已接种至少1剂DT，则无须补种；若仅接种了3剂DTaP，则接种1剂DT，DT与第3剂DTaP间隔不小于6个月；若接种了4剂DTaP，但满7周岁时未接种DT，则补种1剂DT，DT与第4剂DTaP间隔不小于12个月。

五、麻疹腮腺炎风疹联合减毒活疫苗（麻腮风疫苗，MMR）

（一）免疫程序与接种方法

1.接种对象及剂次　共接种2个剂次，8月龄、18月龄各接种1剂。

2.接种途径　皮下注射。

3.接种剂量　0.5ml。

（二）其他事项

1.如需接种包括MMR在内多种疫苗，但无法同时完成接种时，应优先接种MMR疫苗。

2.注射免疫球蛋白者应间隔不小于3个月接种MMR，接种MMR后2周内避免使用免疫球蛋白。

3.当针对麻疹疫情开展应急接种时，可根据疫情流行病学特征考虑对疫情波及范围内的6～7月龄儿童接种1剂含麻疹成分疫苗，但不计入常规免疫剂次。

（三）补种原则

1.自2020年6月1日起，2019年10月1日及以后出生的儿童未按程序完成2剂MMR接种的，使用MMR补齐。

2. 2007年扩免后至2019年9月30日出生的儿童，应至少接种2剂含麻疹成分疫苗、1剂含风疹成分疫苗和1剂含腮腺炎成分疫苗，对不足上述剂次者，使用MMR补齐。

3. 2007年扩免前出生的小于18周岁人群，如未完成2剂含麻疹成分的疫苗接种，使用MMR补齐。

4.如果需补种两剂MMR，接种间隔应不小于28天。

六、乙型脑炎减毒活疫苗（乙脑减毒活疫苗，JE-L）

（一）免疫程序与接种方法

1.接种对象及剂次　共接种2个剂次。8月龄、2周岁各接种1剂。

2.接种途径　皮下注射。

3.接种剂量　0.5ml。

（二）其他事项

1.青海、新疆和西藏地区无乙脑疫苗免疫史的居民迁居其他省份或在乙脑流行季节前往其他省份旅行时，建议接种1剂JE-L。

2.注射免疫球蛋白者应间隔不小于3个月接种JE-L。

（三）补种原则

乙脑疫苗纳入免疫规划后出生且未接种乙脑疫苗的适龄儿童，如果使用JE-L进行补种，应补齐2剂，接种间隔不小于12个月。

七、乙型脑炎灭活疫苗（乙脑灭活疫苗，JE-I）

（一）免疫程序与接种方法

1.接种对象及剂次　共接种4个剂次。8月龄接种2剂，间隔7～10天；2周岁和6周岁各接种1剂。

2.接种途径　肌内注射。

3.接种剂量　0.5ml。

（二）其他事项

注射免疫球蛋白者应间隔不小于1个月接种JE-I。

（三）补种原则

乙脑疫苗纳入免疫规划后出生且未接种乙脑疫苗的适龄儿童，如果使用JE-I进行补种，应补齐4剂，第1剂与第2剂接种间隔为7～10天，第2剂与第3剂接种间隔为1～12个月，第3剂与第4剂接种间隔不小于3年。

八、A群脑膜炎球菌多糖疫苗（A群流脑多糖疫苗，MPSV-A）、A群C群脑膜炎球菌多糖疫苗（A群C群流脑多糖疫苗，MPSV-AC）

（一）免疫程序与接种方法

1.接种对象及剂次　MPSV-A接种2个剂次，6月龄、9月龄各接种1剂。MPSV-AC接种2个剂次，3周岁、6周岁各接种1剂。

2.接种途径　皮下注射。

3.接种剂量　0.5ml。

（二）其他事项

1.2个剂次MPSV-A间隔不小于3个月。

2.第1剂MPSV-AC与第2剂MPSV-A，间隔不小于12个月。

3.2个剂次MPSV-AC间隔不小于3年，3年内避免重复接种。

4.当针对流脑疫情开展应急接种时，应根据引起疫情的菌群和流行病学特征，选择相应种类的流脑疫苗。

5.对于小于24月龄儿童，如已按流脑结合疫苗说明书接种了规定的剂次，可视为完成MPSV-A接种剂次。

6.如儿童3周岁和6周岁时已接种含A群和C群流脑疫苗成分的疫苗，可视为完成相应剂次的MPSV-AC接种。

（三）补种原则

流脑疫苗纳入免疫规划后出生的适龄儿童，如未接种流脑疫苗或未完成规定剂次，应根据补种时的年龄选择流脑疫苗的种类。

1.小于24月龄儿童补齐MPSV-A剂次。大于或等于24月龄的儿童不再补种或接种MPSV-A，仍需完成2个剂次MPSV-AC。

2.大于或等于24月龄的儿童如未接种过MPSV-A，可在3周岁前尽早接种MPSV-AC；如已接种过1个剂次MPSV-A，间隔不小于3个月尽早接种MPSV-AC。

3.补种剂次间隔参照本疫苗其他事项要求执行。

九、甲型肝炎减毒活疫苗（甲肝减毒活疫苗，HepA-L）

（一）免疫程序与接种方法

1.接种对象及剂次　18月龄接种1剂。

2.接种途径　皮下注射。

3. 接种剂量　0.5ml或1.0ml，按照相应疫苗说明书使用。

（二）其他事项

1. 如果接种2个剂次及以上含甲肝灭活疫苗成分的疫苗，可视为完成甲肝疫苗免疫程序。

2. 注射免疫球蛋白后应间隔不小于3个月接种HepA-L。

（三）补种原则

甲肝疫苗纳入免疫规划后出生且未接种甲肝疫苗的适龄儿童，如果使用HepA-L进行补种，补种1剂HepA-L。

十、甲型肝炎灭活疫苗（甲肝灭活疫苗，HepA-I）

（一）免疫程序与接种方法

1. 接种对象及剂次　共接种2个剂次，18月龄和24月龄各接种1剂。

2. 接种途径　肌内注射。

3. 接种剂量　0.5ml。

（二）其他事项

如果接种2个剂次及以上含HepA-I成分的联合疫苗，可视为完成HepA-I免疫程序。

（三）补种原则

1. 甲肝疫苗纳入免疫规划后出生且未接种甲肝疫苗的适龄儿童，如果使用HepA-I进行补种，应补齐2剂HepA-I，接种间隔不小于6个月。

2. 如已接种过1个剂次HepA-I，但无条件接种第2剂HepA-I时，可接种1剂HepA-L完成补种，间隔不小于6个月。

第三部分　常见特殊健康状态儿童接种

一、早产儿与低出生体重儿

早产儿（胎龄＜37周）和（或）低出生体重儿（出生体重＜2500g）如医学评估稳定并且处于持续恢复状态（无须持续治疗的严重感染、代谢性疾病、急性肾脏疾病、肝脏疾病、心血管疾病、神经和呼吸道疾病），按照出生后实际月龄接种疫苗。卡介苗接种详见第二部分“每种疫苗的使用说明”。

二、过敏

所谓“过敏性体质”不是疫苗接种禁忌。对已知疫苗成分严重过敏或既往因接种疫苗发生喉头水肿、过敏性休克及其他全身性严重过敏反应者，禁忌继续接种同种疫苗。

三、人类免疫缺陷病毒（HIV）感染母亲所生儿童

对于HIV感染母亲所生儿童的HIV感染状况分为3种：①HIV感染儿童；②HIV感染状况不详儿童；③HIV未感染儿童。

由医疗机构出具儿童是否为HIV感染、是否出现症状或是否有免疫抑制的诊断。HIV感染母亲所生小于18月龄的婴儿在接种前不必进行HIV抗体筛查，按HIV感染状况不详儿童进行接种。

1.HIV感染母亲所生儿童在出生后暂缓接种卡介苗，当确认儿童未感染HIV后再予以补种；当确认儿童HIV感染，不予接种卡介苗。

2.HIV感染母亲所生儿童如经医疗机构诊断出现艾滋病相关症状或免疫抑制症状，不予接种含麻疹成分疫苗；如无艾滋病相关症状，可接种含麻疹成分疫苗。

3.HIV感染母亲所生儿童可按照免疫程序接种乙肝疫苗、百白破疫苗、A群流脑多糖疫苗、A群C群流脑多糖疫苗和白破疫苗等。

4.HIV感染母亲所生儿童除非已明确未感染HIV，否则不予接种乙脑减毒活疫苗、甲肝减毒活疫苗、脊髓灰质炎减毒活疫苗，可按照免疫程序接种乙脑灭活疫苗、甲肝灭活疫苗、脊髓灰质炎灭活疫苗。

5.非HIV感染母亲所生儿童，接种疫苗前无须常规开展HIV筛查。如果有其他暴露风险，确诊为HIV感染的，后续疫苗接种按照HIV感染儿童相关规定及建议接种。

四、免疫功能异常

除HIV感染者外的其他免疫缺陷或正在接受全身免疫抑制治疗者，可以接种灭活疫苗，原则上不予接种减毒活疫苗（补体缺陷患者除外）。

五、其他特殊健康状况

下述常见疾病不作为疫苗接种禁忌：生理性和母乳性黄疸，单纯性热性惊厥史，癫痫控制处于稳定期，病情稳定的脑疾病、肝脏疾病、常见先天性疾病（先天性甲状腺功能减低、苯丙酮尿症、唐氏综合征、先天性心脏病）和先天性感染（梅毒、巨细胞病毒和风疹病毒）。对于其他特殊健康状况儿童，如无明确证据表明接种疫苗存在安全风险，原则上可按照免疫程序进行疫苗接种。

（梁　栋　唐　皓）

第五节　避　　孕

一、什么是避孕?

避孕是指通过采用科学的方法，干扰正常妊娠过程中的一个或几个环节，在不妨碍正常性生活和身心健康的条件下，使妇女达到暂时不受孕的目的。如抑制排卵或生精功能；阻止精子与卵子相遇或杀死精子；改变子宫腔内环境，使其不利于受精卵的着床与发育。

二、常见的避孕方法有哪些?

1.工具避孕　避孕套、宫内节育环。

2.药物避孕　复方短效口服避孕药物、外用避孕药、长效避孕针、皮下埋植剂。

3.手术避孕　输卵管绝育术和输精管结扎术。

4.其他避孕方法　安全期避孕。

三、如何指导社区居民合理避孕?

（一）什么人群需要避孕？

①有性生活但无生育意愿的育龄男女；②已生育的已婚育龄夫妻；③已婚夫妇双方任何一方患有我国母婴保健法所规定的不宜生育的疾病（严重的常染色体显性遗传病、多基因遗传病、染色体病），夫妻双方均患有相同的严重常染色体隐性遗传病（如先天性聋哑）。

（二）如何选择避孕方法?

目前避孕方法多种多样，在没有禁忌证的情况下可根据个人意愿选择避孕方法。

1.常用避孕方法　见表1-5-1。

2.常见避孕药具的使用方法

（1）避孕套（图1-5-1）：最常见的为阴茎套，由优质乳胶制成，用以包裹阴茎，储存射出的精液。避孕套有大、

表 1-5-1 常用避孕方法的避孕效果、主要特点、适用人群及禁忌证

避孕方法	避孕效果	主要特点	适用人群	禁忌证
避孕套	有效，正确使用避孕有效率95%以上	对身体无不良影响，对性交快感稍有影响；使用不当易导致失败	任何人都可使用，特别是暂时无生育计划的新婚夫妇；肝炎、性病患者	对乳胶制品过敏者
宫内节育器	非常有效，避孕成功率高达99%以上	长效、简便、可逆；放置初期部分人月经期延长，经量稍多；少数妇女有脱环现象	适用于大多数妇女，特别是已生育、需较长时间避孕者或不适宜采用其他方法避孕者	生殖器畸形；严重痛经，经量多；不正常阴道出血；严重贫血；心脏病；生殖器官炎症未愈；对铜过敏者
杀精剂（外用药）	有效，避孕成功率91%左右	无副作用，但极少数人有药物过敏反应；使用方法不当易导致失败	需短期避孕者；口服避孕药漏服后应急处理。可润滑阴道，尤其适合围绝经期妇女	需较长时间严格避孕者；对杀精药物过敏者
复方短效口服避孕药物	非常有效。正确使用避孕成功率超过99%	安全、有效，并有调节经期和经量的作用；但有甾体激素的不良反应，易漏服	身体健康、无禁忌证、要求避孕的育龄妇女	哺乳期；35岁以上吸烟妇女；血栓性疾病；乳腺癌；不明原因阴道出血；有严重脏器功能疾病的妇女
注射避孕针	非常有效，避孕成功率超过99%	长效、安全；但需要定期注射（1～3个月），部分人有月经改变，主要有阴道点滴出血等不良反应	身体健康、无禁忌证、服短效药易漏服者	同“复方短效口服避孕药物”

续表

避孕方法	避孕效果	主要特点	适用人群	禁忌证
皮下埋植剂	非常有效，避孕成功率超过99%	长效，有效期可达3～5年；但为小手术，术后部分妇女月经有变化，主要是阴道不规则出血	需较长时间避孕、身体健康、无禁忌证、要求皮下埋植者	同“注射避孕针”
输卵管结扎术	非常有效，避孕成功率超过99%	术后长期有效，夫妇能获得更协调的性生活；但少数妇女会有手术并发症；当需要恢复生殖功能时，复通成功率不理想	已有2个以上孩子，不想或不适宜再生育者	尚有生育要求；急慢性盆腔炎；身体情况不能耐受手术者
输精管结扎术	非常有效，避孕成功率超过99%	术后长期有效，复通成功率比输卵管结扎术高，但少数男性有手术并发症	同“输卵管结扎术”	尚有生育需求；生殖系统炎症；身体情况不能耐受手术者
安全期和体外排精	不可靠	不使用任何药物、器具，对健康无不良影响；可能受经期不准或意外排卵影响。可靠性差	因故不能使用其他任何避孕方法者	月经周期不规律；处于产后、哺乳期、流产后、初潮后、围绝经期等特殊阶段；缺乏性生活经验和对性生活过程的自控能力者
口服紧急避孕药	越早使用越有效	使用方便，但用药剂量较大，不良反应相对较大，有一定的失败率	适用于偶尔无防护的性生活后	怀疑妊娠的女性；紧急避孕药是一种临时措施，不宜作为常规避孕方法

中、小（直径35mm、33mm、31mm）3种型号。

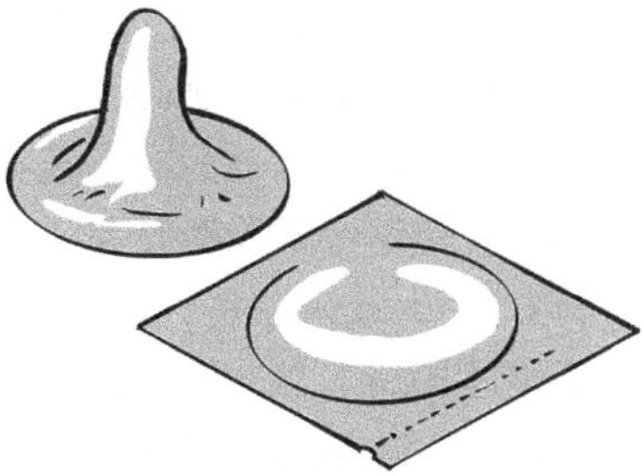

图1-5-1　避孕套

使用方法：使用前应先检查避孕套有无破损，并于性交开始前将避孕套前端小囊捏扁，以备存放精液，然后套于阴茎上。射精后，在阴茎未完全软缩前，捏住套口，连同阴茎一起抽出，以防精液外流或阴茎套滑脱在阴道内。

（2）复方短效口服避孕药物：是国内外使用最早、最广、最成熟的一类避孕药，多由雌激素和孕激素两种配合组成，各种短效口服避孕药的主要区别是所含孕激素种类不同，其特性不同。目前常用的有复方炔诺酮片、复方甲地孕酮片、复方左炔孕酮片、去氧孕烯炔雌醇片（妈富隆）、炔雌醇环丙孕酮片（达英-35）、屈螺酮炔雌醇片（优思明）。

使用方法：一般需要从月经来潮第1～5天开始（具体服用方法参见药物说明书），每晚服1片，连服21～22天。中间不能间断，服药期间才有避孕效果，服完后等月经来潮后再进行下一轮服药。

（3）外用避孕药：是一种能破坏精子细胞膜，使精子失去活力的外用药物，其赋形剂则有助于杀精剂的扩散并能覆盖子宫颈口，提高杀精效果。在性交前将外用避孕药放入阴道内，可达到避孕目的。目前常用的制剂有外用避孕薄膜、外用避孕栓、外用避孕胶冻、药膏、阴道避孕海绵。

使用方法：性交前放入阴道内，根据剂型不同，性交前放入的时间也不同，必须按具体药物使用说明的时间使用才能达到良好效果。

（4）宫内节育器：是一种放置在子宫腔内的避孕装置，通常以不锈钢、塑料、硅胶等材料制成，不带药的节育器称为惰性宫内节育器。如带有孕激素或铜，可提高避孕效果，称之为活性宫内节育器，是我国普遍使用的节育器械种类之一。据统计我国约有50%的妇女使用宫内节育器。

放置宫内节育器的时间选择：月经干净后3～7天；哺乳期或短期停经要求放置者，应先排除早孕，再行放置；产后满3个月，或来经并子宫恢复正常者；人工流产后，宫腔深度不超过10cm，可立即放置；自然流产或中期妊娠引产转正常月经后；剖宫产后6个月；用于紧急避孕，不论月经周期时间，在无保护性交后5天内放置（图1-5-2）。

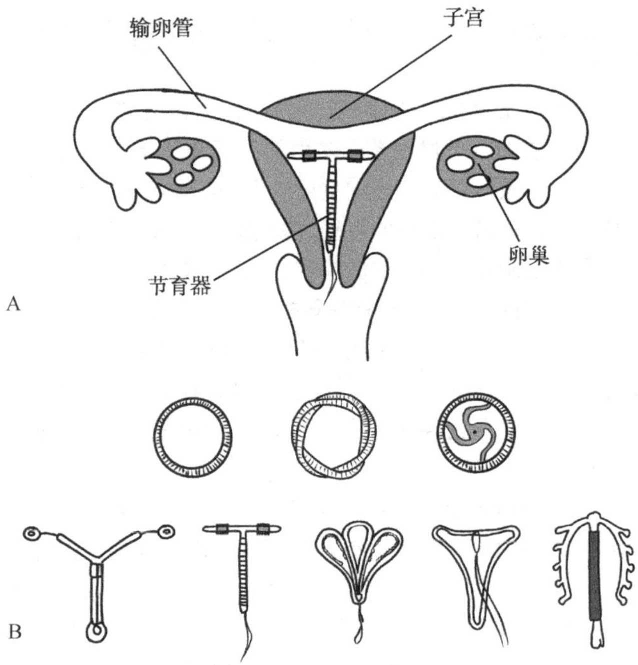

图1-5-2　宫内节育器

A.宫内节育器放置示意图；B.宫内节育器的种类

四、避孕失败后有何补救措施?

当常规避孕失败或无防护措施性交后，在一定时间窗内可采取补救措施，如服药或放置宫内节育器等，以避免事后避孕措施失败。

1.米非司酮片 含米非司酮25mg或10mg，性交后72小时内口服1片。

2.左炔诺孕酮片 含左炔诺孕酮0.75mg，性交后72小时内口服1片，隔12小时再服1片，共服2片。

3.放置带铜宫内节育器 一般在保护措施性交或常规避孕失败后120小时（5天）内放置，尤其适宜希望长期避孕的女性。

因紧急避孕药用药剂量较大，不良反应相对较大，反复多次服用，会影响月经周期。且紧急避孕措施与常规避孕方法相比，有效率低，不建议作为常规避孕手段，适用于偶尔无防护措施的性生活之后。

（朱丽娟 唐 皓）

参考文献

[1] 童琦，景秀．计划生育技术指导．重庆：重庆大学出版社，2017
[2] 姚吉民．妇女保健与避孕节育．西安：陕西科学技术出版社，2016

第六节 小儿生长发育评估

生长发育是儿童的基本特征，生长指标是评估儿童健康水平和营养状况的重要依据。生长是受先天遗传和后天环境因素综合影响的复杂过程，每个人的高矮、胖瘦、生长速度和成熟程度等都不相同，并且不同年龄阶段也有不同的发育特点。对个体儿童进行生长发育监测与评估，其目的是早期发现生长迟缓，以便及时行干预措施，促进儿童的健康成长。

一、影响生长发育的因素是什么?

以下因素均可影响生长发育，其中遗传和外界环境因素是最基本的因素。

1.遗传 影响皮肤及毛发颜色、相貌特征、身材高矮、性成熟的迟早、对疾病的易感性等，也影响其性格、气质、能力，体重受遗传的影响最小。

2.性别　一般女孩的平均身高和体重较同龄男孩小。女孩的语言、运动发育略早于男孩。因此男孩和女孩的生长发育应分开评价。

3.营养　营养是小儿生长发育的物质基础，年龄越小，受营养的影响越大。

4.疾病　急性疾病常使体重下降；慢性疾病可使体重、身高均落后于同龄儿童；内分泌疾病常使儿童的骨骼和神经系统发育迟缓。

5.孕母状况　妊娠早期病毒感染可导致胎儿先天畸形；妊娠期严重营养不良可引起早产和胎儿体格及脑的发育迟缓。

6.生活环境　家庭资源、家庭文化、家庭类型及社会环境等，对小儿的生长发育起重要作用。

二、生长发育的顺序是什么?

1.由上到下，由近到远，由粗到细，由低级到高级，由简单到复杂。

2.二抬四翻六会坐，七滚八爬周会走（图1-6-1）。

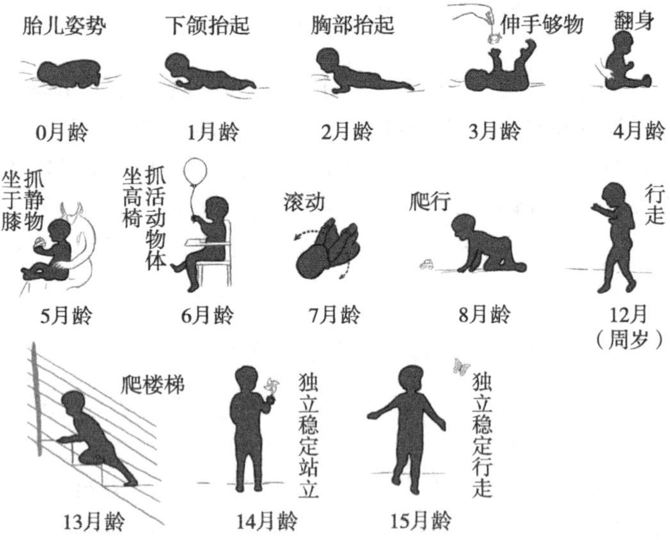

图1-6-1　生长发育顺序

三、体格生长发育需要评估的内容有哪些？

（一）体重和身高的评估

1.体重　体重是指身体各器官、系统、体液的总重量，是反映体格生长和营养状况的重要指标，也是临床计算补液量和给药量的重要依据（表1-6-1，表1-6-2）。测量前的准备：晨起、空腹、排尿、脱衣。体重测量方法：卧位测量（婴儿）、坐位测量（1～3岁）、立位测量（3岁以上）、母抱测量。

表1-6-1　体重与年（月）龄的评估

年（月）龄	体重（kg）
出生时	3（第一个月增加1～1.5kg）
3月龄	6（约为出生时的2倍）
1岁	9（约为出生时的3倍）
2岁	12（约为出生时的4倍）
2～12岁	平均每年增长约2kg

表1-6-2　体重估算公式

年（月）龄	体重估算公式
1～6月龄	出生体重（kg）＋月龄×0.7（kg）
7～12月龄	出生体重（kg）＋6×0.7（kg）＋（月龄-6）×0.4kg
1岁至青春期前	12＋（年龄-2）×2kg

2.身高　身高是指从头顶到足底的全身长度，是头部、脊柱、下肢长度的总和。身高是反映骨骼发育的重要指标。3岁以下婴幼儿采用仰卧位测量，称为身长；3岁以后用立位测量，称为身高。测量方法：量板测量（3岁以下），身高计测量（3岁以上）（表1-6-3）。

表1-6-3　身高与年龄

年（月）龄	身高（cm）
出生时	50
1岁	75
2岁	85
2～12岁	平均每年增长5～7.5cm（＝年龄×7＋70）

人体头部、脊柱、下肢三部分发育速度不一致，临床上需要分别测量上、下部量以检查其比例关系，对判断疾病更有意义。上部量：从头顶至耻骨联合上缘（与脊柱增长有关）；下部量：从耻骨联合上缘至足底（与下肢长骨的发育有关）（图1-6-2，表1-6-4）。

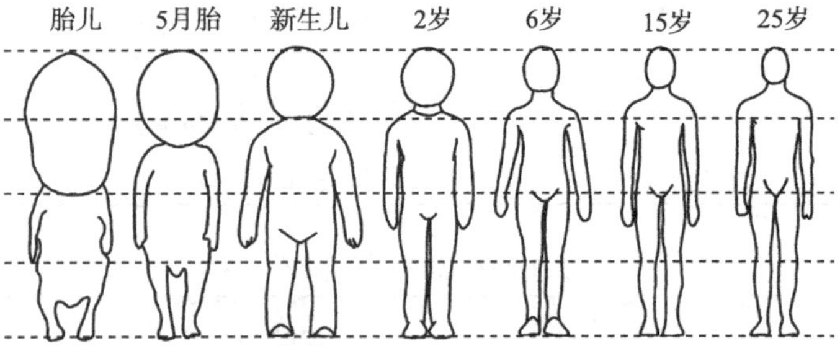

图1-6-2　上部量和下部量的比例

表1-6-4　上部量和下部量的比例

年（月）龄	上部量和下部量的比例
出生时	60%∶40%，中点在脐上
2岁	中点在脐下
6岁	中点在脐与耻骨联合上缘之间
12岁	1∶1，中点在耻骨联合上缘

3.坐高　由头顶到坐骨结节的长度称为坐高。坐高代表头颅与脊柱的发育。坐高/身高：出生时66%，6～7岁下降

至60%以下。此百分比显示了身材上、下部比例的改变，反映了身材的匀称性（图1-6-3）。顶臀长测量（3岁以下），坐高测量（3岁以上）。

（二）头围

头围是指经眉弓上方、枕后结节绕头一周的长度，反映脑和颅骨的发育程度（图1-6-4）。头围测量在2岁以下最有价值，头围过小提示脑发育不良，头围过大提示可能为脑积水（表1-6-5）。

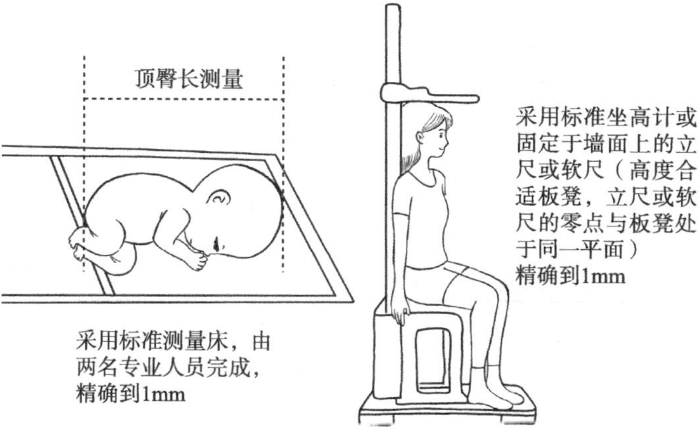

图1-6-3 坐高的测量方法及其在不同年龄的变化

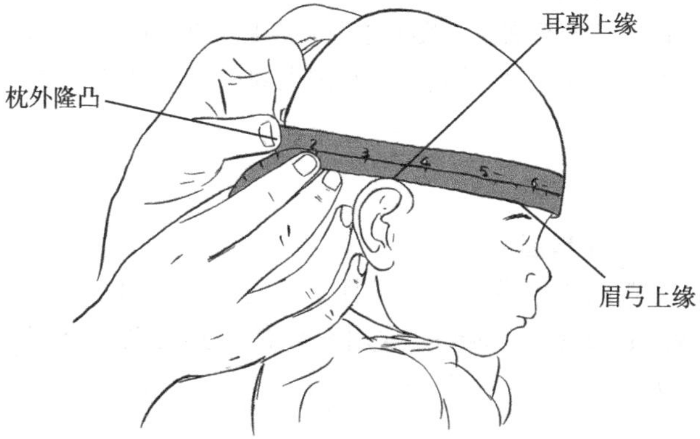

图1-6-4 头围的测量

表1-6-5 年龄与头围

年（月）龄	头围（cm）
出生	约34
1岁	46
2岁	48
5岁	50
15岁	接近成人：54～58

（三）胸围

胸围是指沿乳头下缘水平绕一周的长度，反映胸廓与肺的发育（表1-6-6）。

表1-6-6 年龄与胸围

年（月）龄	胸围（cm）
出生	约32cm，小于头围1～2cm
1岁	胸围＝头围＝46cm
1岁至青春前期	胸围-头围＝岁数-1

（四）腹围

腹围是指平脐（小婴儿取剑突与脐中间的中点）水平绕脐一周的长度。2岁前胸围与腹围大约相等，2岁后腹围较胸围小。

（五）上臂围

上臂围是指沿肩缝及尺骨鹰嘴连线中点的水平绕上臂一周的长度（图1-6-5）。常用来评估儿童的营养状况（表1-6-7）。

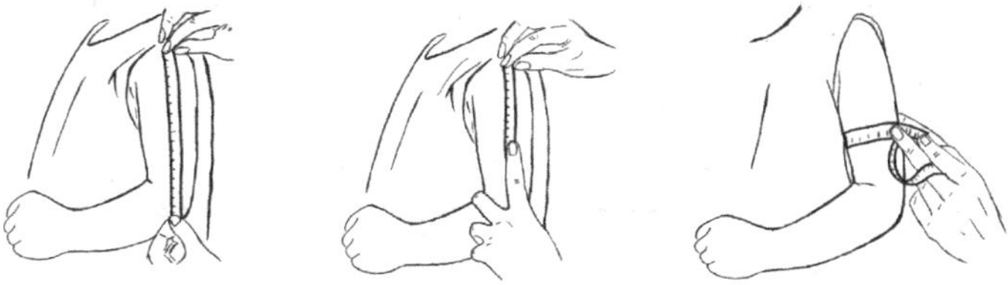

图1-6-5　上臂围的测量

表1-6-7　上臂围与营养的评估标准

营养状况	上臂围（cm）
营养良好	＞13.5
营养中等	12.5 ～ 13.5
营养不良	＜12.5

四、与体格生长发育有关的其他发育指标

1. 颅骨发育　发育规律见表1-6-8。

表1-6-8　颅骨发育与评估

颅骨发育	评估
前囟	两额骨与两顶骨交界处形成的菱形间隙。出生时1.5 ～ 2cm（对边中点连线长度），6个月开始逐渐减小，1 ～ 1.5岁闭合
颅骨缝	3 ～ 4个月闭合
后囟	两顶骨与枕骨交界处形成的三角形间隙。出生时很小或已闭合，最迟6 ～ 8周闭合

2. 脊柱发育　发育规律见表1-6-9。

表1-6-9　脊柱生理弯曲的出现时间

脊柱生理弯曲	出现时间
颈椎前突	3个月
胸椎后突	6个月
腰椎前突	12个月

3.牙齿发育　乳牙共20颗，恒牙共32颗，发育规律见表1-6-10。

表1-6-10　牙齿发育的评估

牙齿发育	时间
乳牙萌出	4～6个月，12个月不出牙视为异常
乳牙出齐	2.5岁，出牙顺序：从下到上，自前向后
2岁内牙齿数	月龄-（4～6）
恒牙	6岁出第一磨牙，7～8岁乳牙按萌出的先后顺序依次脱落代之以恒牙，20～30岁出齐

4.语言发育　发育规律见表1-6-11。

表1-6-11　语言发育的评估

语言发育水平及时间	评估指标
发音阶段（出生至1岁）	1～2月龄发喉音；2月龄发简单元音；6月龄出现辅音；7～8月龄无意识叫爸爸、妈妈；10月龄能有意识叫爸爸、妈妈
理解语言阶段（1～1.5岁）	9月龄能听懂简单词句
表达语言阶段（1.5～3岁）	先说单词，后组成句子；从简单句到复杂句

（欧阳颖）

参考文献

[1] 江载芳，申昆玲，沈颖．诸福棠实用儿科学·上册．8版．北京：人民卫生出版社，2015：3

[2] Villar J，Papageorghiou AT，Pang R，et al．Monitoring human growth and development：a continuum from the womb to the classroom．American journal of obstetrics and gynecology，2015，213（4）：494-499

[3] Thompson LA，Moreno MA. Growth and Growth Charts in Children. JAMA pediatrics. 2018，Jun 1，172（6）：604

[4] Jaekel J，Sorg C，Baeuml J. Head Growth and Intelligence from Birth to Adulthood in Very Preterm and Term Born Individuals. Journal of the International Neuropsychological Society：JINS. 2019，Jan，25（1）：48-56

[5] Jensen NS，CamargoTde F，Bergamaschi DP. Body mass index and waist circumference are good indicators for classifying children's nutritional status. Ciencia&saudecoletiva，2016，21（4）：1175-1180

第二章

基层医院常用药品分类及使用

第一节　西　　药

一、抗生素

1.左氧氟沙星片

【适应证】 适用于敏感细菌所引起的轻、中度感染，如呼吸道、消化道、泌尿系统感染。

【禁忌证】 ①对氟喹酮类药物过敏者；②妊娠及哺乳期妇女；③18岁以下人群。

【用法用量】 口服，一次0.5g（1片），每日1次。

【主要副作用】 少部分人可有恶心、腹部不适；兴奋、失眠。部分人可有过敏反应。

2.阿奇霉素片

【适应证】 适用于革兰阳性菌感染：支气管炎、肺炎等下呼吸道感染；皮肤和软组织感染；急性中耳炎；鼻窦炎、咽炎、扁桃体炎等。

【禁忌证】 对大环内酯类抗生素过敏者；严重肝功能损害者。

【用法用量】 口服，一次0.5g，每日1次。

【主要副作用】 胃肠道副作用，恶心、腹痛、腹胀等。

3.阿奇霉素颗粒

【适应证】 同阿奇霉素片。

【禁忌证】 同阿奇霉素片。

【用法用量】 溶解摇匀后口服。成人用量：口服，一次

0.5g，每日1次。小儿用量：按体重12mg/kg单次口服（每日最大量不超过0.5g）。

【主要副作用】 同阿奇霉素片。

4.头孢氨苄片

【适应证】 主要用于葡萄球菌、链球菌、肺炎球菌等引起的呼吸道、生殖泌尿道、皮肤软组织、消化道等感染性疾病。

【禁忌证】 对本品及头孢类抗生素过敏者禁用。

【用法用量】 成人剂量：口服，一次250～500mg，每日4次，最高剂量每日4g。儿童剂量：口服，每日按体重25～50mg/kg，每日4次。

【主要副作用】 恶心、呕吐、腹泻和腹部不适；皮疹、药物热等过敏反应。

5.头孢呋辛酯片

【适应证】 用于敏感菌引起的呼吸道、生殖泌尿道、皮肤软组织、消化道等感染性疾病。

【禁忌证】 对本品及头孢类抗生素过敏者。

【用法用量】 口服。成人：0.25～0.5g，每日2次。儿童：一般每次0.125g（1/2片）至0.25g（1片），每日2次。

【主要副作用】 恶心、呕吐、上腹部不适和腹泻等胃肠道反应，偶有头痛，一般轻度而短暂。

6.甲硝唑片

【适应证】 用于厌氧菌感染的治疗。还可用于治疗肠道和肠外阿米巴病、阴道滴虫病、小袋虫病和皮肤利什曼病、麦地那龙线虫感染等。

【禁忌证】 有活动性中枢神经系统疾病患者慎用。

【用法用量】 成人：厌氧菌感染，口服每日0.6～1.2g（3～6片），分3次服。儿童：按体重20～50mg/（kg·d），分次服。

【主要副作用】 以消化道反应最常见，包括恶心、呕吐、食欲缺乏等。

7.红霉素软膏

【适应证】 用于脓疱疮、疖肿等化脓性皮肤病、小面积烧伤、溃疡面的感染和痤疮。

【禁忌证】 对红霉素过敏者慎用。

【用法用量】 局部外用。取本品适量，涂于患处，每日2次。

【主要副作用】 偶见刺激症状和过敏反应。

8.阿莫西林胶囊

【适应证】 适用于敏感菌（不产β-内酰胺酶菌株）所致的各类感染及急性单纯性淋病；用于治疗伤寒、伤寒带菌者及钩端螺旋体病；可与克拉霉素、兰索拉唑三联用药根除胃、十二指肠幽门螺杆菌。

【禁忌证】 ①青霉素过敏及青霉素皮肤试验阳性患者禁用；②肾功能严重损害患者需调整给药剂量。

【用法用量】 口服。成人一次0.5g，每6～8小时1次，一日剂量不超过4g。小儿剂量：①体重20～40mg/kg，每8小时1次；②3个月以下婴儿一日剂量按体重30mg/kg，每12小时1次。

【主要副作用】 皮疹、恶心、呕吐等。

二、抗病毒药

1.阿昔洛韦片

【适应证】 主要用于单纯疱疹病毒感染，轻型带状疱疹。

【禁忌证】 对本品过敏者。

【用法用量】 口服。成人，常用量每次0.2g，每日5次，共10日为1个疗程。儿童，2岁以上儿童按体重一次20mg/kg，每日4次。

【主要副作用】 偶有头晕、头痛、关节痛、恶心、呕吐、腹泻、胃部不适、食欲缺乏、口渴、白细胞下降。

2.磷酸奥司他韦胶囊

【适应证】 用于成人及≥1岁儿童的甲型和乙型流感治疗。

【禁忌证】对本品的任何成分过敏者禁用。

【用法用量】口服。成人和青少年：75mg，每日2次，共5天。≥1岁的儿童：①≤15kg，30mg，每日2次；②15～23kg，45mg，每日2次；③23～40kg，60mg，每日2次；④＞40kg，75mg，每日2次。

【主要副作用】恶心、呕吐、腹痛、头晕、疲劳等。

三、降血糖药

1.盐酸二甲双胍片

【适应证】用于单纯饮食控制不满意的2型糖尿病患者，尤其是肥胖和伴高胰岛素血症者，用本药不但有降血糖作用，还可能有减轻体重和高胰岛素血症的效果。可与磺酰脲类或胰岛素联合应用的患者。

【禁忌证】①2型糖尿病伴有酮症酸中毒、肝及肾功能不全；②各种原因导致临床有低血压和缺氧情况；③糖尿病合并严重的慢性并发症；④既往有乳酸性酸中毒史者慎用；⑤妊娠及哺乳期妇女不宜使用。

【用法用量】口服。成人起始量0.25g，每日2～3次，以后根据疗效逐渐加量，一般每日量1～1.5g，最多每日不超过2g。餐中或餐后即刻服用，可减轻胃肠道反应。

【主要副作用】①较常见的有恶心、呕吐、腹泻、口中有金属味；②乳酸性酸中毒虽然发生率低，但应予注意；③可减少肠道吸收维生素B_{12}，致巨幼细胞贫血。

2.阿卡波糖

【适应证】与其他口服降血糖药或胰岛素联合应用于各种类型糖尿病。

【禁忌证】①对本品过敏者禁用；②孕妇及哺乳期妇女禁用；③患肠炎、肠梗阻、肌酐清除率低于25ml/min者、18岁以下患者、肝肾功能不全者、有腹部手术史的患者禁用。

【用法用量】起始剂量50mg，每日3次；以后逐渐增加至0.1g，每日3次。每日量不宜超过0.3g。用餐前即刻吞服或与第一口食物一起咀嚼服用。

【主要副作用】 胃肠道功能紊乱。因糖类在小肠内分解及吸收障碍，而在结肠内由细菌作用于未吸收的糖类而导致胃肠胀气，如腹胀、腹泻和腹痛。

3.格列吡嗪片

【适应证】 适用于经饮食控制及体育锻炼2～3个月疗效不满意的轻、中度2型糖尿病患者。

【禁忌证】 ①对本品过敏者；②合并严重感染，肝、肾功能不全者；③1型糖尿病、糖尿病酮症酸中毒、糖尿病高渗昏迷者；④妊娠及哺乳期妇女。

【用法用量】 口服起始剂量2.5mg，早餐前或早餐及午餐前各1次，也可1.25mg，每日3次，三餐前服，必要时7日后递增每日2.5mg。一般每日剂量为5～15mg，最大剂量每日不超过20～30mg。

【主要副作用】 肠胃道症状（恶心、上腹胀满），头痛，可发生低血糖。

四、利尿药

1.呋塞米（速尿）

【适应证】 强效利尿药，用于治疗心、肝、肾等疾病引起的水肿。

【禁忌证】 ①对本药过敏者；②可通过胎盘屏障，孕妇尤其是妊娠早期妇女应尽量避免应用；③可经乳汁分泌，哺乳期妇女应慎用；④电解质紊乱、低钾低钠者慎用。

【用法用量】 口服。成人：20～60mg，分1～3次服用。每日最大剂量可达600mg，但一般应控制在100mg以内，分2～3次服用。儿童常用量：起始剂量2mg/kg，必要时每4～6小时追加1～2mg/kg。新生儿应延长用药间隔。

【主要副作用】 主要与水、电解质紊乱相关，尤其是大剂量或长期应用时，如直立性低血压、休克、低钾血症、低氯、低钠血症等。偶有过敏反应。

2.螺内酯

【适应证】 保钾利尿药，利尿效果相对弱，主要用于：

①与其他强效利尿药合用，治疗充血性水肿、肝硬化腹水、肾性水肿等水肿性疾病；②可用于原发性醛固酮增多症的诊断和治疗。

【禁忌证】 无尿、肾衰竭及血钾偏高者禁用；可通过胎盘，孕妇慎用。

【用法用量】 口服。成人：治疗水肿性疾病，40～120mg，分2～4次服用。儿童：治疗水肿性疾病，开始每日按体重1～3mg/kg或按体表面积30～90mg/m^2服用，单次或分2～4次服用。

【主要副作用】 ①高钾血症最为常见，尤其是单独用药、进食高钾饮食、与钾剂或含钾药物如青霉素钾等及存在肾功能损害、少尿、无尿时；②胃肠道反应，如恶心、呕吐、胃痉挛。

五、维生素类药及膳食补充剂

1. 维生素B_6片

【适应证】 用于预防和治疗维生素B_6缺乏症，如脂溢性皮炎、唇干裂等。也可用于减轻妊娠剧烈呕吐。

【禁忌证】 尚不明确。

【用法用量】 口服。成人：每日1～2片；儿童减半。

【主要副作用】 长期过量使用可导致周围神经炎。

2. 维生素B_1片

【适应证】 用于预防和治疗维生素B_1缺乏症，如脚气病、神经炎、消化不良等。

【禁忌证】 对本品过敏者。

【用法用量】 口服，成人，一次1片，每日3次。

【主要副作用】 过量使用可出现头痛、疲倦、烦躁、食欲缺乏、腹泻、水肿。

3. 维生素C片

【适应证】 用于治疗维生素C缺乏，预防坏血病，也可用于各种急慢性传染疾病及紫癜等的辅助治疗。

【禁忌证】 对本品过敏者。

【用法用量】 用于补充维生素C：成人每日100mg。用于治疗维生素C缺乏：成人一次100～200mg，每日3次；儿童每日100～300mg。

【主要副作用】长期大量服用可引起尿酸盐、半胱氨酸盐或草酸盐结石。

4.维生素B_{12}片

【适应证】治疗巨幼细胞贫血，辅助治疗外周神经病变。

【禁忌证】尚不明确。

【用法用量】每日25～100μg。治疗巨幼细胞贫血可适应增加剂量。

【主要副作用】偶有低钾血症及高尿酸血症。

5.叶酸片

【适应证】治疗巨幼细胞贫血，妊娠及哺乳期妇女预防用药。

【禁忌证】尚不明确。

【用法用量】成人：一次5～10mg，每日15～30mg，儿童：一次5mg，每日3次（或每日5～15mg，分3次）。

【主要副作用】不良反应较少，偶见过敏反应。

6.钙尔奇

【适应证】用于妊娠期妇女、哺乳期妇女、更年期妇女、老年人等的钙补充剂，帮助防治骨质疏松。

【禁忌证】高钙血症、高尿酸血症禁用。

【用法用量】口服。成人，一次1片，每日1～2次。

【主要副作用】嗳气、便秘。

7.琥珀酸亚铁片

【适应证】补充铁剂及治疗缺铁性贫血。

【禁忌证】①肝、肾功能严重损害者；②铁负荷过高、血色病或含铁血黄素沉着症患者禁用；③无缺铁证据的非缺铁性贫血（如地中海贫血）患者禁用。

【用法用量】口服。成人：预防用，口服每日1次，一次1片；治疗用，每日3次，一次1～2片。儿童：口服每日1次，一次半片；治疗用，每日2次，一次半片或1片。

【主要副作用】恶心、呕吐、胃不适、便秘等消化道反应。

六、消化系统用药

1.奥美拉唑肠溶胶囊

【适应证】 适用于胃溃疡、十二指肠溃疡、应激性溃疡、反流性食管炎和卓-艾综合征（胃泌素瘤）。

【禁忌证】 对本品过敏者、严重肾功能不全者及婴幼儿禁用。

【用法用量】 口服。①消化性胃溃疡：一次20mg，每日2次，疗程通常为4～8周。②反流性食管炎：一次20～40mg，每日1～2次。

【主要副作用】 本品耐受性较好，偶有消化道副作用，可有感觉异常、头晕、头痛、嗜睡、失眠、外周神经炎。

2.胶体果胶铋胶囊

【适应证】 适用于治疗消化性溃疡，特别是幽门螺杆菌相关性溃疡，亦可用于慢性浅表性胃炎和慢性萎缩性胃炎。

【禁忌证】 对本品过敏及肾功能不全者禁用。孕妇禁用。哺乳期妇女应用本品时应暂停哺乳。

【用法用量】 口服。一次2粒，每日4次，分别于三餐前1小时及睡眠时服用，4周为1个疗程。不宜长期服用。无儿童用药资料。

【主要副作用】 偶可出现恶心、便秘等消化道症状。若大剂量长期服用，会出现铋中毒现象，表现为皮肤黑褐色，应立即停药并适当处理。

3.蒙脱石散

【适应证】 主要用于各种原因所致成人及儿童急、慢性腹泻。

【禁忌证】 肠梗阻者禁用。

【用法用量】 将本品（1袋）倒入50ml温水中，搅匀后服用。成人：一次1袋，每日3次。儿童：1岁以下，每日1袋；1～2岁，每日1～2袋；2岁以上，每日2～3袋，均分3次服用。或遵医嘱。

【主要副作用】 偶见便秘。

4. 开塞露

【适应证】 本品为缓泻药类非处方药药品。用于便秘。

【禁忌证】 对本品过敏者禁用；过敏体质者慎用。

【用法用量】 将容器顶端剪开，涂以油脂少许，缓慢插入肛门，然后将药液挤入直肠内，成人一次1支，儿童一次1/2支。

【主要副作用】 适当使用一般无不良反应。如经常使用，直肠对其敏感度会越来越迟钝，药效变差且可产生依赖。

5. 马应龙痔疮膏

【适应证】 用于痔、肛裂。

【禁忌证】 尚不明确。

【用法用量】 外用，涂擦患处。

【主要副作用】 尚不明确。

6. 盐酸小檗碱片（黄连素）

【适应证】 主要用于肠道感染。

【禁忌证】 葡萄糖-6-磷酸脱氢酶缺乏症（G-6-PD）患者禁用，因可诱发溶血。

【用法用量】 口服。成人一次0.1～0.3g，每日3次；儿童遵医嘱。

【主要副作用】 较少，偶有胃部不适、腹泻或便秘。

7. 铝碳酸镁

【适应证】 胆酸相关性疾病；急、慢性胃炎，反流性食管炎；胃、十二指肠溃疡；与胃酸有关的胃部不适症状，如胃痛、胃灼热感、酸性嗳气、饱胀等。

【禁忌证】 对本品过敏者。

【用法用量】 口服，成人：一次1～2片，每日3～4次，嚼服。儿童用量遵医嘱。

【主要副作用】 大剂量服用可导致软糊状便和大便次数增多，长期服用可导致血清电解质变化。

七、心血管系统用药

1.苯磺酸氨氯地平

【适应证】 适用于高血压的治疗。可单独应用或与其他抗高血压药物联合应用。

【禁忌证】 对氨氯地平过敏的患者禁用。

【用法用量】 口服。成人：起始剂量一般为5mg，每日1次，最大剂量为10mg，每日1次。身材小、虚弱、老年人或肝功能不全患者，或与其他抗高血压药联合使用，起始剂量为2.5mg，每日1次。6～17岁儿童高血压患者应用本品的推荐剂量为2.5～5mg，每日1次。

【主要副作用】 可能发生症状性低血压。可有下肢轻度水肿。

2.酒石酸美托洛尔片

【适应证】 用于治疗高血压、心绞痛、心肌梗死、肥厚型心肌病、主动脉夹层、心律失常、甲状腺功能亢进、心脏神经官能症等。

【禁忌证】 ①心源性休克；②病态窦房结综合征，二度和三度房室传导阻滞；③有症状的心动过缓；④严重充血性心力衰竭慎用；⑤孕妇慎用。

【用法用量】 口服。剂量应个体化，以避免心动过缓的发生。应空腹服药，进餐时服药可使美托洛尔的生物利用度增加40%。在治疗高血压、心绞痛、心律失常、肥厚型心肌病、甲状腺功能亢进等症时一般一次25～50mg，每日2～3次，或一次100mg，每日2次。

【主要副作用】 ①一般副作用：疲劳、头痛、头晕；②循环系统：肢端发冷、心动过缓、心悸；③胃肠系统：腹痛、恶心、呕吐、腹泻和便秘。

3.辛伐他汀

【适应证】 用于高脂血症、冠心病合并高胆固醇血症及患有杂合子家族性高胆固醇血症儿童患者，结合饮食控制，本品可用于降低总胆固醇、低密度脂蛋白胆固醇、载脂蛋白B和三酰甘油。可用于有适应证的冠心病患者的一级及二级预防。

【禁忌证】 ①对本品任何成分过敏者；②活动性肝脏疾病或无法解释的血清转氨酶持续升高者；③妊娠及哺乳期妇女；④强CYP3A4抑制剂联合应用时。

【用法用量】 口服。推荐的起始剂量为5～40mg/d，晚间一次服用。

【主要副作用】 本品一般耐受性良好，大部分不良反应轻微且为一过性。常见副作用为腹痛、便秘、胃肠胀气，肝酶升高；罕见副作用为横纹肌溶解。

4.马来酸依那普利

【适应证】 ①原发性高血压；②肾血管性高血压；③各级心力衰竭；④预防左心室功能不全患者冠状动脉缺血事件。

【禁忌证】 ①对本品任何成分过敏者；②有用任意血管紧张素转化酶抑制药治疗出现血管神经性水肿者，有遗传性或自发性血管神经性水肿的患者。

【用法用量】 口服。治疗高血压，起始剂量为5～10mg，每日1次，根据血压水平，可逐渐增加剂量至每日10～20mg。治疗左心室功能不全患者起始剂量为2.5mg，严密监测，根据血压情况调整用量。无儿童用药资料。

【主要副作用】 眩晕和头痛较常见，部分人可有咳嗽，另外，可发生症状性低血压。

5.硝酸甘油片

【适应证】 治疗冠心病心绞痛，也可用于降低血压或治疗充血性心力衰竭。

【禁忌证】 禁用于心肌梗死早期（有严重低血压及心动过速时）、严重贫血、青光眼、颅内压增高和已知对硝酸甘油过敏的患者。

【用法用量】 口服。治疗心绞痛成人一次用0.25～0.5mg（半片至1片）舌下含服。每5分钟可重复1片，直至疼痛缓解。如果15分钟内总量达3片后疼痛持续存在，应立即就医。

【主要副作用】 头痛，偶可发生眩晕、虚弱、心悸和其他直立性低血压表现，尤其是直立、制动的患者。治疗剂量可发生明显的低血压反应，表现为恶心、呕吐、虚弱、出汗、苍白和虚脱。

6.吲达帕胺片

【适应证】 用于治疗高血压。

【禁忌证】 对磺胺过敏者，严重肾功能不全，肝性脑病或严重肝功能不全，低钾血症。

【用法用量】 口服。成人常用量，一次2.5mg，每日1次。无儿童用药经验。

【主要副作用】 比较轻而短暂，呈剂量相关。①较少见的有：腹泻、头痛、食欲缺乏、失眠、反胃、直立性低血压。②少见的有：皮疹、瘙痒等过敏反应；低血钠、低血钾、低氯性碱中毒。

7.硝苯地平缓释片

【适应证】 原发性高血压（高血压病）及各种原因所致的继发性高血压。

【禁忌证】 对本品过敏者禁用，孕妇、哺乳期妇女及儿童禁用。

【用法用量】 口服，每日1次，初始计量每次20mg（1片）。根据病情，并在医师指导下可增加至每次40～60mg。

【主要副作用】 偶有胸闷、下肢水肿、乏力、食欲缺乏，偶见肝酶增高。

8.福辛普利钠片

【适应证】 适用于治疗高血压和心力衰竭。治疗高血压时，可单独使用作为初始治疗药物，或与其他抗高血压药物联合使用；治疗心力衰竭时，可与利尿剂合用。

【禁忌证】 对本品或其他血管紧张素转化酶抑制剂过敏者，妊娠期及哺乳期妇女禁用。

【用法用量】 口服。成人：治疗高血压剂量范围为每日10～40mg，治疗心力衰竭一般剂量为10mg。

【主要副作用】 头晕、咳嗽、上呼吸道症状。直立性低血压。

9.阿托伐他汀钙片

【适应证】 高脂血症，特别是高胆固醇血症，可用于有适应证的冠心病一级和二级预防。

【禁忌证】 ①活动性肝脏疾病，可包括原因不明的肝转氨酶持续升高；②已知对本品中任何成分过敏；③妊娠期及哺乳期妇女。

【用法用量】 口服。成人：常用的起始剂量为10mg，每日1次。剂量调整时间间隔应为4周或更长。每日最大剂量不超过80mg。儿童：用于家族性高脂血症患者，遵医嘱。

【主要副作用】 肝酶升高，罕见副作用为横纹肌溶解。

八、滴眼剂

【适应证】 用于治疗由敏感菌所致的眼部感染，如沙眼、结膜炎、角膜炎、眼睑缘炎等。

【禁忌证】 ①对本品过敏者禁用；②新生儿和早产儿禁用；③孕妇及哺乳期妇女慎用。

【用法用量】 滴于眼睑内，一次1～2滴，每日3～5次。

【主要副作用】 可有眼部刺激、过敏反应等。

九、电解质及补液药物

1.口服盐补液

【适应证】 用于补充水、钠和钾丢失的失水。治疗急性腹泻。

【禁忌证】 一般不用于早产儿。婴幼儿应用本品时需少量多次给予。

【用法用量】 口服。成人：轻度失水，开始时50ml/kg，4～6小时饮完，以后酌情调整剂量。儿童：起始50ml/kg，4小时内饮完，直至腹泻停止。中度失水，成人起始50ml/kg，6小时内饮完，其余应以静脉补液。儿童应以静脉补液为主。

【主要副作用】 ①高钠血症。②水过多。出现上述两种情况应立即停药。③呕吐，多为轻度，常于开始服用时发生，此时可分次少量服用。

2. 0.9%氯化钠注射液

【适应证】①作为氯化钠的电解质补充药物；②作为静脉用药的药物溶剂或稀释剂；③脱水时补充体液。

【禁忌证】作为药物溶剂或稀释剂时，应注意药物之间的配伍禁忌。

【用法用量】根据临床需要静脉应用。

【主要副作用】输液过多、过快，可致水钠潴留，引起水肿、血压升高、心率加快、胸闷、呼吸困难，甚至急性左心衰竭。

3. 5%葡萄糖注射液

【适应证】①补充能量和体液，用于各种原因引起的进食不足或大量体液丢失（如呕吐、腹泻等），全静脉内营养，饥饿性酮症；②低血糖症时补充血糖；③药物溶剂或稀释剂。

【禁忌证】①糖尿病患者需要应用时，需按比例加入胰岛素对冲葡萄糖；②作为药物溶剂或稀释剂时，应注意药物之间的配伍禁忌。

【用法用量】①根据临床需要静脉应用；②治疗低血糖时根据患者情况，可以口服。

【主要副作用】输液过多、过快，引起水肿、血压升高、心率加快、胸闷、呼吸困难，甚至急性左心衰竭。

4.氯化钾缓释片

【适应证】治疗各种原因引起的低钾血症，或预防可能出现低血钾情况，如利尿等。

【禁忌证】急慢性肾衰竭、可能存在高血钾的病理情况如溶血、大面积烧伤等慎用。

【用法用量】口服，成人一次0.5～1.0g，每日3次，饭后服用。儿童遵医嘱。

【主要副作用】偶有胃肠道刺激症状，如恶心、呕吐等。

十、呼吸系统用药

1.氨茶碱片

【适应证】适用于支气管哮喘、喘息性支气管炎、阻塞性肺气肿等患者，以缓解喘息症状。

【禁忌证】 对本品过敏的患者，活动性消化溃疡和未经控制的惊厥性疾病患者禁用。

【用法用量】 口服。成人：常用量一次0.1～0.2g，0.3～0.6g/d；极量：一次0.5g，1g。儿童：常用量一次按体重3～5mg/kg，每日3次。

【主要副作用】 恶心、胃部不适、呕吐、食欲缺乏，也可见头痛、烦躁、易激动。过量中毒时表现为心律失常、心率增快、肌肉颤动或癫痫。

2.盐酸氨溴索口服液

【适应证】 各种呼吸道疾病所致痰液黏稠而不易咳出者。

【禁忌证】 ①对盐酸氨溴索或配方中其他任何成分过敏者禁用；②孕妇、哺乳期妇女慎用；③避免与中枢性镇咳药（如右美沙芬等）同时使用，以免稀化的痰液堵塞气道。

【用法用量】 口服，餐时服用。成人及12岁以上的儿童：一次10ml，每日2次。12岁以下的儿童：①6～12岁儿童，一次5ml，每日2～3次；②2～6岁儿童，一次2.5ml，每日3次；③1～2岁儿童，一次2.5ml，每日2次。

【主要副作用】 恶心、胃部不适、食欲缺乏、腹痛、腹泻。偶见皮疹。

3.桉柠蒎肠溶软胶囊（切诺）

【适应证】 本品为黏液溶解性祛痰药。适用于急、慢性鼻窦炎。适用于各种原因所致具有咳痰症状的呼吸道疾病。

【禁忌证】 对本品过敏者。

【用法用量】 口服。成人：急性患者一次0.3g（1粒），每日3～4次；慢性患者一次0.3g（1粒），每日2次。

【主要副作用】 不良反应轻微，偶有胃肠道不适及过敏反应。

4.布洛芬混悬液

【适应证】 用于儿童普通感冒或流感引起的发热、头痛，也用于缓解儿童轻至中度疼痛，如头痛、牙痛。

【禁忌证】 对非甾体抗炎药、阿司匹林过敏者。

【用法用量】 口服，参照年龄、体重按照说明书剂量表用药。

【主要副作用】 少数患者可出现恶心、呕吐、胃烧灼感。

5. 加合百服宁

【适应证】 普通感冒或流行性感冒引起的发热。也用于缓解轻至中度疼痛，如头痛、偏头痛、牙痛等。

【禁忌证】 对非甾体抗炎药、阿司匹林过敏者，严重肝肾功能不全者禁用。

【用法用量】 口服。成人一次1片，若症状不缓解，间隔4～6小时可重复用药1次，24小时内不超过4次。

【主要副作用】 少数患者有胃不适、恶心等胃肠道副作用，长期服用可致肝、肾功能损害。

十一、神经系统用药

1. 盐酸氟桂利嗪胶囊

【适应证】 ①典型（有先兆）或非典型（无先兆）偏头痛的预防性治疗；②由前庭功能紊乱引起的眩晕的对症治疗。

【禁忌证】 本品禁用于有抑郁症病史、帕金森病或其他锥体外系疾病症状的患者。

【用法用量】 口服。①偏头痛的预防性治疗，起始剂量：≤65岁患者起始剂量为10mg，≥65岁患者每晚5mg。根据效果决定用药疗程。②眩晕：剂量应与偏头痛治疗相同，在控制症状后及时停药。无儿童应用经验。

【主要副作用】 ①消化道症状：食欲增加，便秘；②精神神经副作用：抑郁，瞌睡甚至锥体外系副作用。

2. 尼莫地平片

【适应证】 本品为钙拮抗剂，用于缺血性脑血管病、偏头痛、轻度蛛网膜下腔出血所致脑血管痉挛、突发性耳聋、轻中度高血压。

【禁忌证】 ①脑水肿及颅内压增高患者须慎用；②肝功能损害者应当慎用。

【用法用量】 口服。①缺血性脑血管病：每日80～

120mg，分3次服用；②偏头痛：一次40mg，每日3次；③蛛网膜下腔出血所引起的脑血管痉挛，一次40～60mg；④突发性耳聋：40～60mg/d，分3次服用，5天为1个疗程，一般用药3～4个疗程；⑤轻、中度高血压。

【主要副作用】 ①血压下降、血压下降的程度与药物剂量有关；②皮肤刺痛；③偶见一过性头晕、头痛、面色潮红、呕吐、胃肠不适等。

十二、抗过敏药

1.氯雷他定片

【适应证】 用于过敏性疾病，如过敏性鼻炎、慢性荨麻疹、瘙痒性皮肤病及其他过敏性皮肤病。

【禁忌证】 ①对本品中的成分过敏者禁用；②妊娠及哺乳期妇女慎用；③6岁以下儿童服用本品的安全性及疗效目前尚未确定。用药期间不宜驾驶车辆或进行需要高度集中精力的工作。

【用法用量】 口服。成人及12岁以上儿童：每日1次，一次1片（10mg）；2～12岁儿童：体重＞30kg：每日1次，一次1片（10mg）。体重≤30kg：每日1次，一次半片（5mg）。

【主要副作用】 常见不良反应有乏力、头痛、嗜睡、口干、胃肠道不适（包括恶心、胃炎）及皮疹等。

2.马来酸氯苯那敏片

【适应证】 用于各种过敏性疾病。如荨麻疹、湿疹、皮炎、药疹、虫咬症等，也可用于过敏性鼻炎、药物及食物过敏。

【禁忌证】 癫痫患者禁用。用药期间不宜驾驶或进行需要高度集中精力的工作。

【用法用量】 一片4mg，每日3次，一次1片。

【主要副作用】 嗜睡、口渴、多尿、咽喉痛、困倦、虚弱感、心悸。

十三、抗血小板药物

肠溶阿司匹林

【适应证】 主要用于冠心病及脑动脉硬化的二级预防和治疗。

【禁忌证】 ①对阿司匹林或其他水杨酸酸过敏；②活动性消化性溃疡；③出血性疾病；④妊娠晚期。

【用法用量】 口服，100mg/d。

【主要副作用】 消化不良、腹痛；出血，特别是皮肤黏膜出血。

十四、非甾体抗炎药（解热镇痛药）

1.布洛芬颗粒

【适应证】 ①用于缓解轻至中度疼痛，如头痛、关节痛、偏头痛、牙痛、肌肉痛、神经痛、痛经等；②用于对症处理，如发热。

【禁忌证】 ①对其他非甾体抗炎药过敏者及对阿司匹林过敏者禁用；②孕妇及哺乳期妇女禁用；③活动性消化性溃疡患者禁用。

【用法用量】 温开水冲服，4～8岁儿童，一次半包；8岁以上儿童及成人，一次1包。若持续疼痛或发热，可间隔4～6小时重复用药1次，24小时不超过4次。

【主要副作用】 少数患者可出现恶心、呕吐、胃烧灼感或轻度消化不良、胃肠道溃疡及出血等。

2.双氯芬酸钠肠溶片

【适应证】 ①缓解疼痛：关节痛、痛风、肌痛等各种疼痛；②退热：各种发热性疾病需要退热时。

【禁忌证】 ①对本品任何成分过敏者；②活动期消化性溃疡，胃出血或穿孔的患者；③妊娠后3个月患者，严重肝、肾或心力衰竭患者；④曾因服乙酰水杨酸或其他含有前列腺素合成酶抑制剂的药物而诱发哮喘、荨麻疹，急性鼻炎患者禁用；⑤1岁以下小儿禁用。

【用法用量】 剂量应根据个体不同做出调整。药片应完整吞服，以液体送下，不可分割或咀嚼。宜于饭前服用。成人：100～150mg（4～6片），分2～3次服用。儿童及青少年：≥1岁根据病情，每日剂量为0.5～2mg/kg，分2～3次服。

【主要副作用】 恶心、呕吐、腹痛、消化不良等消化系统症状，部分人可有头痛、头晕。

十五、糖皮质激素

1.醋酸泼尼松片（强的松片）

【适应证】 主要用于过敏及变应性疾病及自身免疫性炎症性疾病。也用于少数肿瘤的化疗（如淋巴瘤）及器官移植后的抗排斥。

【禁忌证】 对本品及肾上腺皮质激素类药物有过敏史患者禁用。活动性胃与十二指肠溃疡、结核、现症感染者慎用，特殊情况下权衡利弊。

【用法用量】 口服。根据不同疾病一日10～80mg。必要时酌量增减，由医师决定。

【主要副作用】 高血糖甚至药物性糖尿病、高血压及水钠潴留，长期服用可导致骨质疏松及垂体-肾上腺轴抑制。

2.地塞米松片/针剂

【适应证】 用于过敏及变应性疾病、自身免疫性疾病。肿瘤的化疗（如淋巴瘤）及器官移植后的抗排斥。

【禁忌证】 对本品及肾上腺皮质激素类药物有过敏史患者禁用。活动性胃与十二指肠溃疡、现症感染者慎用，特殊情况下权衡利弊。

【用法用量】 根据剂型，口服或静脉推注，剂量根据具体疾病遵医嘱。

【主要副作用】 较大剂量易引起糖尿病、骨质疏松、消化性溃疡和类库欣综合征症状，对下丘脑-垂体-肾上腺轴抑制作用较强。并发感染为主要的不良反应。

十六、镇静安眠药

地西泮片（安定）

【适应证】 用于各种类型的失眠，也可用于抗焦虑。

【禁忌证】 中枢神经系统处于抑制状态的急性酒精中毒、严重肝肾功能损害、重症肌无力、闭角型青光眼发作、Ⅱ型呼吸衰竭患者慎用。

【用法用量】 口服。成人：催眠，2.5～10mg，睡前服，一般不超过10mg。儿童遵医嘱。

【主要副作用】 口干、嗜睡、头晕、乏力等，大剂量可有共济失调、震颤。长期服用可产生依赖性。

（邹小广）

第二节　中　成　药

一、清热解表中成药

1.一清胶囊

【功效及适应证】 为清热剂，具有清热泻火解毒、化瘀凉血止血之功效。临床用于火毒血热所致的身热烦躁、目赤口疮、咽喉牙龈肿痛、大便秘结、咽炎、扁桃体炎、牙龈炎见上述证候者。

【禁忌证/注意事项】 ①高血压、心脏病、肝病、糖尿病、肾病等慢性病患者慎用；②儿童、孕妇、哺乳期妇女、年老体弱及脾虚便溏者应在医师指导下服用。

【用法用量】 口服，一次2粒，每日3次。小儿酌减或遵医嘱。

【主要副作用】 偶见皮疹、恶心、腹泻、腹痛。

2.清开灵片

【功效及适应证】 主要功效为清热解毒、镇静安神，用于外感风热时毒，火毒内盛所致的高热不退、烦躁不安、咽喉肿痛、舌质红绛、苔黄、脉数者；可用于急性上呼吸道感染、病毒性感冒等炎症的辅助治疗。

【禁忌证/注意事项】 久病体虚患者如出现腹泻时慎用；慢性病患者、儿童、孕妇应在医师指导下应用。

【用法用量】 口服。一次1～2片，每日3次。小儿酌减或遵医嘱。

【主要副作用】 尚不明确。

3.连花清瘟胶囊

【功效及适应证】 清瘟解毒，宣肺泄热。用于治疗流行性感冒属热毒袭肺证，症见发热或高热、恶寒、肌肉酸痛、鼻塞流涕、咳嗽、头痛、咽干咽痛、舌偏红、苔黄或黄腻等。

【禁忌证/注意事项】 ①高血压、心脏病、肝病、糖尿病、肾病等慢性病患者慎用；②儿童、孕妇、哺乳期妇女、年老体弱及脾虚便溏者应在医师指导下服用。

【用法用量】 口服。一次4粒，每日3次。小儿酌减或遵医嘱。

4.双黄连口服液

【功效及适应证】 清热解毒、表里双清，抗病毒、抑菌，主要用于外感风热所致的感冒，症见发热、咳嗽、咽痛等。

【禁忌证/注意事项】 内科慢性病患者、儿童、孕妇应在医师指导下应用。

【用法用量】 口服，一次2支，每日3次。小儿酌减或遵医嘱。

【主要副作用】 尚不明确。

5.祖卡木颗粒

【功效及适应证】 调节异常体质，清热，发汗，通窍。用于感冒咳嗽，发热无汗，咽喉肿痛，鼻塞流涕。

【禁忌证/注意事项】 运动员慎用。糖尿病患者遵医嘱。

【用法用量】 口服。成人：一次1袋，每日3次；无儿童用药经验。

【主要副作用】 尚不明确。

6.小儿柴桂退热颗粒

【功效及适应证】 发汗解表，清里退热。用于小儿外感发热。症见发热、头身痛、流涕、口渴、咽红、小便黄、大便干等。

【禁忌证/注意事项】 尚不明确。

【用法用量】 袋装，每袋4g。开水冲服。1岁以内，一次2g；1～3岁，一次4g；4～6岁，一次6g；7～14岁，一次8g；每日4次，3天为1个疗程。

【主要副作用】 尚不明确。

7.藿香正气水

【功效及适应证】 外感风寒、内伤湿滞或夏伤暑湿所致的感冒，症见头痛昏重、胸膈痞闷、脘腹胀痛、呕吐泄泻，肠胃型感冒见上述证候者。

【禁忌证/注意事项】 ①本品含有乙醇辅料，应避免同时服用头孢类药物，以免发生双硫仑样反应；②对本品及酒精过敏者禁用，过敏体质者慎用；③不建议儿童、孕妇期及哺乳期妇女使用，年老体弱者在医师指导下使用。

【用法用量】 口服。一次半支（5ml）至1支（10ml），每日2次，用时摇匀。

【主要副作用】 发生药疹、紫癜的个别报道。

二、呼吸系统用药

1.强力枇杷露

【功效及适应证】 养阴敛肺，止咳祛痰。用于支气管炎咳嗽。

【禁忌证/注意事项】 儿童、孕妇、哺乳期妇女禁用；糖尿病患者禁服。

【用法用量】 口服，成人一次15ml，每日3次。

【副作用】 尚不明确。

2.寒喘祖帕颗粒

【功效及适应证】 镇咳，化痰，温肺止喘。用于急性感冒、呼吸道感染所致的咳嗽、咳痰、喘息的辅助治疗。

【禁忌证/注意事项】 尚不明确。

【用法用量】 口服。每袋6g，成人一次6g，每日2次。无儿童用药经验。

【副作用】 尚不明确。

3.黄氏响声丸

【功效及适应证】 风热外束，痰热内盛所致的急、慢性喉疾，症见声音嘶哑、咽喉肿痛、咽干灼热、咽中有痰，或寒热头痛，或便秘尿赤；主要是急、慢性喉炎及声带小结、声带息肉初起见上述证候者。

【禁忌证/注意事项】 阴虚火旺、素体脾胃虚弱或胃寒便溏者慎用。

【用法用量】 口服，饭后服用。成人：炭衣丸，一次8丸（每丸重0.1g）或6丸（每丸重0.133g）。糖衣丸，一次20粒，每日3次。儿童减半。

【副作用】 尚不明确。

三、心血管系统中成药

1.速效救心丸

【功效及适应证】 行气活血，祛瘀止痛，增加冠状动脉血流量，缓解心绞痛。用于气滞血瘀型冠心病，心绞痛。

【禁忌证/注意事项】 尚不明确。

【用法用量】 含服，一次4～6粒，每日3次；急性发作时，一次10～15粒。

【副作用】 尚不明确。

2.稳心颗粒

【功效及适应证】 益气养阴，活血化瘀。用于气阴两虚，心脉瘀阻所致的心悸不宁、气短乏力、胸闷胸痛；室性期前收缩、房性期前收缩见上述证候者。

【禁忌证/注意事项】 ①缓慢性心律失常；②孕妇慎用。

【用法用量】 开水冲服。一次1袋，每日3次或遵医嘱。尚无儿童用药经验。

【副作用】 偶见轻度头晕、恶心，一般不影响用药。

四、泌尿系统用药

三金片

【功效及适应证】 下焦湿热所致的热淋、小便短赤、淋沥涩痛、尿急频数；急慢性肾盂肾炎、膀胱炎、泌尿系统感染见上述证候者；慢性非细菌性前列腺炎肾虚湿热下注证。

【禁忌证/注意事项】 尚不明确。

【用法用量】 口服。成人：①慢性非细菌性前列腺炎，一次3片，每日3次；②其他适应证：一次3片，每日3～4次。无儿童用药经验。

【主要副作用】 偶见血清丙氨酸氨基转移酶（ALT）、血清天冬氨酸氨基转移酶（AST）轻度升高，血尿素氮（BUN）轻度升高，血白细胞（WBC）轻度降低。

五、精神神经系统用药

枣仁安神颗粒

【功效及适应证】 补心安神。用于失眠、头晕、健忘。

【禁忌证/注意事项】 ①孕妇慎用；②由于消化不良导致的睡眠差者慎用。

【用法用量】 开水冲服。成人一次5g，临睡前服。无儿童用药经验。

【主要副作用】 尚不明确。

六、消化系统中成药

1.消炎利胆片

【功效及适应证】 为祛湿剂，具有清热、祛湿、利胆之功效。主治肝胆湿热所致的胁痛，口苦；急性胆囊炎、胆管炎见上述证候者。

【禁忌证/注意事项】 ①过敏体质者慎用；②本品药性苦寒，脾胃虚寒者慎用；③本品所含苦木有一定毒性，不宜久服；④慢性肝炎、肝硬化及肝癌患者慎用。

【用法用量】 口服，一次6片（0.26g），每日3次。小儿剂量不详。

【副作用】 偶见过敏反应。

2.香砂养胃片

【功效及适应证】 用于胃阳不足，湿阻气滞所致的胃痛、痞满，症见胃痛隐隐、脘闷不舒、呕吐酸水、嘈杂不适、不思饮食、四肢倦怠。可用于治疗慢性浅表性胃炎及萎缩性胃炎；功能性消化不良。

【禁忌证/注意事项】 ①对本品过敏者禁用，过敏体质者慎用；②胃痛，症见胃部灼热、隐隐作痛，口干舌燥者不宜服用本药。

【用法用量】 口服，一次4～8片，每日2次。小儿剂量不详。

【副作用】 偶见过敏反应。

3.胃苏颗粒

【功效及适应证】 理气消胀，和胃止痛。主治气滞型胃脘痛，症见胃脘胀痛，窜及两胁，得嗳气或矢气则舒，情绪郁怒则加重，胸闷食少，排便不畅及慢性胃炎见上述证候者。

【禁忌证/注意事项】 ①有高血压、心脏病、肝病、肾病等慢性病病情严重者应在医师指导下服用；②服药3天症状未缓解，应去医院就诊。

【用法用量】 用适量开水冲服，搅拌至全溶。若放置时间长有少量沉淀，摇匀即可。一次1袋，每日3次。15天为1个疗程。小儿剂量不详。

【副作用】 偶有口干、嘈杂。

4.三九胃泰颗粒

【功效及适应证】 上腹隐痛，饱胀，反酸，恶心，呕吐，纳减，心口嘈杂。

【禁忌证/注意事项】 对本品过敏者禁用；过敏体质者慎用。

【用法用量】 用开水冲服，一次1袋，每日2次。

【副作用】 尚不明确。

5.保和丸

【功效及适应证】 用于食积停滞，脘腹胀满，嗳腐吞酸，不欲饮食。用于消化不良，小儿厌食。

【禁忌证/注意事项】 对本品过敏者禁用；过敏体质者慎用。

【用法用量】 大蜜丸（每丸9g）口服。成人一次1～2丸，每日2次；小儿酌减。

【副作用】 尚不明确。

七、骨骼关节系统及创伤用药

1.活血止痛胶囊

【功效及适应证】 味辛、苦、凉，活血散瘀、消肿止痛。用于跌打损伤，瘀血肿痛。

【禁忌证/注意事项】 ①孕妇及6岁以下儿童禁用；②肝、肾功能异常者禁用；③对本品过敏者禁用。

【用法用量】 用温黄酒或温开水送服。成人一次3粒，每日2次。

【副作用】 尚不明确。

2.颈复康颗粒

【功效及适应证】 用于风湿瘀阻所致的颈椎病，症见头晕、颈项僵硬、肩背酸痛、手臂麻木。

【禁忌证/注意事项】 孕妇忌服。

【用法用量】 开水冲服。一次1～2袋，每日2次。饭后服用。儿童用量不详。

【副作用】 尚不明确。

3.颈舒颗粒

【功效及适应证】 活血化瘀，温经通窍止痛。适用于神经根型颈椎病瘀血阻络证，症见颈肩部僵硬、疼痛，患侧上肢窜痛等。

【禁忌证/注意事项】 孕妇忌用。

【用法用量】 温开水冲服。一次6g（1袋），每日3次。儿童用量不详。

【副作用】 偶见轻度恶心。

4.风湿骨痛胶囊

【功效及适应证】 温经散寒，通络止痛。寒湿闭阻经络所致的痹病，症见腰脊疼痛，四肢关节冷痛；风湿性关节炎见上述证候者。

【禁忌证/注意事项】 ①本品含毒性药，不可多服；②孕妇忌服；③运动员慎用。

【用法用量】 口服。成人一次2～4粒，每日2次。儿童用量不详。

【副作用】 尚不明确。

5.伤科接骨片

【功效及适应证】 活血化瘀，消肿止痛，舒筋壮骨。用于跌打损伤、闪腰岔气、伤筋动骨、瘀血肿痛、损伤红肿等症。

【禁忌证/注意事项】 ①孕妇及10岁以下儿童禁用；②骨折患者应先行复位固定后再用药物治疗，不可长期服用。

【用法用量】 温开水或温黄酒送服。成人：一次4片；10岁以上儿童需在专科医师指导下用药。每日3次。

【副作用】 恶心、呕吐、厌食、肝功能生化指标异常等。

6.接骨七厘散

【功效及适应证】 活血化瘀，接骨止痛。用于跌打损伤、续筋接骨、血瘀疼痛。

【禁忌证/注意事项】 孕妇忌服。

【用法用量】 口服，成人一次1.5g，每日2次；小儿酌减。

【副作用】 尚不明确。

7.仙灵骨葆胶囊

【功效及适应证】 滋补肝肾，活血通络，强筋壮骨。用于骨质疏松和骨质疏松症、骨折、骨关节炎、骨无菌性坏死等辅助治疗。

【禁忌证/注意事项】 重症感冒期间不宜服用。

【用法用量】 口服，一次3粒，每日2次；4～6周为1个疗程，或遵医嘱。

【副作用】 尚不明确。

8.狗皮膏

【功效及适应证】 祛风散寒，活血止痛。①用于风寒湿邪，气血瘀滞所致的痹病，症见四肢麻木、腰腿疼痛、筋脉拘挛，或跌打损伤、闪腰岔气、局部肿痛；②痛经：用于寒湿瘀滞所致的脘腹冷痛、行经腹痛。

【禁忌证/注意事项】 孕妇忌贴腰部和腹部。

【用法用量】 外用。用生姜擦净患处皮肤，将膏药加温软化，贴于患处或穴位。

【副作用】 尚不明确。

9.云南白药气雾剂

【功效及适应证】 活血散瘀，消肿止痛。用于跌打损伤、瘀血肿痛、肌肉酸痛及风湿疼痛。

【禁忌证/注意事项】 孕妇禁用；对云南白药过敏者忌用。

【用法用量】 外用，喷于伤患处。使用云南白药气雾剂，每日3～5次。凡遇较重闭合性跌打损伤者，先喷云南白药气雾剂保险液，若剧烈疼痛仍不缓解，可间隔1～2分钟重复给药，1天使用不得超过3次。喷云南白药气雾剂保险液间隔3分钟后，再喷云南白药气雾剂。

【副作用】 极少数患者用药后导致过敏性药疹，出现全身奇痒、躯干及四肢等部位出现荨麻疹，停药即消失。

10.京万红软膏

【功效及适应证】 活血解毒，消肿止痛，去腐生肌。用于轻度水、火烫伤，疮疡肿痛，创面溃烂。

【禁忌证/注意事项】 尚不明确。

【用法用量】 用生理盐水清理创面，涂敷本品或将本品涂于消毒纱布上，敷盖创面，消毒纱布包扎，每日换药1次。

【副作用】 尚不明确。

11.消痛贴膏

【功效及适应证】 活血化瘀，消肿止痛。用于急慢性扭挫伤、跌打瘀痛、骨质增生、风湿及类风湿疼痛、落枕、肩周炎、腰肌劳损和陈旧性伤痛。

【禁忌证/注意事项】 孕妇慎用，开放性创伤患者忌用。

【用法用量】 外用。清洁患部皮肤，将药贴的塑料薄膜揭除，将小袋内润湿剂均匀涂在药垫表面，敷于患处或穴位，轻压周边使胶布贴实，每贴敷24小时。急性期1贴为1个疗程，慢性期5贴为1个疗程。

【副作用】 过敏体质患者可能有胶布过敏或药物接触性瘙痒反应，甚至出现红肿、水疱等。

12.骨痛灵酊

【功效及适应证】 用于腰颈椎骨质增生、骨性关节炎、肩周炎、风湿性关节炎。

【禁忌证/注意事项】 孕妇及皮肤破损处禁用。

【用法用量】 外用。一次10ml，每日1次。将药液浸于敷带上贴敷患处30～60分钟，20天为1个疗程。

【副作用】 患者局部出现灼热感，皮疹。

八、妇产科用药

1.益母草胶囊

【功效及适应证】 用于血瘀所致的月经不调、产后恶露不绝，症见月经量少、淋漓不净，产后出血时间过长；产后子宫复旧不全。

【禁忌证/注意事项】 尚不明确。

【用法用量】 口服。成人：一次2～4粒，每日3次。无儿童用药经验。

【主要副作用】 尚不明确。

2.乌鸡白凤丸

【功效及适应证】 气血两虚，身体瘦弱，腰膝酸软，月经不调，月经过多，崩漏带下。

【禁忌证/注意事项】 对本品过敏者禁用。

【用法用量】 口服。成人：一次1丸，每日2次。无儿童用药经验。

【主要副作用】 尚不明确。

3.艾附暖宫丸

【功效及适应证】 血虚气滞，下焦虚寒所致的月经不调、痛经，症见行经后错、经量少、有血块、小腹疼痛、经行小腹冷痛喜热、腰膝酸痛。

【禁忌证/注意事项】 孕妇禁用。

【用法用量】 口服。一次6g，每日2～3次。

【主要副作用】 尚不明确。

4.更年安片

【功效及适应证】 滋阴清热，除烦安神。用于更年期出现的潮热汗出，眩晕，耳鸣，失眠，烦躁不安。

【禁忌证/注意事项】 对本品过敏者禁用。

【用法用量】 口服，每片含量0.31g，一次6片，每日2～3次。

【主要副作用】 尚不明确。

5.乳癖消片

【功效及适应证】 软坚散结，活血消痈，清热解毒。用于痰热互结所致的乳癖、乳痈，症见乳房结节，数目不等，大小形态不一，质地柔软，或产后乳房结块、红热疼痛、乳腺增生、乳腺炎早期见上述证候者。

【禁忌证/注意事项】 孕妇慎服。

【用法用量】 口服。每片0.67g，一次3片，每日3次。

【主要副作用】 尚不明确。

6.保妇康栓

【功效及适应证】 湿热瘀滞所致白带过多，色黄，阴部瘙痒；真菌性阴道炎、老年性阴道炎。

【禁忌证/注意事项】 妊娠12周内禁用。

【用法用量】 洗净外阴部，将栓剂塞入阴道深部；或在医师指导下用药。每晚1粒。

【主要副作用】 偶有用药后局部发热。

九、眼科用药

明目上清丸

【功效及适应证】 清热散风，明目止痛。用于暴发火眼，即急性结膜炎。

【禁忌证/注意事项】 孕妇、年老体弱、白内障患者忌服。

【用法用量】 口服，一次9g，每日1～2次。小儿酌减。

【副作用】 尚不明确。

十、滋阴补益中成药

1. 六味地黄丸

【功效及适应证】 滋阴补肾。可用于肾阴亏损，头晕耳鸣，腰膝酸软，骨蒸潮热，盗汗遗精，消渴。现主要用于久病体虚及糖尿病的辅助治疗。

【禁忌证/注意事项】 对本品过敏者禁用，过敏体质者慎用。

【用法用量】 口服。大蜜丸一次1丸，每日2次。

【副作用】 尚不明确。

2. 归脾丸

【功效及适应证】 心脾两虚和脾不统血所致心悸怔忡，失眠健忘，面色萎黄，头昏头晕，肢倦乏力，食欲缺乏，崩漏便血。临床用于神经衰弱、功能性子宫出血、更年期综合征、月经不调、闭经、阳痿、脑震荡后遗症等。

【禁忌证/注意事项】 有痰湿、瘀血、外邪者，或热邪内伏、阴虚脉数者忌用。

【用法用量】 口服，用温开水或生姜汤送服，水蜜丸每次6g，小蜜丸一次9g，大蜜丸一次1丸，每日3次。小儿剂量不详。

【副作用】 尚不明确。

（苏　畅）

第三章

常见症状鉴别诊断

第一节　发　　热

一、什么是发热?

正常人的体温平均在36～37℃（腋下测量），超过正常范围的状态就是发热，发热是临床最常见的症状之一。目前主要机制为各种病因产生致热原作用于中枢调节体温，或体温中枢发生调节障碍，致体温上调。

根据体温的高低，发热分为低热、中热、高热及超高热。37.3～38℃为低热；38.1～39℃为中度热，39.1～40℃为高热，41℃以上为超高热（图3-1-1）。

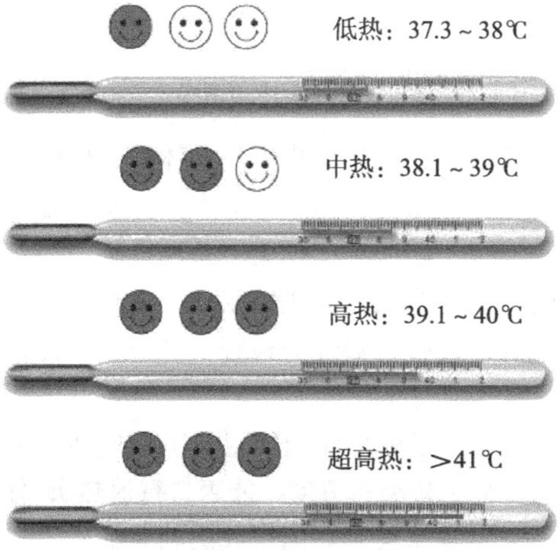

图3-1-1　发热的分度

二、发热的病因是什么?

发热的主要病因见图3-1-2。

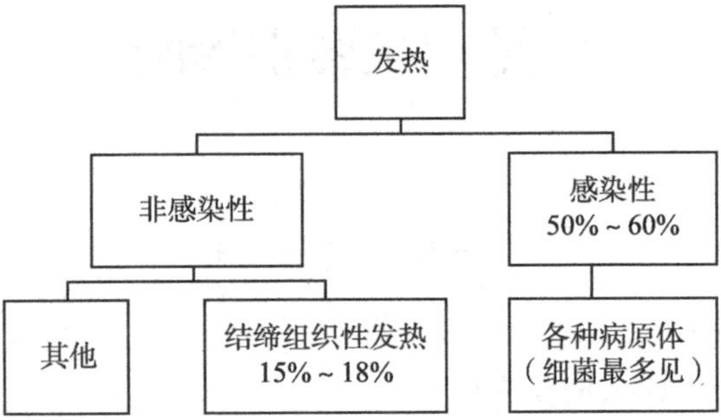

图3-1-2 发热的主要病因

1.感染性发热 占发热病因的50%～60%，各种病原体如细菌、病毒、立克次体、真菌、螺旋体、肺炎支原体及寄生虫等导致的局部或全身性感染，其中又以细菌及病毒感染最为常见。

2.非感染性发热 可见于体温调节中枢失调（如中暑）、坏死物质吸收（如大面积烧伤、术后等）、恶性肿瘤、结缔组织病、自主功能神经紊乱等。

三、如何为发热患者作出诊断?

诊断的重点在于完善病史采集及体检，根据详细的病史采集及体格检查获得的信息，可对大部分发热性疾病作出诊断。如普通感冒、泌尿系统感染、急性胃肠炎等。对较复杂的疾病，则可能需要根据健康档案的、家庭情况、病史及体检获知的信息，进行针对性的检查，进一步确诊，如风湿免疫性疾病、恶性肿瘤性发热等。

1.询问病史 了解发病的经过，主要包括发热的可能诱因，发热的特征（热型、分度、能否自行退热），伴随症状及诊治过程等。发热是某种病因引起的临床症状，该病因常同时引起其他躯体症状，即发热的伴随症状，伴随症状是发热病因鉴别诊断的重要线索，仔细询问及分析发热的伴随症状，是诊断发热病因不可或缺的关键步骤，发热病因众多，涉及全身各系统，常见伴随症状如下所述。

（1）伴畏寒、寒战：常见于各种急性感染，特别是细菌性感染，如肺炎、败血症等。

（2）伴有各系统感染定位症状：各部位感染性疾病，常伴该部位的一些定位症状，各部位感染伴随症状如图3-1-3。

呼吸道感染	泌尿系统感染	胃肠道感染	神经系统感染
·发热 ·咽痛 ·咳嗽 ·咳痰	·尿频 ·尿急 ·尿痛 ·血尿	·恶心、呕吐 ·腹痛、腹泻 ·大便性状改变	·意识障碍：嗜睡、昏迷等 ·运动功能失调 ·感觉功能失调 ·共济失调等

图3-1-3　常见感染发热伴随症状

（3）伴皮疹：按照发热与皮疹的时间顺序，可见于感染性疾病如麻疹、风疹、水痘等，也常见于风湿免疫性疾病。

（4）伴淋巴结肿大：常见于感染性疾病及恶性肿瘤。

（5）伴肝脾大：可见于急性传染性疾病如病毒性肝炎、传染性单核细胞增多症等，也可见于各种恶性血液病。

（6）伴关节痛：可见于一些感染性疾病，如败血症、布鲁氏菌病等，常见于结缔组织病。

2.根据病史或健康档案获得的信息，做针对性体检，如患者畏寒、发热、咽痛、咳嗽，考虑上呼吸道感染，应注意检查鼻咽部、扁桃体、耳道、乳突，听诊双肺。

3.必要时根据病史、体征提供的信息做针对性辅助检查。

四、哪些情况可以在基层医院治疗？如何治疗？

对一般情况好，生命体征稳定，判断为轻症感染者，如普通感冒、上呼吸道感染、急性胃肠炎、泌尿系统感染等，可以在基层医院给予治疗。主要治疗原则如下（图3-1-4）。

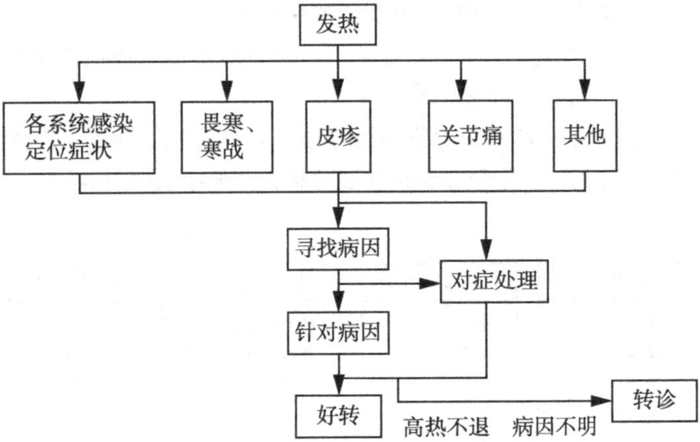

图3-1-4 发热的诊治原则

1.对症处理 发热是机体免疫反应的表现，针对发热的病因进行积极的处理是解决发热的根本办法，低至中度热一般无须退热，患者多休息，多饮水，给予清淡、易消化饮食。高热患者，可根据实际情况给予物理或药物退热，但同时需注意多饮水或补液，防止退热时因大量发热、出汗导致水、电解质紊乱。高热者可以使用布洛芬颗粒退热。

2.发热的中医药辨证及对症处理 中医发热辨证主要分为外感发热及内伤发热。①外感发热因感受六淫之邪所致，多对应西医的感染性发热，如咽喉炎、扁桃体炎等上呼吸道感染，可服用清热解毒的中成药，如一清胶囊、清开灵或祖卡木颗粒（有成瘾性），如普通感冒、病毒性感冒等病毒感染可选用连花清瘟胶囊、双黄连口服液。②内伤发热：内伤发热多为虚，多由饮食劳倦或七情变化，导致阴阳失调，气血虚衰所致，多对应西医的非感染性发热。

3.抗感染治疗 有明确细菌感染证据的，如急性咽炎、急性扁桃体炎、细菌性肠炎等，应给予抗生素，按疗程足量、规范治疗，如呼吸感染可选择阿奇霉素或头孢类（自治区常备药物有头孢氨苄及头孢呋辛），泌尿系统感染、急性胃肠炎可选用左氧氟沙星或头孢类抗生素。病毒性感染如流行性感冒，可给予奥司他韦抗病毒。

4.其他针对病因的治疗　根据发热的具体原因进行针对性治疗，如风湿免疫病，给予抗风湿治疗。

五、什么时候应该转诊

下列情况应考虑转诊：①高热不退超过3天；②出现如下警告症状：精神萎靡，伴随症状提示为严重感染或全身性疾病（如风湿免疫病、血液病等），生命体征不稳定者。

（赖国彬　苏　畅）

参考文献

[1] 万学红，卢雪峰. 诊断学. 9版. 北京：人民卫生出版社，2018
[2]《中华传染病杂志》编辑委员会. 发热待查诊治专家共识. 中华传染病杂志，2017，35（11）：641-655

第二节　咳嗽、咳痰

一、什么是咳嗽？

咳嗽是一种保护性反射动作，通过咳嗽反射能有效清除呼吸道内的分泌物或进入气道的异物，但持续或剧烈咳嗽是一种病理现象。咳痰是借助咳嗽的动作将呼吸道内的病理性分泌物排出口腔外的病态现象。咳嗽、咳痰是呼吸道疾病最常见的临床症状，咳嗽常伴随咳痰，但也可不伴咳痰，即干咳。

二、哪些原因可导致咳嗽？

呼吸系统疾病是最常见引起咳嗽、咳痰的原因，其他器官系统如循环系统、中枢神经系统疾病等也可引起咳嗽、咳痰。

1.呼吸道疾病　整个呼吸系统，从鼻、咽喉部、气管、支气管至肺，当刺激性气体吸入及异物、炎症、出血、肿瘤等刺激时，均可引起咳嗽。

2.胸膜疾病　咳嗽可见于胸膜炎或胸膜受刺激时，如自发性气胸、胸腔穿刺等。

3.心血管疾病　各种原因所致左心衰竭引起肺淤血或肺水肿，各种原因导致的肺栓塞，使肺泡及支气管内漏出物或渗出物刺激肺泡壁及支气管黏膜，引起咳嗽。

4.中枢神经　咳嗽中枢位于延髓，各种生理或病理因素对咳嗽中枢的刺激均可引发咳嗽反应。如人可以自主引发或抑制咳嗽反射；中枢神经系统疾病如脑炎、脑膜炎亦可导致咳嗽。

5.药物副作用　一些药物如血管紧张素转化酶抑制药（ACEI类药物，如依那普利）可引起咳嗽。

三、应从哪些方面了解咳嗽、咳痰的性质及临床表现?

（一）咳嗽的性质

1.干性咳嗽　咳嗽无痰或痰量甚少，见于急慢性咽喉炎、急性支气管炎初期、胸膜炎、少数支气管哮喘、轻症肺结核等。

2.湿性咳嗽　咳嗽伴有痰液，见于慢性支气管炎、肺炎、支气管扩张症、肺脓肿和空洞性肺结核等。

3.急性咳嗽　突然出现的发作性咳嗽，常见于吸入刺激性气体所致急性咽喉炎、气管与支气管异物，百日咳、气管或支气管分叉部受压迫（淋巴结核或肿瘤），少数支气管哮喘亦表现为发作性咳嗽。

4.慢性咳嗽　长期慢性咳嗽多见于慢性呼吸道疾病，如慢性支气管炎、支气管扩张症、慢性肺脓肿、肺结核等。

（二）咳嗽的时间

咳嗽于清晨明显，多见于慢性支气管炎、支气管扩张症和肺脓肿等慢性肺疾病。咳嗽于夜间明显，多见于左心衰竭等情况。

（三）咳嗽的音调

咳嗽，声音嘶哑，多见于声带和咽喉疾患，如声带炎、喉炎、喉结炎等；咳嗽声调呈金属样，多见于气管、支气管受压，如纵隔肿瘤、主动脉瘤或肺癌压迫气管；咳嗽声音如犬吠样，多见于会厌、喉部疾病或气管受压；咳嗽声音低微或无声，多见于极度衰弱或声带麻痹。

（四）咳痰的性状及量

痰液的性状，即颜色、黏稠度（浆液性、黏液性）、气味等，结合痰量常能帮助诊断。甚至有助于病原感染的鉴别。如呼吸道细菌感染时、慢性支气管炎非急性发作时常咳白色泡沫痰，肺水肿时咳粉红色泡沫痰。具体见表3-2-1。

（五）伴随症状

伴随症状是诊断的重要线索，各种导致咳嗽的疾病及其伴随症状详见表3-2-1。

表3-2-1　各种疾病所致咳嗽、咳痰性状及伴随症状

咳嗽性质	疾病	痰的性状	伴随症状
干性咳嗽	哮喘	无	发作性，突起突止，反复发作，有过敏史
	异物压迫气道	无	突然出现，有可疑误吸史
	肿瘤压迫气道	无/痰中带血	进行性加重，有胸痛、消瘦或其他伴随症状
湿性咳嗽	细菌感染	由白变黄，脓性	有寒战、高热、胸痛等症状
	肺脓肿、支气管扩张	大量脓臭痰	慢性起病，反复发作，或伴咯血
	肺炎链球菌感染	铁锈色痰	与肺炎症状相近
	肺炎克雷伯杆菌感染	红棕色胶冻样痰	发病急骤，有畏寒、发热、咳嗽、胸痛。多见于免疫力低下者，死亡率高

续表

咳嗽性质	疾病	痰的性状	伴随症状
	厌氧菌感染	脓臭痰	老年人多见，常有发热，偶有寒战、咳嗽，咳黄脓性恶臭痰，咯血。多由误吸所致
	肺阿米巴	咖啡样痰	多继发于肝阿米巴，伴有消瘦、贫血和水肿等情况
	肺吸虫病	铁锈色或烂桃样痰	可伴有低热、咳嗽、血痰、乏力、盗汗、食欲缺乏、腹痛、腹泻或荨麻疹等表现
	肺水肿	粉红色泡沫痰	常伴心功能不全的表现，如劳力性呼吸困难、不能平卧等

四、如何评估及诊断？

1.*病史*　注意询问病程长短，仔细问诊咳嗽的诱因、性质、时间与节律（包括发作的时间长短、每天在什么时候好发）、咳嗽的声音及性状、有无咳痰、咳痰的量、痰液的黏稠度和颜色、伴随症状等。注意既往病史及过敏史，用药史（主要是ACEI类药物），个人史需重点注意吸烟史，有害气体接触史等。

2.*体格检查*　一般需要完整的呼吸系统与心脏体检，尤其注意一些体征，咽喉有无红肿、扁桃体是否肿大、有无桶状胸，肺部听诊呼吸音的情况，有无干、湿啰音，有无杵状指，心率、心律、心脏杂音等。

3.*必要时抽血化验*　主要了解血象及感染指标，怀疑肺部感染或其他肺部疾病时常需做影像学检查，如胸片甚至CT。

五、哪些情况下可以在基层医院就地诊治？

对一般情况好，生命体征稳定，判断为急性轻症感染者，如普通感冒、上呼吸道感染、轻症肺炎等，或处于稳定期的慢性呼吸系统疾病，如慢性咽炎、慢性支气管炎非急性发作期等，可以在基层医院给予治疗，主要治疗原则如下。

1.休息、保暖、多饮水、补充足够营养，戒除可导致咳嗽的不良习惯，如吸烟。

2.抗菌药物的治疗：明确有细菌感染的情况下，可选用青霉素类、大环内酯类（阿奇霉素）、喹诺酮类（左氧氟沙星）或头孢类抗生素（头孢呋辛酯）。

3.对症治疗

（1）西药：主要是止咳药如复方甲氧那明胶囊（阿斯美）、惠菲宁以及协助排痰的药物如盐酸氨溴索口服液，对有干啰音出现的患者，可给予氨茶碱片对症处理。慢性咳嗽可加用抗过敏药如氯雷他定口服。

（2）中成药对症处理：咳嗽在中医辨证中主要分为“外感”及“内伤”两种，外感主要是外邪入侵肺系，多对应西医的急性呼吸道感染；内伤是指肺腑功能失调，导致内邪干肺，多对应西医慢性肺疾病如慢性支气管炎、支气管扩张等。根据中医辨证，可对有咳嗽、咳痰，特别是慢性病者，使用中成药对症处理。结合自治区基层医院现有常备药物，对慢性咳嗽患者可使用强力枇杷露，对急性咽炎致咳嗽、声音嘶哑者可使用黄氏响声丸，对急性呼吸道感染伴或不伴有喘息者可使用寒喘祖帕颗粒。

4.哪些情况考虑转诊?

以下情况考虑转诊：①出现报警症状或体征的，如呼吸急促、胸廓运动不规则，伴有胸痛、呼吸困难、心动过速等情况，或伴有慢性发热、体重下降、咯血和淋巴结肿大；②诊断不明确或对症治疗效果不佳的严重咳嗽；③怀疑结核或肿瘤；④怀疑哮喘、胃食管反流、鼻窦炎等需明确诊断；⑤怀疑异物吸入。

（刘伟峰　唐　皓）

参 考 文 献

[1] 中华医学会. 咳嗽基层诊疗指南实践版. 中华医学会杂志，2019，18（3）：201-218
[2] 万学红，卢雪峰. 诊断学. 9版. 北京：人民卫生出版社，2018

第三节 呼吸困难

一、气急、气短、气促、呼吸困难有什么不同?

全科门诊常会遇到不少主诉各种呼吸不畅的患者，描述症状可能是“气急、气短、气促”等。实际上，气急、气短、气促和呼吸困难之间是有细微差别的，气急未必气短（“急”为频率、“短”为深度），气短有气急才是气促、呼吸困难。呼吸困难包括了气急、气短、气促、气喘等，按轻重、程度为气急＜气短＜气促＜呼吸困难。

呼吸急促（气促）是指呼吸频率异常加快，超过20次/分、呼吸短快。呼吸困难是指患者主观感觉空气不足，费心费力；客观表现为呼吸运动用力，严重时可出现张口呼吸，鼻翼扇动，端坐呼吸，甚至发绀、呼吸肌参与呼吸运动。伴呼吸频率、深度、节律的改变（图3-3-1）。

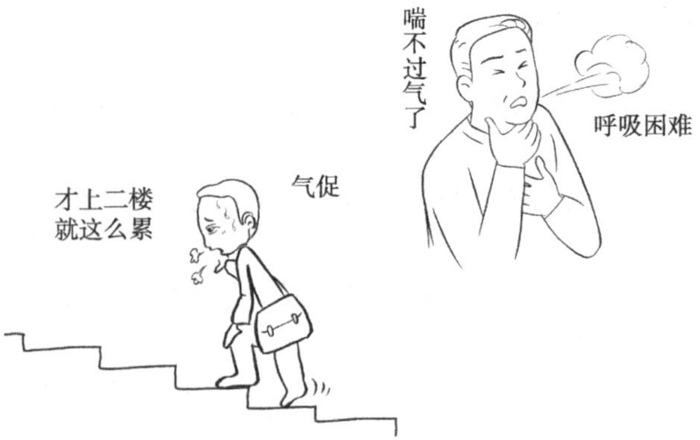

图3-3-1 呼吸困难

二、气促/呼吸困难根据发病机制和临床特点分为哪些类型？有哪些常见病因？

气促/呼吸困难根据发生机制主要分为5个类型，其发生机制及常见病因见表3-3-1。

表3-3-1　气促/呼吸困难的类型、发病机制及常见病因

类型	发病机制	常见病因
肺源性呼吸困难	呼吸系统疾病引起的通气、换气功能障碍导致缺氧和二氧化碳潴留引起	气道阻塞、支气管哮喘、肺炎、慢性阻塞性肺疾病、肺癌、胸腔积液、气胸等
心源性呼吸困难	左心或右心衰竭	各种心脏疾病如高血压心脏病、冠心病、风湿性心脏病、肺源性心脏病
中毒性呼吸困难	呼吸中枢抑制，或中毒致缺氧	药物：吗啡中毒、巴比妥类镇静催眠药中毒、一氧化氮中毒、酮症酸中毒、农药中毒等
神经精神性呼吸困难	神经系统疾病或精神因素影响呼吸中枢	颅脑疾病如脑出血、脑炎，精神因素（焦虑症、癔症）
血源性呼吸困难	红细胞携氧量减少，血氧含量降低所致	各种原因所致的重度贫血

三、气促/呼吸困难的特征、伴随症状对诊断有什么意义？

如上所述，引起气促/呼吸困难的原因很多，最常见的是呼吸系统疾病和心血管系统疾病。不同病因引起的气促/呼吸困难常有不同的特征和伴随症状，对诊断具有重大意义。

1.呼吸困难症状明显，端坐呼吸伴大汗淋漓、发绀、血压异常、双肺哮鸣音或湿啰音，常见于哮喘急性发作、心源

性哮喘。

2.伴畏寒、发热，常见于肺部感染、肺结核、结核性胸膜炎。

3.伴胸痛，常见于胸膜炎、气胸、急性心肌梗死、肺栓塞。

4.伴咳嗽、咳痰，常见于慢性阻塞性肺疾病、肺炎、支气管扩张、肺脓肿，咳粉红色泡沫痰见于急性左心衰竭。

5.伴意识障碍，见于各种中枢神经系统疾病如脑出血、脑炎、脑梗死，糖尿病酮症酸中毒，一氧化氮中毒，各种原因导致的急性中毒。

6.“平静”时出现，活动、注意力转移后症状消失，呼吸快而浅，伴有叹息或出现手足搐搦，多见于精神、心理疾病。

四、气促/呼吸困难的患者来到基层医院后，基层全科医师应如何询问病情?

基层全科医师接诊呼吸急促/呼吸困难的患者，可通过详细的问诊，询问呼吸急促/呼吸困难的特点，伴随症状，再结合相关辅助检查初步判断是哪种类型的疾病。

呼吸急促症状是何时出现的，以前是否有过类似症状，在哪种情况下发生，症状持续性加重吗？诱发和缓解的方式是什么？是否伴有大汗、呼吸困难、发绀或嗜睡、精神萎靡等？是否伴随胸痛、咳嗽、眩晕等不适？是否存在气管炎、肺炎、哮喘等呼吸系统疾病？是否有心律失常等心脏病、糖尿病、高血压等？近期是否有过头部外伤、情绪焦虑、大量失血或贫血等情况，使用过药物进行治疗吗？治疗效果如何？过敏史、酗酒情况也要关注，近期是否有吸入一氧化碳等有害气体的情况？如果基层医院有指脉氧饱和度监测、血细胞计数、胸部X线、心电图检查，可以协助作出初步判断。

五、什么情况下气促/呼吸困难患者需要转诊?

气促/呼吸困难程度有轻有重，有人主观感觉非常强烈，主诉有呼吸困难，但在临床就诊时，并没有呼吸困难的临床表现。当呼吸急促的患者仅表现为呼吸频率加快时，可在基层全科医师指导下进一步检查。若伴有发热、胸痛、大汗、发绀或嗜睡、精神萎靡、意识障碍，短时间内症状得不到改善，生命体征不平稳，病情恶化，由于吸入异物、中毒而引起呼吸困难，伴有窒息感、濒死感时应立即转诊。

（刘丽娟）

参 考 文 献

[1] 中国呼吸科专家组. 呼吸困难诊断、评估与处理的专家共识. 中华内科杂志，2014，53（4）：337-341
[2] 万学红，卢雪峰. 诊断学. 9版. 北京：人民卫生出版社，2018

第四节　心　　悸

一、心脏不适，是否就是心悸？

很多人可能都曾经有过心跳像漏了一拍的感觉，又或是出现突然一连串急促、不规律的心跳。虽然这可能只是一瞬间的不适，却让人惴惴不安，这就是心悸（图3-4-1）。心悸是一种主观感受，也是心血管病最常见的症状，是患者自觉心脏跳动不适感或心慌感，表现为心跳沉重、停跳、乱跳、心脏要跳出喉咙感、心前区或喉颈部有明显跳动感，夜深人静时会感觉更明显。其发生和程度除了与疾病的进展和发作有关外，还与自身的注意力及某些医源性因素有关。

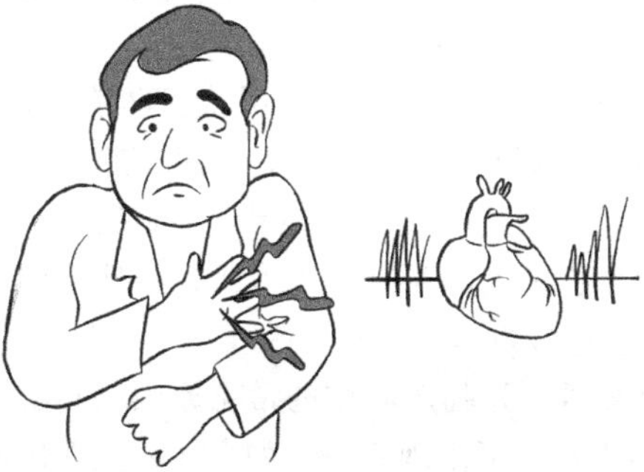

图3-4-1　心悸

二、心悸就是心跳加速吗?

当心跳加快时可以感受到心脏跳动不适，心跳减慢时也可以感到心跳有力、心悸。所以不管心跳快慢，都有可能感觉到心悸。心脏跳动规律或不规律也都可以感觉到心悸。心脏本身病变、全身性病变都可导致心悸。没有基础性心脏疾病患者也会有此症状。

三、正常人也会感觉心悸吗?

心悸的病因很多，有生理性原因和功能性原因，某些全身性疾病也可以引起心悸。通常健康的心跳是不会被感觉到的，但是正常人在情绪激动时、体力活动后、饮酒、喝浓茶和咖啡、服用阿托品和甲状腺素片、妊娠期妇女会感到心悸。

四、频繁的心慌心悸，就是心脏出了问题吗?

临床上遇到因为心悸就诊的患者很多，各个年龄阶段都有。心悸、心慌可以是病理性的，也可能是生理性或功能性的。如果遇到这样的患者，主要有3个方面的原因需要考虑。

1.心脏搏动增强　可见于生理性或病理性状态。

（1）生理性状态：健康的心跳是不会被感觉到的，在情绪激动、体力活动后，交感神经兴奋，肾上腺素分泌增加，进而使心率加快、心肌收缩力增强。如饮酒、喝浓茶、咖啡，服用阿托品、甲状腺素片、钙拮抗剂（如硝苯地平）及妊娠时都可感觉心脏搏动增强。

（2）病理性状态：如高热、甲状腺功能亢进、贫血等。器质性心脏病如冠心病、高血压、心脏瓣膜病、心肌病、肺源性心肌病、心力衰竭、某些先天性心脏病等，均可引起心室增大，而肥大的心室早期收缩有力，心搏量增加，同时肥大的心室距胸壁较近，故常有心悸感。

2.心律失常　是临床心悸的常见原因。心动过速、过缓或其他心律失常均可出现心悸。如房性或室性快速性心律失常，房性或室性期前收缩、心房颤动。缓慢性心律失常如房室传导阻滞、窦性停搏、病态窦房结综合征等可使心脏搏动强而有力。

3.自主神经功能紊乱　指心脏本身没有基础疾病。多见于中青年女性，在焦虑、情绪激动时更易发生，如心脏神经官能症、更年期综合征、β受体亢进综合征。

接诊遇到心悸的患者时，医师通过仔细询问病史及体检，能够作出大部分诊断。

五、如何在社区作出有效的诊断与鉴别诊断？

仔细询问患者的病史及伴随症状，有助于在社区作出有效的诊断与鉴别诊断。

1.心悸伴心前区痛　多见于心脏疾病。冠状动脉粥样硬化性心脏病（如心绞痛、心肌梗死）、心肌炎、心包炎，亦可见于心脏神经官能症等。

2.心悸伴发热　见于感染性疾病、风湿热、心肌炎、心包炎、感染性心内膜炎。

3.心悸伴晕厥或抽搐　多数见于缓慢性心律失常，如窦性停搏、高度房室传导阻滞、病态窦房结综合征及阵发性室性心动过速。

4.心悸伴贫血　见于各种原因引起的急性失血，此时常有虚汗、脉搏虚弱、血压下降或休克。

5.心悸伴呼吸困难　见于急性心肌梗死、心肌炎、心包炎、心力衰竭、重症贫血等。

6.心悸伴消瘦及出汗　见于甲状腺功能亢进症。

六、患者诉心悸、心慌需要做哪些检查？

心悸只是一种症状，引起的原因相当多，由于现代医学的发达，绝大部分的心悸都可经适当检查来确定病因，针对病因作出完善的诊断与治疗。在基层医院接诊心悸患者除常规查体温、脉搏、呼吸、血压外，心脏的体格检查尤其重要。注意心界是否扩大、心率的快慢、心律是否规则、心音强弱、各膜瓣听诊区有无杂音。另外，观察有无贫血、甲状腺肿大及血管杂音。完成心电图、血常规、血生化、心肌酶测定，有助于感染性心肌疾病的诊断。必要时建议患者转上级医院完善X线胸部摄片、超声心动图、动态心电图、甲状腺功能测定。

七、应如何根据情况作出初步处理？

1.去除诱因　如限制烟酒，避免情绪激动、焦虑。

2.适当休息　保证充足的睡眠，夜间入睡前可用小剂量镇静药。

3.合理饮食　对器质性心脏病引起的心悸，应给予合理的营养，控制钠盐，少食多餐，以减轻水肿及心脏负荷。多吃水果、蔬菜及富含维生素的食物，以利于心肌代谢，防止低钾血症。

4.调整情绪　向患者讲清心悸本身的临床意义不大，并非病情恶化的表现，一般不影响心脏功能，从而消除患者因紧张不安而导致的交感神经兴奋。帮助自主神经功能紊乱患者学会自我调节情绪，通过散步、看书、交谈等方式分散注意力，并克服紧张、激动的情绪。避免使用引起心率增快的药物和刺激性食物等。服用枣仁安神颗粒、更年安片有助于改善更年期自主神经功能紊乱及睡眠障碍。

5.药物治疗　对于确诊期前收缩引起的心悸服用酒石酸美托洛尔片、稳心颗粒有助于改善症状。自主神经功能紊乱的患者服用酒石酸美托洛尔片也有效果。

八、如何教会患者"自测脉搏法"判断病情？

对于一部分患者在初步检查未发现异常，但在家有反复发作的，怀疑或已经确诊为心律失常的患者，发生心悸一定要引起重视。可以教会患者采取自测脉搏法，初步判断心律失常的类型和严重性。具体方法为：保持心情平静，手臂轻松地放在桌面或腿上，将示指和中指压在桡动脉处，力度适中，能感觉到脉搏搏动即可。测量时间为30秒，然后将测得的脉搏跳动次数乘以2，就是1分钟脉搏跳动次数。一般成年人正常脉搏为60～100次/分；脉搏＞100次/分则为心动过速，即心跳频率过快；脉搏＜60次/分，属于心动过缓。这对于心律失常导致的心悸可以作出初步判断。

九、什么情况下心悸患者需要转诊?

基层医院在接诊心悸患者后，发现患者心悸伴有呼吸困难、晕厥、抽搐、发热、胸痛、发绀、血压、心率异常时，应及时与上级医院联系，严密观察病情下及时转诊。

（刘丽娟）

参考文献

万学红，卢雪峰．诊断学．9版．北京：人民卫生出版社，2018

第五节　胸　　痛

一、什么是胸痛?

胸痛主要是指胸前区疼痛和不适感，患者常主诉闷痛、紧缩感、烧灼感、针刺样痛、压榨感、撕裂样痛、刀割样痛等，以及一些难以描述的症状。

胸痛的部位一般指从颈部到胸廓下端的范围，有时可放射至颌面部、牙齿和咽喉部、肩背部、双上肢或上腹部。

二、临床最常见的胸痛病因有哪些?

胸痛应首先按照风险程度分为致命性胸痛和非致命性胸痛，然后区分是心源性胸痛还是非心源性胸痛。急性胸痛常见原因为非心源性胸痛，约占63.5%。但急性冠脉综合征发生率也不低，高居致命性胸痛病因首位，基层医师需迅速辨别胸痛性质，准确评估风险，以确保高危胸痛患者得到及时有效的治疗。常见胸痛的病因如下。

1. *胸壁疾病*　急性皮炎，皮下蜂窝织炎，肌炎，肋骨骨折，肋软骨炎，肋间神经炎，血液系统疾病导致的骨痛（白血病、多发性骨髓瘤），胸锁关节炎，压缩性骨折，纤维性囊性乳腺病。

2. *呼吸系统疾病*　开放性肺部损伤，气胸，胸膜炎，急性气管-支气管炎，肺栓塞，肺梗死。

3.循环系统疾病　急性冠脉综合征，主动脉夹层，心脏压塞，心脏挤压伤（冲击伤），室性心动过速，稳定型心绞痛，急性心包炎，心肌炎，心肌病，主动脉瓣膜病，二尖瓣脱垂，严重高血压。

4.纵隔疾病　纵隔脓肿，纵隔炎，纵隔气肿，纵隔肿瘤，淋巴瘤，白血病。

5.消化系统疾病　食管（胃食管反流、痉挛、食管裂孔疝、食管癌），急性胰腺炎，胆道疾病（胆囊炎、胆总管结石），消化性溃疡或穿孔，肝脓肿，脾梗死。

6.心因性疾病　抑郁症，焦虑症，惊恐障碍，躯体转换障碍（神经症）。

7.其他　过度通气综合征，颈椎病，严重贫血，甲状腺功能亢进症，高热，吸毒，运动后肌肉酸痛，膈下脓肿，肺动脉高压。

三、高危胸痛（致命性胸痛）的表现是什么?

在医院遇到胸痛患者，应重点识别高危（致命性）疾病导致的胸痛，这部分胸痛患者应在紧急处理后及时转往上级医院进行诊治。其中最重要的是快速查看生命体征：患者神志模糊或意识丧失、面色苍白、大汗及四肢厥冷、低血压（血压＜90/60mmHg）、血压明显升高（血压＞180/110mmHg）、呼吸急促或困难、低氧血症（血压饱和度＜90%）提示高危胸痛。在抢救生命的同时，积极明确病因，条件允许下先紧急处理，尽快转诊。紧急处理包括保持气道通畅、心电监护、吸氧、建立静脉通路、维持呼吸与循环稳定、镇痛等对症处理和药物治疗。如病因不明，应重点对症支持处理。

临床上诊治每例胸痛患者，均需优先排查致命性胸痛（例如急性冠脉综合征、急性心肌梗死、急性肺栓塞、急性气胸、主动脉夹层）。非致命性胸痛对于生命体征稳定的胸痛患者需警惕可能潜在的危险性，详细询问病史是病因诊断的关键。

四、常见的致命性胸痛有哪些？转诊前作何处理？

接诊胸痛患者后应重点识别有致命性疾病导致的胸痛，这部分胸痛患者应在紧急处理后及时转往上级医院进行诊治。

1.急性冠脉综合征　包括：①不稳定型心绞痛；②急性ST段抬高心肌梗死；③急性非ST段抬高心肌梗死；④心脏性猝死。中老年人多见，有高血压、高脂血症、糖尿病、吸烟、体重超标、家族史等危险因素。典型心绞痛的症状为：心前区疼痛、呈绞痛样，持续时间数分钟到数十分钟，休息和含服硝酸甘油有效。通过典型症状和心电图ST-T改变可以作出初步诊断。急性发作时，应立即停止运动，舌下含服硝酸甘油，仍有症状者，5分钟后可重复给药。胸痛超过30分钟要注意心肌梗死的可能，给予心电血氧监护，稳定生命体征，吸氧，建立静脉通路，同时阿司匹林300mg、氯吡格雷300～600mg嚼碎后顿服。立即联系转上级医院进行溶栓或介入治疗。

2.急性肺栓塞　常见于有手术史、创伤或骨折、恶性肿瘤、长期口服避孕药、妊娠、长期卧床、长期航空或乘车旅行、抗磷脂抗体综合征、抗凝血酶缺乏、蛋白S和蛋白C缺乏等患者。遇到有上述病史的患者要高度警惕急性肺栓塞的可能。肺栓塞临床症状缺乏特异性，呼吸困难及气促是肺栓塞患者最常见的症状，还可表现为胸痛、咯血、烦躁不安，甚至有濒死感等；部分患者首发或唯一症状表现为晕厥或意识丧失。另外，心动过速、肺动脉瓣区第二心音（P_2）亢进或分裂等也是常见体征，大面积肺栓塞表现为低血压和休克。本病十分凶险，应马上给予心电血氧监护，稳定生命体征，吸氧，建立静脉通路。紧急治疗的原则主要是血流动力学支持和呼吸支持，并抗凝，做好初步处理后立即转上级医院进一步治疗。

3.急性张力性气胸　起病急，患者突感一侧胸痛，呈针刺样或刀割样，持续时间短暂，继而出现胸闷和呼吸困难，伴刺激性咳嗽。张力性气胸时患者烦躁不安、发绀、出冷汗、脉速、虚脱、心律失常，甚至意识不清、呼吸衰竭。典型体征为患侧胸廓饱满，呼吸运动减弱，叩诊鼓音，呼吸音减弱或消失；气管向健侧移位，紧急情况下可用注射器进行穿刺，闭式引流。

4.主动脉夹层　长期血压控制不佳的患者，以胸痛、高血压就诊时要高度警惕主动脉夹层的可能。患者常以骤然发生的剧烈胸痛为主诉，疼痛多为“撕裂样”或“刀割样”难以忍受的持续性锐痛。可伴有烦躁、面色苍白、大汗、四肢厥冷等休克表现。胸痛的部位及伴随症状与夹层的起源部位密切相关。夹层累及主动脉根部，可导致主动脉瓣关闭不全及反流，查体可闻及主动脉瓣杂音；夹层累及冠状动脉开口可表现为典型急性冠脉综合征；夹层破入心包则引起心脏压塞；夹层累及肾动脉可表现为腰痛。主动脉夹层的紧急治疗原则是有效镇痛、控制心率和血压。

五、如何对非致命性胸痛作出初步诊断？

对于生命体征稳定的胸痛患者，详细询问病史是病因诊断的关键。根据患者的主诉、病史、体格检查和辅助检查结果做出初步诊断，择期转诊。因此了解胸痛的特点十分重要，包括：①是否为新发的、急性的和持续性的胸痛；②胸痛的部位、性质、持续时间、诱发因素和缓解因素；③伴随症状；④放射部位等；⑤既往史、外伤史、用药史、个人史及家族史。常见胸痛部位与病因见图3-5-1。

1.循环系统疾病胸痛特点　以冠心病多见。有心血管疾病危险因素的患者，胸痛持续时间＜20分钟，疼痛在心前区、胸骨中下段，手掌大小范围、不能明确定位，劳累、情绪激动后诱发，休息及含服硝酸甘油后缓解。急性心包炎一般为稳定的、挤压性胸骨后疼痛，咳嗽、深吸气、仰卧可使疼痛加重；而坐起则使疼痛减轻，可闻及心包摩擦音，全身症状不如心肌梗死严重；心电图除aVR外，其余导联均有ST段弓背向下的抬高，T波倒置，无异常Q波出现。

2.呼吸系统疾病胸痛特点　常见于有呼吸系统基础疾病的患者，伴有呼吸系统症状。气胸、胸膜炎、肺炎等常在咳

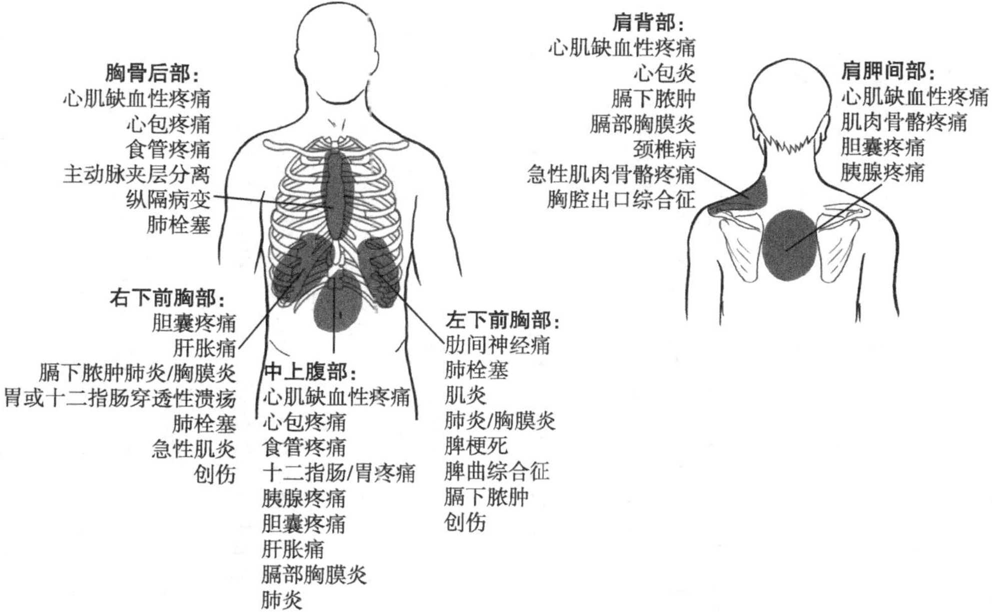

图3-5-1 胸痛部位与病因

嗽和吸气时疼痛加重，起病急、多为单侧、刀割样、浅表痛，持续数小时。

3.消化系统疾病胸痛特点　常见于有消化系统基础疾病的患者，多为胸部深处的不适，伴有消化系统症状，如吞咽障碍、反酸、恶心，与饥饿或饱餐有关，可持续数小时。

4.胸壁、胸椎疾病胸痛特点　与超负荷锻炼、肌肉和韧带扭伤或创伤后肋骨骨折、老年骨质疏松有关。疼痛能准确定位，按压胸壁、肋骨、胸骨柄关节、脊柱时局部有触痛、压痛。肋软骨炎为前胸尖锐性、短暂的和闪电样疼痛，范围局限，持续数小时。

5.心理、精神源性疾病胸痛特点　迁延性疼痛或一过性短暂胸痛，游走性胸痛，持续性胸痛为其特点，与疲劳、情绪紧张有关，有明确的焦虑和（或）抑郁表现，并可排除器质性病因。

六、基层医院如何根据有限的条件对胸痛患者作出临床评估？

基层医院条件有限，但是胸痛患者来到之后，通过问诊、体格检查、18导联心电图、胸部X线片，也能初步作出诊断与鉴别诊断。重点是识别有致命性危险疾病导致的胸痛，在紧急处理后紧急转往上级医院进行诊治。慢性稳定性胸痛需要进一步明确病因、择期检查或治疗等安排普通转诊。基层医院胸痛患者的基本诊断、临床评估、转诊流程可以参照图3-5-2。

七、体格检查要点

1.生命体征　体温、呼吸、脉搏、血压、体重指数（BMI）。

2.一般情况　意识、神志、面色有无苍白、发绀、大汗、四肢厥冷。

3.外周血管　脉搏短促、交替脉、脉搏不对称，外周血管征、颈静脉怒张。

4.血压　双上臂血压是否对称。

5.胸壁、颈胸椎　皮疹，局部皮肤有无红、肿、热、痛，

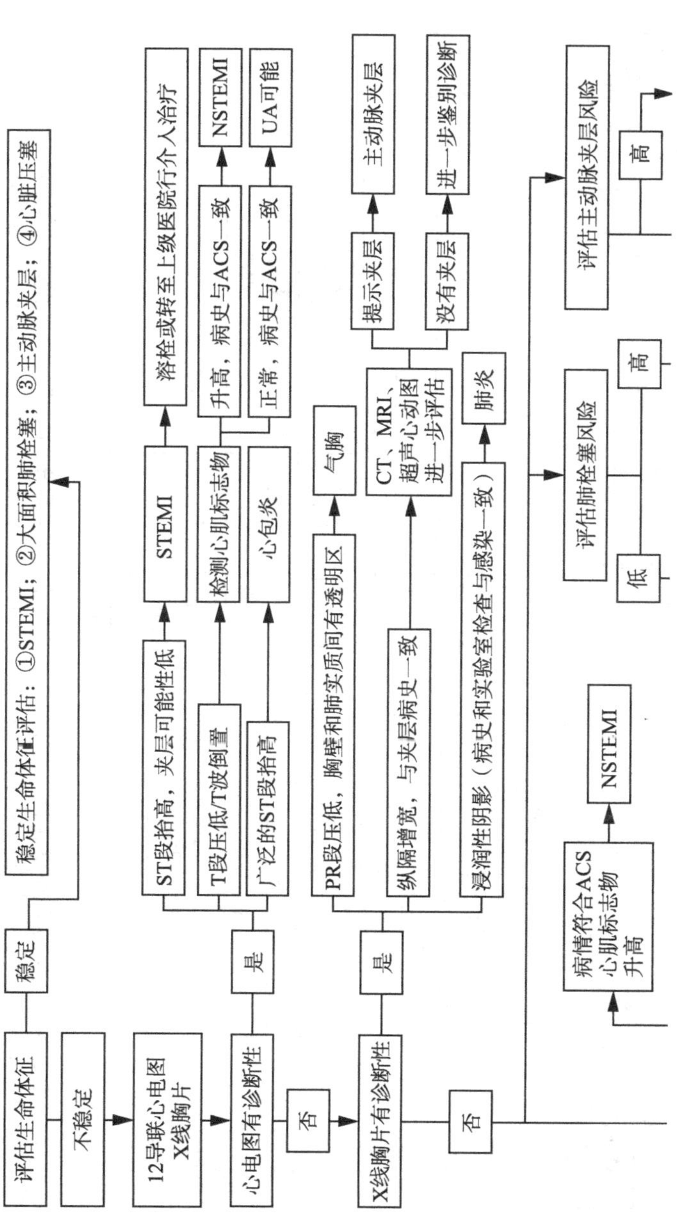
评估生命体征
稳定
稳定生命体征评估：①STEMI；②大面积肺栓塞；③主动脉夹层；④心脏压塞
不稳定
12导联心电图
X线胸片
心电图有诊断性
是
ST段抬高，夹层可能性低
STEMI
溶栓或转至上级医院行介入治疗
T段压低/T波倒置
检测心肌标志物
升高，病史与ACS一致
NSTEMI
正常，病史与ACS一致
UA可能
广泛的ST段抬高
心包炎
否
X线胸片有诊断性
是
PR段压低，胸壁和肺实质间有透明区
气胸
纵隔增宽，与夹层病史一致
CT、MRI、超声心动图进一步评估
提示夹层
主动脉夹层
没有夹层
进一步鉴别诊断
浸润性阴影（病史和实验室检查与感染一致）
肺炎
否
评估肺栓塞风险
低
高
评估主动脉夹层风险
高
病情符合ACS心肌标志物升高
NSTEMI

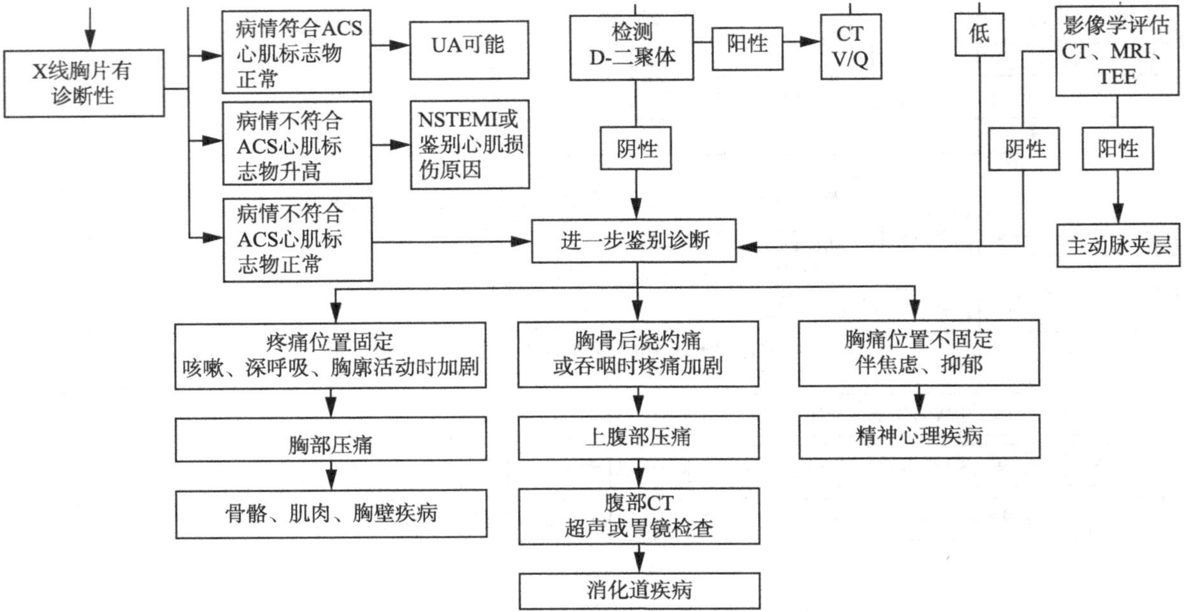

图3-5-2　基层医院胸痛患者的临床评估和诊断流程［来源于胸痛基层诊疗指南（2019年）］

STEMI.ST段抬高心肌梗死；NSTEMI.非ST段抬高心肌梗死；ACS.急性冠脉综合征；UA.不稳定型冠心病

触痛，病理性骨折。

6.胸部　呼吸音是否对称，干、湿啰音，胸部摩擦音。

7.心脏　心律、心率、心音、杂音、摩擦音、心界大小。

8.腹部　皮肤、压痛、反跳痛、肌紧张。

（卢　斌　刘丽娟）

参 考 文 献

[1] 中华医学会. 胸痛基层诊疗指南（2019年）. 中华全科医师杂志，2019，18（10）：920-924

[2] 万学红，卢雪峰. 诊断学. 9版. 北京：人民卫生出版社，2018

[3] 梁万年，杜雪萍. 常见慢性疾病社区临床路径. 北京：人民卫生出版社，2018

第六节　水　　肿

一、发生了水肿是不是就活不长了?

经常听患者说起这句话："男怕穿靴（脚肿），女怕戴帽（脸肿）"。发生了水肿是不是就活不了多久了？到底是不是这样呢？发生了水肿就说明已经病入膏肓了吗？回答这个问题前首先要了解水肿的定义。水肿是指人体组织间隙有过多的液体积聚使组织肿胀。水肿分为全身性和局限性。正常人体血管中的液体不断从毛细血管小动脉端滤出至组织间隙成为组织液，组织液又不断从毛细血管小静脉端回收入血管内，两者保持动态平衡，因而组织间隙无过多液体积聚。当这种平衡被打破时，就会发生水肿。

液体在体内组织间隙呈弥漫性分布时呈全身性水肿（常为凹陷性，图3-6-1）；在局部组织间隙时呈局部水肿；发生于体腔内的称积液，如胸腔积液、腹水、心包积液。一般情况下，水肿这一术语，不包括内脏器官局部的水肿，如脑水肿、肺水肿等。

水肿常见的原因有以下几种。

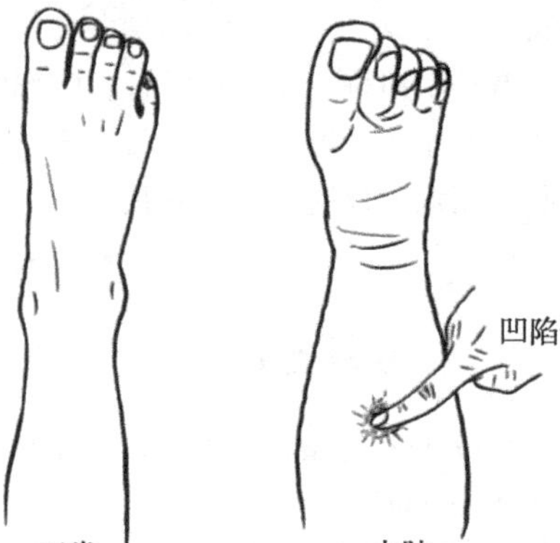

图3-6-1 水肿

1.全身性水肿 可能原因有心源性、肾源性、肝源性、内分泌代谢疾病所致水肿（甲状腺功能亢进症、甲状腺功能减退症），营养不良性水肿，妊娠性水肿，结缔组织病，变态反应性，药物性水肿（解热镇痛药、激素类、降压的钙拮抗剂如苯磺酸氨氯地平），经前期紧张综合征，特发性水肿（原因不明、女性多见），功能性水肿（无器质性疾病，可见于旅行、久坐、老年人）。

2.局限性水肿 可能原因有炎症性水肿（复发性丹毒、痈），阻塞性水肿（肢体静脉血栓形成、上腔静脉阻塞综合征、丝虫病等）静脉回流障碍和淋巴液回流障碍，过敏性水肿（血管神经炎），神经源性水肿，局部黏液性水肿，创伤性水肿（挤压综合征，毒蛇咬伤）。

发生水肿后，需要鉴别是全身性水肿还是局限性水肿，并积极寻找病因，对症治疗，大多数水肿经过积极治疗可以改善。有些水肿为功能性的，不需要治疗。

二、如何区分局限性水肿和全身性水肿？为什么说全身性水肿后果较严重？临床常见全身性水肿的病因有哪些？

全身性水肿并不意味着患者“从头到脚全肿了”，对称性的“脚肿”也可能是全身性水肿。全身性水肿一般以下垂部位最为显著，且多表现在组织松弛部位，如眼睑、面颊、踝部及阴囊等处。局限性水肿的概念与诊断比较容易理解，局限性水肿是“局部原因导致局部水肿”，可发生在身体任何部位，主要由于局部静脉、淋巴回流受阻或毛细血管通透性增加所致（如疖、痈、丹毒、蜂窝织炎、血栓性静脉炎）。如为全身性水肿应注意询问有无心脏病、肾病、肝病、营养不良及内分泌功能失常等病史，一般不及时处理后果往往比较严重。常见全身性水肿病因如下。

1.心源性水肿　常见于右心衰竭，心包炎等。

2.肾源性水肿　常见于各型肾炎、肾病综合征、高血压肾病等。

3.肝源性水肿　常见于肝硬化、肝癌等。

4.营养不良性水肿　常见于慢性消耗性疾病、贫血、维生素缺乏等。

5.内分泌性水肿　如黏液性水肿、经前期水肿等。

6.功能性水肿　包括特发性水肿、旅行性水肿等。

7.妊娠性水肿　包括妊娠性水肿、妊娠高血压综合征等。

三、如何通过病史＋体格检查协同作出初步诊断？

对于局限性水肿，仔细检查局部情况，特别是合并“红、肿、热、痛”的典型表现，不难作出诊断。但如果是全身性水肿，在病史询问方面应想得更全面，特别注意心、肝、肾、药物、饮食情况。具体如下：①既往有无心脏病、肾病、肝病、内分泌功能失调等病史；②水肿开始的时间，最初出现的部位；③发病缓急，发展演变情况；④水肿的严重程度，是全身性还是局限性水肿，水肿的性质；⑤治疗经过，目前水肿的状况；⑥水肿与体位和月经周期等的关系；⑦临床伴随症状。

1.心源性水肿　伴有呼吸困难，查体有端坐呼吸、心脏扩大、颈静脉怒张、肝脾淤血肿大。

2.肝病性水肿　伴黄疸、面容及皮肤色素、肝脾大、腹壁静脉怒张、门静脉高压合并水肿者，提示肝硬化。

3.营养不良性水肿　有慢性腹泻、消耗性疾病或消化障碍。

4.甲状腺功能减退症或垂体前叶功能减退症　伴畏寒、乏力、反应迟钝、少动懒言等症状。查体：表情迟钝、毛发稀少、皮肤粗糙。

5.月经前期紧张综合征　水肿于月经前7～14天出现，伴兴奋性增高、头痛、烦躁、失眠等症状者。

四、临床最常见的水肿有哪些特点?

一般来说鉴别是哪种类型的水肿或是什么原因引起的水肿并不太困难。个别表现不典型或多种原因混合存在，也可能造成诊断困难。现将临床常见全身性水肿和局限性水肿的表现特点及主要诊断依据简述如下。

1.心源性水肿　有心脏病病史，有心力衰竭的症状和体征，开始身体的低垂部位水肿，后发展至全身。严重者上肢、胸部、面部均可发生水肿，甚至胸腔、腹腔、心包内也可见积液。随着心力衰竭的纠正，水肿也消失等均有助于心源性水肿的诊断。水肿通常伴有呼吸困难，查体有端坐呼吸、心脏扩大、颈静脉怒张、肝脾淤血肿大。

2.肾源性水肿　可骤起，常为全身性水肿，眼睑、面部更显著。伴有血尿、蛋白尿、管型尿、肾功能减退、高血压等。肾源性水肿与心源性水肿的鉴别要点见表3-6-1。

3.肝病性水肿　起病较缓慢，有时可布及全身，但以腹水及下肢水肿为明显。严重时面部黄瘦，而腹部膨隆及下肢水肿形成明显对照。临床上可有肝功能损害、血浆白蛋白减少、球蛋白增加，可能有黄疸、脾大，X线钡剂检查可发现食管静脉曲张。

4.营养缺乏症水肿　一般为全身性水肿，发生较缓慢。有长期营养不良、慢性腹泻、消耗性疾病，特别是蛋白质缺乏的病史，营养改善后可消退。

表3-6-1　肾源性水肿与心源性水肿的鉴别要点

鉴别要点	肾源性水肿	心源性水肿
开始部位	从眼睑、颜面开始而延及全身	从足部开始延及全身
发展速度	迅速	缓慢
水肿性质	软而移动性大	坚实、移动性小
伴随改变	高血压、尿检改变、肾功能异常	心脏增大、杂音，肝大、静脉压高

5.妊娠性水肿　有妊娠史，以下腹部为主，其程度可随腹部膨隆的增大而明显，合并妊娠期毒血症时可有全身水肿，临床可有血浆白蛋白降低及高血压等症状。

6.甲状腺功能减退症或垂体前叶功能减退症　伴畏寒、乏力、反应迟钝、少动懒言等症状。查体：表情迟钝、毛发稀少、皮肤粗糙。

7.局部性水肿

（1）局部静脉阻塞：可出现局部凹限性水肿，伴发绀及表浅静脉扩张。

（2）淋巴系梗阻：丝虫病或慢性淋巴管炎患者因淋巴回流受阻而出现局限性水肿，以下肢及阴囊部位常见。

（3）过敏性：对药物、食物或环境过敏而突然发生水肿，常局限于面部眼睑等，伴荨麻疹及体温升高。

五、转诊前基层全科医师如何作出初步处理?

1.适当控制水钠摄入　对水肿患者要了解其水和钠的摄入量，并且认识到限制水钠摄入对防止水肿的进一步加重十分有效。

2.合理选用利尿剂　水肿治疗的对症治疗主要措施之一是利尿，利尿剂的选用应从小剂量开始，根据治疗反应逐渐增加剂量，避免利尿剂治疗引起的血容量减少和电解质紊乱。可用药物包括呋塞米（速尿）、螺内酯、吲达帕胺片等。

3.治疗原发疾病　对原发性病因已明确的水肿，应该按照在上级医院给出的针对原发疾病的治疗方案继续用药。如因条件限制，水肿原因不明者，应转上级医院明确诊断。

4.病程观察　定期测量体重。观察水肿发生部位范围是否减小、程度是否减轻，对于腹水的患者应每日测量腹围。定期测量血压，记录24小时出入量。选择利尿剂种类时要注意排钾和保钾利尿剂的联合使用，或适当补充钾剂，定期复查血电解质防止水、电解质紊乱。

（刘丽娟）

参考文献

万学红，卢雪峰．诊断学．9版．北京：人民卫生出版社，2018

第七节　腹　　痛

腹痛是指各种因素导致的脏器或腹壁病变引起的腹部疼痛，其发病机制是炎症、腔内压力、牵引力、创伤等刺激腹部痛觉感受器产生神经冲动，经内脏感觉或躯体感觉传导通路传入大脑痛觉中枢。

一、腹痛常见的原因有哪些？

1.内脏性腹痛　由腹腔内或腹腔外脏器病变引起。疼痛定位较模糊，但仍可依据疼痛部位初步判断腹痛的常见病因。腹痛位置与常见病因见图3-7-1。

2.躯体性腹痛　由腹壁病变引起。定位清楚，常为持续性疼痛，如腹膜炎、腹壁外伤等。

二、腹痛应如何诊断？

腹痛的诊断有赖于详细的病史采集和体格检查，尤其应重视诱因的询问，如油腻饮食（引起胆囊炎、胆结石）、暴饮

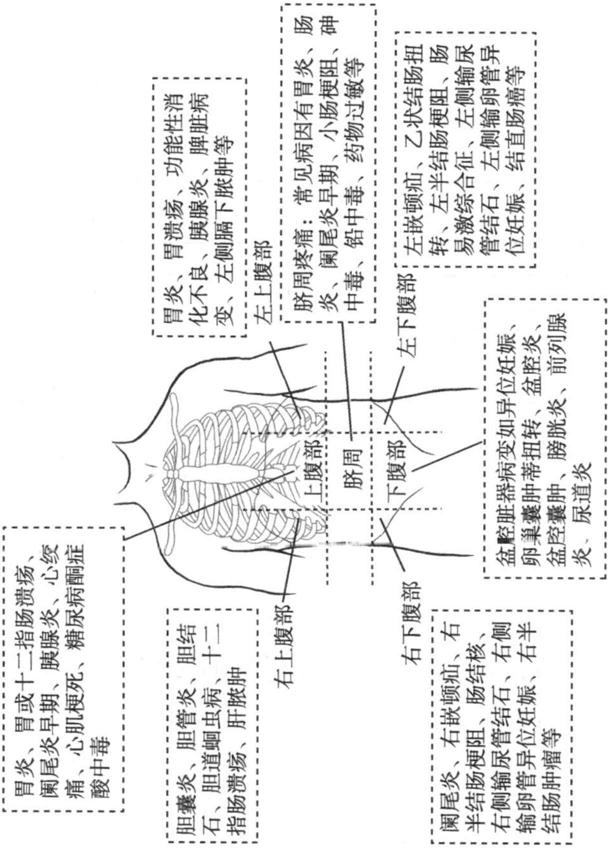

图3-7-1　腹痛位置与常见病因

暴食和饮酒（引起胰腺炎）、剧烈运动（引起肠扭转、输尿管结石）、不洁饮食（引起急性胃肠炎）、服用非甾体抗炎药、糖皮质激素、抗生素等药物，以及了解腹痛的进展过程，如腹痛逐渐加重，多为炎症、肿瘤；突发剧烈腹痛，多为脏器穿孔、破裂、出血、绞窄；间歇性疼痛，多为肠道、胆道梗阻或输尿管梗阻等。腹痛的诊断和治疗流程见图3-7-2。

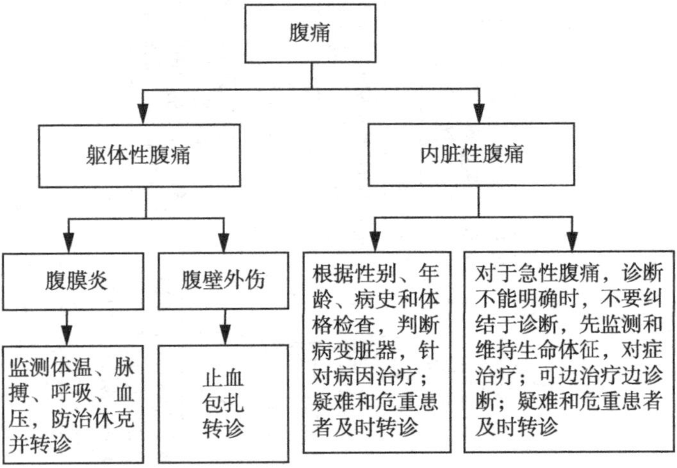

图3-7-2　腹痛的诊断和治疗流程

三、急性腹痛在确诊前能使用镇痛药吗？

急性腹痛在确诊前不能使用镇痛药，如布洛芬片、双氯芬酸钠肠溶片，但可以使用解痉药，如消旋山莨菪碱片，口服，成人一次5～10mg，每日3次；阿托品片，口服，成人一次0.3～0.6mg，每日3次。解痉药有助于缓解肌紧张，平复患者情绪，也有利于提高诊断的准确度。

四、哪些腹痛可以在基层医院治疗？如何治疗？

对一般情况良好，生命体征平稳，疼痛程度不重，初步诊断为炎症性疾病，如急性单纯性胃炎、细菌性肠炎、急性膀胱炎、慢性胃炎等，可以在基层医院给予治疗，主要治疗原则如下。

1.一般治疗　应去除诱因，适当卧床休息。呕吐、腹泻剧烈的患者应补充水和电解质，保持酸碱平衡，如给予口服补液盐。

2.对症治疗　当患者腹痛明显时可选择解痉药（山莨菪碱或阿托品）。急性单纯性胃炎可口服胃黏膜保护剂，如胶体果胶铋胶囊，成人一次2粒，每日4次。细菌性肠炎出现腹泻者可口服蒙脱石散。慢性胃炎可口服奥美拉唑肠溶胶囊。

3.针对病因治疗　有细菌感染的证据，如急性单纯性胃炎、细菌性肠炎、急性膀胱炎、慢性胃炎等，应给予抗生素治疗。如急性单纯性胃炎、细菌性肠炎可口服头孢氨苄片或头孢呋辛酯片。急性膀胱炎可口服左氧氟沙星片。

4.中成药　气滞型胃脘痛、食积等实证可口服胃苏颗粒、保和丸、三九胃泰颗粒等。胃阳不足等虚证可口服香砂养胃片等。

五、什么时候应该转诊？转诊时有哪些注意事项？

1.出现以下情况时应转诊（图3-7-3）

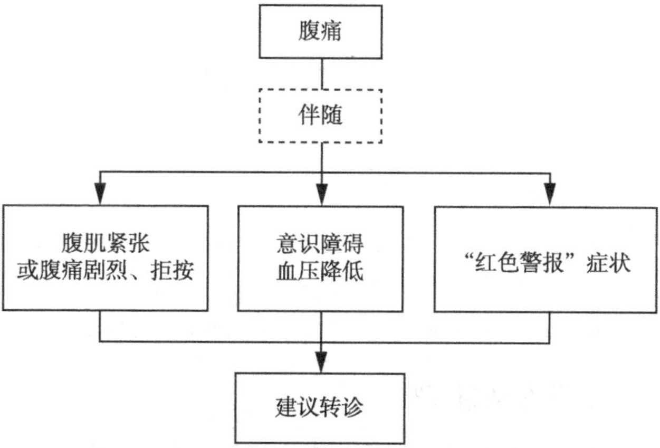

图3-7-3　腹痛的转诊指征

（1）“红色警报”症状（提示可能为肿瘤或出血）：老年患者、夜间疼痛、直肠出血、发热、贫血、体重减轻、腹部肿块、大便失禁。

（2）生命体征不稳定，有休克的表现。

（3）内科药物治疗无效。

（4）诊断不明确时。

（5）怀疑脏器穿孔、破裂、出血、绞窄或异位妊娠、卵巢囊肿蒂扭转需要手术的病例。

（6）怀疑腹膜炎、腹壁外伤或胰腺炎、阑尾炎、心绞痛、心肌梗死、糖尿病酮症酸中毒等危重病例。

2. 转诊时的注意事项

（1）密切观察患者的面容和表情变化，监测和记录血压、脉搏、呼吸。

（2）有呕吐的患者应侧卧位，不能仰卧，以防呕吐物呛入气道引起窒息。

（刘瑞豪　元　刚）

参考文献

Murtagh，J. 全科医学. 4版. 梁万年，译. 北京：人民军医出版社，2015：294-295

第八节　腹　泻

一、什么是正常排便？

1. 次数　1次/天，少数人1次/（2～3）天，或2～3次/天。

2. 性状　成形，不含异常成分。

3. 量　150～300g/d（其中水分占60%～75%）。

二、什么是腹泻？

腹泻是指大便次数增多、粪质稀薄或带有异常物质（如黏液、脓血等）的异常排便情况。

1.次数　超过3次/天。

2.性状　稀薄，水分增加，可能带有黏液、脓血、未消化食物。

3.量　超过300g/d。

三、腹泻的发生机制及分类是什么？

1.腹泻的发生机制　是肠道内水平衡失调，肠内水吸收减少、分泌增多，肠道蠕动加速（图3-8-1）。

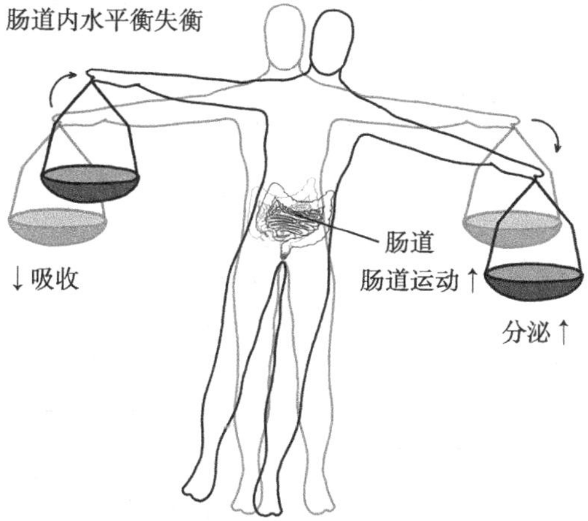

图3-8-1　腹泻发生机制

2.腹泻的分类　腹泻的发生机制复杂，一种腹泻性疾病常有多种因素参与。一般按病理生理将腹泻的发病机制分为5类，其分类、机制及代表疾病见表3-8-1。

四、应如何诊断腹泻？

腹泻的诊断思路可分三步。

第一步：腹泻的诱因和病程。有无确定的诱因，如不洁饮食、聚餐史、旅行史、受凉、过敏、精神刺激等；属于急性（病程＜2周）或非急性（病程＞2周）（图3-8-2，图3-8-3）。

表3-8-1 腹泻的分类、机制及代表疾病

分类	机制	代表疾病
分泌性腹泻	肠道分泌大量液体，超过肠道吸收能力	感染性腹泻，如霍乱、诺如病毒感染性腹泻及炎症性肠病等
渗透性腹泻	肠内容物渗透压增高，肠内水分及电解质吸收障碍	半乳糖不耐受、服用泻药
渗出性腹泻	肠黏膜分泌大量黏液及脓血	炎症性肠病等
动力学腹泻	肠蠕动亢进，肠内容物未能充分吸收	肠炎、甲状腺功能亢进、胃肠功能紊乱
吸收不良腹泻	肠吸收面积减少或吸收功能障碍	小肠部分切除术后、肠吸收不良

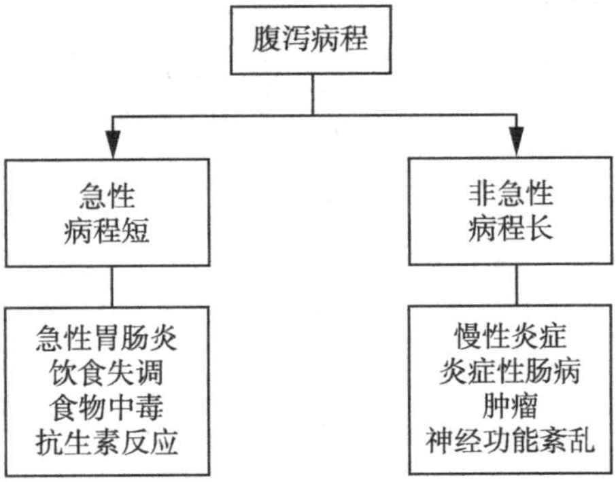

图3-8-2 腹泻病程与相应疾病

第二步：大便的性状、次数和量。大便的性状比次数更重要！

上消化道病变：通常是大量水样便。

肠易激综合征：腹泻和便秘交替出现，便秘更常见。

胰腺炎、吸收不良综合征：大量、白色油腻便或呈泡沫状。

细菌性食物中毒：糊状或水样便。

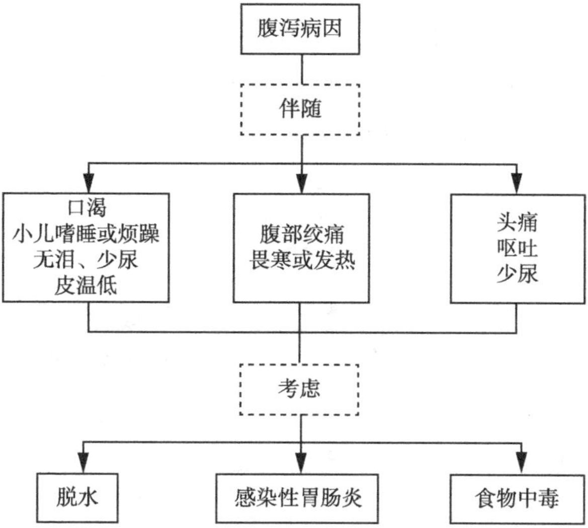

图3-8-3　腹泻病因及其伴随症状

急性细菌性痢疾、溃疡性结肠炎：脓血样便。

肠套叠、阿米巴痢疾：褐色果酱样便，有腥臭味。

急性出血坏死性肠炎：洗肉水样便。

霍乱：洗米水样便。

第三步：伴随症状和体征。

根据以上三步，首先考虑急腹症及全身性疾病（如甲状腺功能亢进、糖尿病、尿毒症），然后考虑胃肠道疾病，同时评估脱水状态。

五、哪些腹泻可能危及生命？

1.重度脱水（尤其是小儿和老年人，无尿，体格检查示皮温低、脉搏浅快、血压低提示重度脱水）。

2.肠套叠（儿童多见）。

3.急性阑尾炎或盆腔脓肿。

4.霍乱、阿米巴痢疾、急性出血性肠炎。

5.肿瘤伴消瘦、便血或黑粪者，尤其需注意。50岁以上患者，常规行肛门指检，以排除肛门、直肠肿瘤。

六、基层全科医师应如何处理腹泻？

生命体征平稳的急性肠炎、小儿秋季腹泻等急性腹泻，可在基层医院处理。腹泻处理原则见图3-8-4。

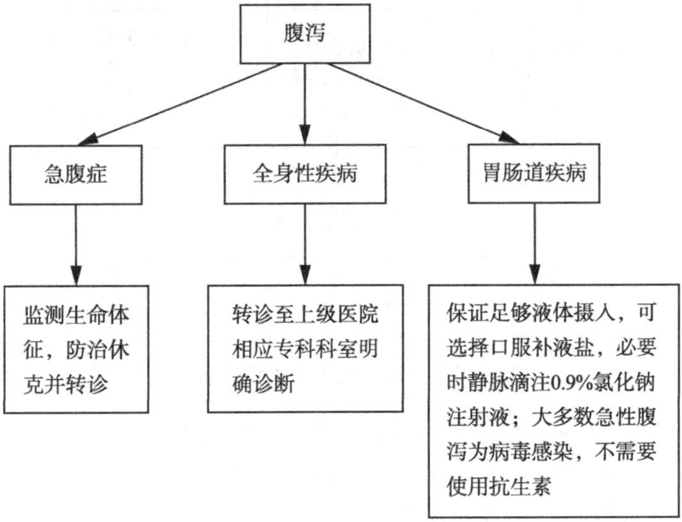

图3-8-4 腹泻处理原则

1.补液，防治水、电解质紊乱 能正常进食、无呕吐的患者，优先推荐口服补液盐，或温淡盐水；有明显脱水体征或不能口服者，需要静脉补液。

2.对症处理 收敛止泻，可口服蒙脱石散等。

3.对因处理 若考虑细菌感染，适当使用抗细菌药物，成年人可选用喹诺酮类，如可乐必妥，18岁以下患者可选用头孢菌素类药物。

七、什么时候考虑转诊？

有以下情况者，需考虑转诊。

1.3月龄以下婴儿腹泻。

2.中到重度脱水。

3. 生命体征不稳定者。

4. 有“报警症状”，如高热、消瘦、便血、黑粪、体重减轻、慢性腹痛。

5. 怀疑全身性疾病所致的腹泻。

6. 不明原因的慢性腹泻。

（刘瑞豪　元　刚）

参考文献

[1] 唐承薇，张澍田. 内科学·消化内科分册. 北京：人民卫生出版社，2015：24

[2] Murtagh，J. 全科医学. 4版. 梁万年，译. 北京：人民军医出版社，2015：420-422

第九节　黑　　粪

一、什么是黑粪?

黑粪也称为柏油样便，是血液所含的铁经肠道内硫化物的作用形成硫化铁所致，通常24小时内消化道出血量超过50ml即可出现黑粪。黑粪大多是由于上消化道（十二指肠悬韧带以上部分）出血，可伴有呕血症状。下消化道（如小肠、右半结肠）出血量少、速度慢时，也可出现黑粪。上消化道出血量大、速度快时也可表现为便血（图3-9-1）。

二、大便性状与出血部位的关系是怎么样的?

消化道出血时的大便性状与出血部位有一定的关系，是诊断的重要线索。各种含血大便的性状与消化道出血部位的关系见图3-9-2。

三、黑粪的快速诊断思路是什么?

步骤一：判断是否存在消化道出血。

1. 排除食物、药物引起的黑粪　发病前食用动物血、碳

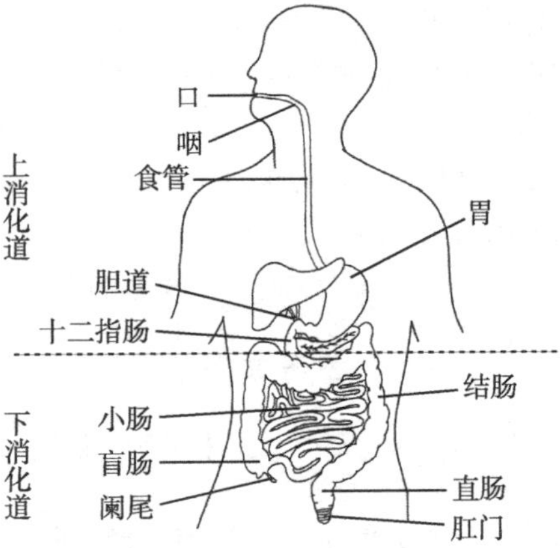

图3-9-1　上消化道与下消化道

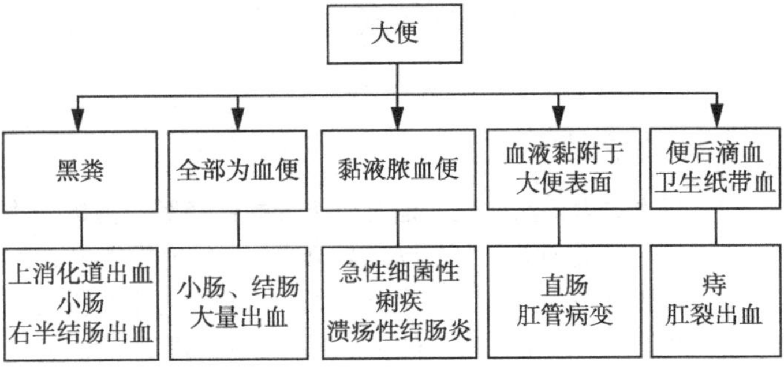

图3-9-2　大便的性状与出血部位的关系

粉、铋剂（如胶体果胶铋胶囊）、铁剂或中药均可引起黑粪，需仔细询问病史。

2.排除鼻、呼吸道疾病所致的出血　鼻出血及呼吸道病变，如支气管扩张症、肺结核咯血，吞咽血液后也可导致黑粪。应询问这些部位的病史，并进行相应体格检查。

若排除以上1、2两项，可初步考虑为消化道出血。

步骤二：估算出血量。

应根据症状、体征估算出血量（估算方法见表3-9-1），而不能根据患者自己的估算。

表3-9-1　根据症状、体征估算出血量

症状、体征	出血量估计
粪便隐血试验（+）	每日出血量＞5ml
黑粪	每日出血量＞50ml
呕血（咖啡样物）	胃内积血量达到250ml
未引起全身症状	一次出血量＜400ml
有头晕、乏力、心悸	一次出血量＞400ml
有四肢湿冷、意识丧失、血压下降等休克表现	短期出血量＞1000ml

步骤三：判断出血的病因。

黑粪的出血部位大多数位于上消化道。上消化道出血与疾病诱因、既往史关系密切。仔细询问病史，常能获得重要的诊断线索。例如，消化性溃疡可有口服非甾体药物史，急性糜烂出血性胃炎多数发生在大量饮酒后，食管贲门黏膜撕裂常有剧烈恶心或干呕史。上消化道出血的病因可大致分为4类，详见图3-9-3。

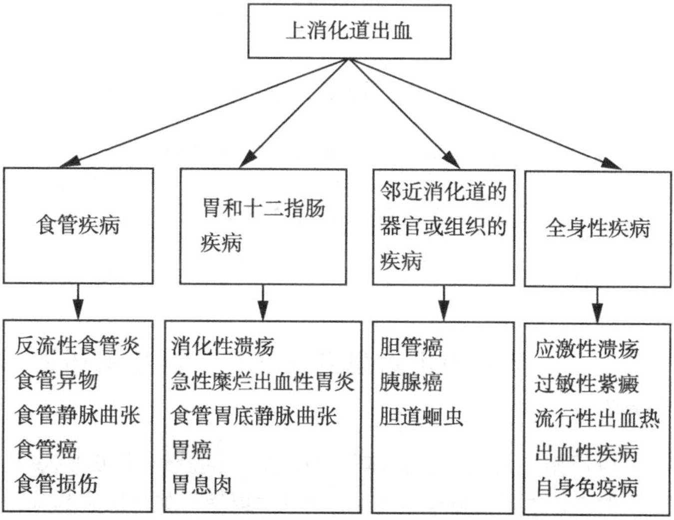

图3-9-3　上消化道出血的4类病因

1.慢性周期性、节律性中上腹痛、出血后腹痛减轻：消化性溃疡。

2.服用非甾体药物史（布洛芬、双氯芬酸钠、阿司匹林等）、应激病史：药物相关性溃疡或应激性溃疡、急性糜烂性出血性胃炎。

3.肝炎、肝硬化病史：食管胃底静脉曲张破裂出血。

4.中老年人、食欲缺乏、消瘦：胃癌。

四、如何判断消化道出血患者的危险程度？

我国消化道出血患者的病死率高达6%～10%，因此及早识别消化道出血中的高危患者并及时救治显得尤为重要。存在以下4种因素之一的消化道出血患者属于高危患者，应及时治疗并转诊。

1.年龄＞60岁（老年人因血管硬化，弹性差，出血不易止住）。

2.大汗、晕厥、心动过速、收缩压＜90mmHg。

3.合并其他疾病，如高血压、冠心病、恶性肿瘤、凝血功能障碍等。

4.血红蛋白＜70g/L。

五、消化道出血的一般紧急处置流程是什么？

消化道出血的一般紧急处置流程见图3-9-4。

六、消化道出血患者应禁食多久？

出血期间应禁食禁水，一般出血停止24小时后可给予冷流质饮食。

七、给消化道出血患者补液应补氯化钠还是葡萄糖？

应遵循“先晶体后胶体”的原则，先静脉滴注0.9%氯化钠注射液，之后静脉滴注5%葡萄糖注射液。如怀疑是静脉曲张破裂出血，应避免单纯使用氯化钠注射液扩充血容量，以

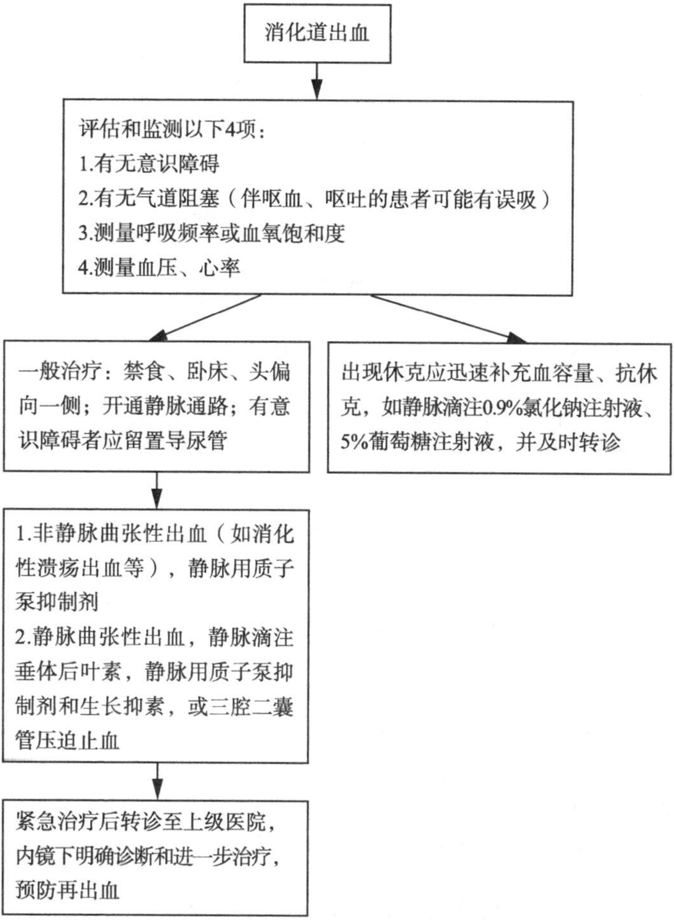

图3-9-4　消化道出血的紧急处置

免引起血压升高而加速出血，可同时使用0.9%氯化钠注射液和5%葡萄糖注射液，控制血压在正常较低水平，如收缩压控制在90 ～ 100mmHg。

八、口服非甾体类药物（布洛芬、双氯芬酸钠、阿司匹林等）期间出现消化道出血，应如何停药?

对于口服非甾体类药物出现消化道出血的患者，应首先考虑药物相关性溃疡，应及时停用非甾体类药物。对于正在口服阿司匹林且血栓形成风险较高的患者，可换用其他抗血小板药物，如氯吡格雷，以替代阿司匹林。当病情稳定、血常规中血小板恢复正常后，可考虑恢复口服阿司匹林。

（刘瑞豪　元　刚）

参考文献

[1] 唐承薇，张澍田．内科学·消化内科分册．北京：人民卫生出版社，2015：51

[2] Murtagh，J．全科医学．4版．梁万年，译．北京：人民军医出版社，2015：516-517

第十节　皮肤黏膜出血

一、什么是皮肤黏膜出血？

许多人在生活中都有过皮肤和黏膜出血的经历，如鼻出血、刷牙时牙龈出血、碰撞后皮肤淤青，等等。皮肤黏膜出血是指机体止血机制异常引起的出血，以全身性或局部性皮肤黏膜自发性出血或损伤后难以止血为临床特征，是多种疾病，尤其各种出血性疾病较常见的临床表现。

二、皮下黏膜出血的主要原因是什么？

人体出现出血症状通常意味着止血机制出现问题。人体的止血机制主要靠以下3个方面：①完好的血管，包括血管壁的光滑及完整；②具有足够数量和正常功能的血小板；③正常的凝血机制，即血液里多种凝血因子参与，经过一系列瀑布链式激活，最终形成“血块”（即血栓）止血。此3种因素中的任何一种出现异常，均可能出现出血。

根据上述出血发生机制，常见的皮肤黏膜出血病因相应为血管、血小板或凝血机制出现问题，详见表3-10-1。

表3-10-1　不同病因的出血机制及其代表性疾病

病因	机制	代表疾病
血管壁异常	血管周围组织若因变性、萎缩和松弛，致支撑力量薄弱	局部血管异常，如牙周炎导致牙龈出血；全身性疾病如老年性紫癜
	外伤、遗传、免疫、缺乏维生素C等因素致毛细血管壁的薄弱及损伤	过敏性紫癜、遗传性毛细血管扩张症、坏血病
血小板异常	血小板功能异常，多为先天性，获得性的因素以药物影响最多见	先天性疾病如巨大血小板症；获得性血小板异常最常见病因如抗血小板药物（阿司匹林）
	各种原因所致血小板数量减少	白血病、脾功能亢进、免疫性血小板减少
凝血功能异常	先天性或获得性凝血因子缺乏	血友病，肝衰竭、弥散性血管内凝血（DIC）维生素K依赖因子缺乏症
	循环血液中抗凝物质增多	药物影响，如使用肝素或华法林

三、皮肤黏膜出血的临床表现有哪些？

主要表现为血液淤积于皮肤或黏膜组织下，形成大小不等的暗红色斑或紫红色斑，不突出皮面，压之不褪色。根据出血斑面积的大小，可把皮下出血分为：①直径＞2mm称为瘀点；②直径为3～5mm称为紫癜；③直径＞5mm称为瘀斑；④片状出血并伴有皮肤显著隆起称为血肿。随着瘀斑或浅表血肿的淤血吸收，颜色逐渐变“乌青色”，患者通常描述为“青一块紫一块”（图3-10-1，图3-10-2）。

活动性黏膜出血常见为牙龈出血、鼻出血和月经增多，也可有脏器黏膜出血，如黑粪、血便、血尿、咯血。

一般来说，血管因素异常或血小板异常，通常以皮肤、黏膜出血为主，较少发生深部肌肉、脏器及关节腔出血，而

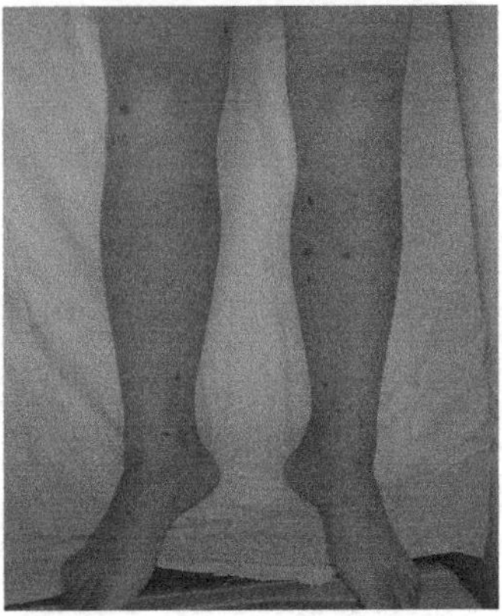

图3-10-1　下肢皮肤有出血点

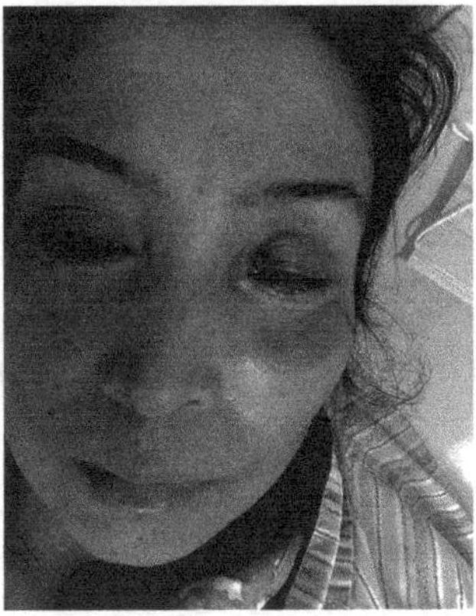

图3-10-2　眶周皮下出血

凝血机制异常，如先天或后天凝血因子缺乏，典型疾病如血友病，则更容易发生深部肌肉或组织血肿、脏器出血或关节腔出血。

四、问诊时应注意哪些方面？

1. 出血部位，出血范围　局限或广泛，如有活动性出血，应估算出血量。

2. 出血症状出现的年龄及频次　如自幼反复有出血症状，需要注意先天性疾病的可能。反之，成年后出现，则获得（后天）性原因更为多见。

3. 伴随症状　①肢体对称性紫癜伴或不伴腹痛、黑粪或关节痛，常提示过敏性紫癜；②广泛皮下出血伴贫血、发热，常需注意造血系统恶性疾病，特别是白血病；③自幼有出血症状，伴关节腔畸变，常提示血友病；④伴厌油、食欲缺乏、腹胀、黄疸，注意肝病。

4. 基础疾病　主要有肝病，大部分凝血因子由肝合成，肝衰竭影响凝血因子合成，例如各类肝病导致肝衰竭可导致出血。严重感染、创伤可能诱发弥散性血管内凝血（DIC）。

5. 家族史　家族中有无出血性疾病史，如血友病甲和血友病乙，尤其需要注意家族中男性患者有无出血性疾病史。

6.用药史　有无使用影响血小板功能的药物，水杨酸类药物如阿司匹林，解热镇痛类药物如去痛片等，抗血小板药物如波立维等。有无使用影响凝血功能的药物，如华法林及低分子肝素。

7.其他　有无毒物接触史及生物毒素接触史，误服或服食老鼠药，食用毒蘑菇，被毒蛇咬伤等。

五、皮肤黏膜出血的临床诊断思路是什么？

偶尔有诱因的、可以自行止血的皮肤黏膜出血，如碰撞后皮肤小块瘀斑、偶尔牙齿或鼻出血，可见于正常人，但反复的皮肤黏膜出血，需要考虑病理情况，特别是各种出血性疾病。皮肤黏膜出血的诊断思路可参考图3-10-3。

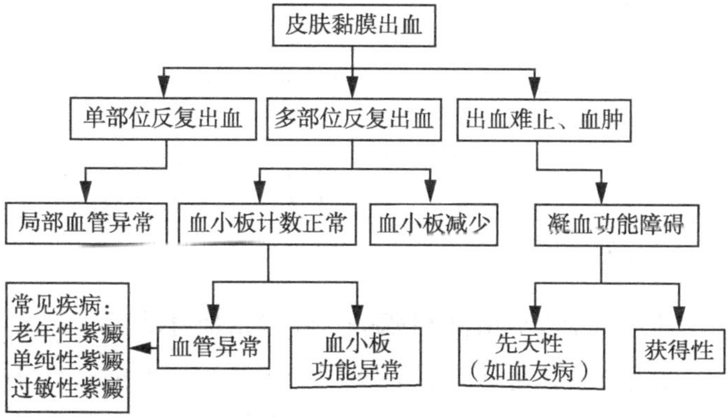

图3-10-3　皮肤黏膜出血的诊断思路

六、基层医院有哪些常见出血性疾病？

1.局部血管畸形或炎症损伤　如反复同位置的鼻衄（鼻出血），牙周炎所致局部牙龈出血。

2.全身血管性疾病

（1）老年性紫癜：见于老年人，因皮肤及皮下组织变薄、血管脆性增加，皮下小血管破裂出血所致。临床表现为反复皮下瘀斑，多见于四肢，消退后可有色素沉着，无其他不适，查血常规、凝血功能正常。一般无须特殊处理。

（2）单纯性紫癜：多见于健康青年女性，表现为皮肤反复自发性紫癜，以下肢明显，月经期可加重，无其他不适症状，查血常规和凝血功能正常。无须特殊处理。

（3）过敏性紫癜：因各种致敏因素所致的毛细血管及小血管炎，可累及皮肤、肾、胃肠道、关节，最常累及皮肤，表现为高出皮肤表面的粉红色斑丘疹样皮疹，压之不褪色，多见于下肢，且较对称分布；累及关节，可有关节痛，累及肾，常出现尿常规异常，如尿隐血阳性，甚至蛋白尿，严重者发生急进性肾炎，导致肾功能不全；累及胃肠道，可出现腹痛、黑粪甚至血便。

（4）血小板减少性疾病：各种原因引起的血小板减少，较常见为免疫性血小板减少。血小板减少伴白细胞计数异常或贫血，需注意一些全身性疾病，如免疫系统疾病、脾功能疾病，或骨髓造血功能异常所致疾病，如再生障碍性贫血、各种白血病等。

（5）凝血功能障碍性疾病：较常见为血友病，多为遗传性，患者自幼易出血不止，尤其外伤后，多见关节腔出血，成年后易发生关节畸形。

七、如何处理出血性疾病？转诊指征有哪些？

1.*可在基层医院处理的情况*　单部位一过性出血，反复同一位置出血，需要查找病因。对老年人长期反复皮下瘀斑，无其他出血表现，血小板及凝血功能正常，判断为老年性紫癜者，一般无须处理，注意观察即可。年轻女性，反复皮下瘀斑，排除其他出血性疾病、考虑为单纯性紫癜者，一般无须药物治疗，向患者做好病情解释，使其放下心理负担。

2.*转诊*　因基层医院条件所限，除有明确诱因的一过性的局部黏膜出血、诊断明确单纯性紫癜及老年性紫癜外，其他各种原因不明的皮肤黏膜出血疾病均需转诊。对出血症状严重或出血反复发作，或伴贫血、发热、关节痛、皮疹、消瘦警报症状的患者，需要及时转诊。

（苏　畅）

参考文献

［1］万学红，卢雪峰．诊断学．9版．北京：人民卫生出版社，2018

［2］急性出血性凝血功能障碍诊治专家共识组．急性出血性凝血功能障碍诊治专家共识．中华急诊医学杂志，2020，29（6）：786-787

第十一节　黄　　疸

一、什么是黄疸？

黄疸，民间又称“黄胆”或“黄病”，以皮肤和眼睛变成黄色为特征，其原因是血清中胆红素升高导致全身皮肤、黏膜及巩膜黄染的症状及体征，表现为皮肤巩膜黄染、尿黄如浓茶。血清正常总胆红素（直接胆红素与间接胆红素的总和，TB）浓度为1.7～17.1μmol/L，＞17.1μmol/L但＜34.2μmol/L时，临床上无黄疸表现，又称隐性黄疸，当胆红素浓度超过34.2μmol/L时，则可观察到症状性黄疸。

二、黄疸是什么原因引起的？

血中胆红素升高是导致黄疸的直接原因，因此各种能引起血中胆红素升高的疾病均可引起黄疸。

正常情况下，衰老的红细胞被单核巨噬细胞系统破坏分解为血红蛋白及珠蛋白，血红蛋白继续被分解为血红素及珠蛋白，血红素在酶的作用下转变成非结合胆红素（即间接胆红素，UCB），非结合胆红素在肝脏通过葡糖醛酸转移酶的作用下转变为结合胆红素（直接胆红素，CB），CB由肝细胞经胆道排入肠道，在肠道转变为尿胆原，大部分尿胆原经肠道排出，少部分尿胆原（10%～20%）在肠道经门静脉重吸收回肝，重新转变成CB经胆道排入肠道，即“胆红素的肠肝循环”。少部分重吸收入血的结合胆红素经血液循环到泌尿系统，通过尿排出即为尿胆原。结合胆红素为水溶性，通过血液循环经尿排出即为尿胆红素（图3-11-1）。

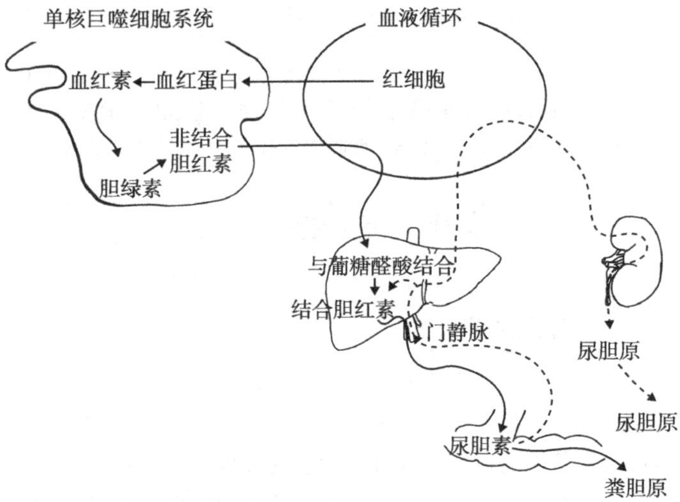

图3-11-1　胆红素代谢

从上述胆红素代谢途径可知，血中胆红素升高导致黄疸主要有3个方面的原因：①胆红素产生过多，即胆红素来源增多。主要见于病理情况下红细胞破坏增加，如溶血性贫血时，称为溶血性黄疸。②各种肝病导致肝功能受损，使肝细胞对胆红素的摄取、结合能力受损，致血中胆红素浓度升高，即肝细胞性黄疸。③胆道疾病致胆道梗阻，CB无法正常排入肠道，淤积于毛细胆管或小胆管，致毛细胆管及小胆管压力过高破裂使CB反流入血，此原因所致黄疸为胆汁淤积性黄疸，又称梗阻性黄疸。

三、皮肤发黄就是黄疸吗？为什么得了黄疸性疾病后尿色特别黄？大便颜色会发生变化吗？

黄疸表现在皮肤上就是黄染，因此皮肤明显发黄时需注意是否有黄疸，因亚洲人大部分为黄种人或有色人种，有时可因贫血或其他慢性病导致肤色偏黄或萎黄无华，此时是否就是黄疸呢？黄疸不仅表现在皮肤，同时表现在巩膜，巩膜颜色为白色，不受皮肤色素影响，因此如皮肤发黄、怀疑黄疸时，必须查看巩膜颜色，如巩膜也同时黄染，则可肯定存在黄疸。

各种原因导致的黄疸，患者常主诉尿液颜色特别黄，犹如浓茶，这是尿中的尿胆原或尿胆红素增高所致。梗阻性黄疸时因胆红素的肠肝循环受阻，胆红素无法排入肠道，故粪便常呈白陶土样。溶血性黄疸及肝细胞性黄疸时，胆红素的肠肝循环是存在的，因此大便颜色一般是呈褐色。

四、如何鉴别各种病因引起的黄疸？

主要从病史、升高的胆红素种类（UCB或CB）、其他胆红素代谢指标（尿胆红素及尿胆原）、大便及尿颜色、伴随症状来鉴别各种黄疸性疾病，具体鉴别可见表3-11-1。因基层医院条件受限，各种黄疸性疾病均需转诊明确诊断，待诊断明确、治疗方案确定及病情稳定的情况下，可在基层医院随诊。

表3-11-1　各种黄疸性疾病的鉴别诊断

黄疸类型	病史	黄疸颜色	大便颜色	尿液颜色	总胆红素		尿胆原	尿胆色素
					UCB	CB		
溶血性黄疸	各种溶血性疾病史	柠檬黄色	黄色	浓茶样或酱油样	↑↑	N～↑	↑↑	阴性
肝细胞性黄疸	各种肝脏疾病史	金黄色	黄色	浓茶样	↑↑	↑↑	N～↑	阳性
梗阻性黄疸	各种胆道疾病史	黄绿色	白陶土样	浓茶样	N～↑	↑↑	↓	强阳性

N代表正常，↑代表升高，↓代表降低

在伴随症状方面，溶血性黄疸还常伴贫血的症状、体征，肝细胞疾病则伴食欲缺乏、厌油、上腹不适或其他肝功能不全的症状，梗阻性黄疸常伴皮肤瘙痒及心动过缓。

（苏　畅）

参考文献

万学红，卢雪峰．诊断学．9版．北京：人民卫生出版社，2018

第十二节　关　节　痛

一、什么是关节痛?

关节痛是由多种原因引起的临床常见症状，如关节炎症、关节退行性病变、创伤、感染等。关节痛常发生在膝关节、腕关节、踝关节、跖趾关节等部位。老年人、更年期女性、体力劳动者多见关节痛。评估关节痛的关键步骤是确定疼痛来源于关节还是邻近的肌腱、韧带或肌肉等组织，还是来自内脏器官或神经根等。

二、关节痛的原因是什么?

关节痛可由多种病因所致。可简单分为创伤性关节痛和非创伤性关节痛。

1.创伤性关节痛　多有外伤史，如韧带损伤、关节骨折等。

2.非创伤性关节痛　常为急性或慢性炎症反应所致，如类风湿关节炎、自身免疫病、痛风、关节感染、关节老化、感染性疾病如布鲁氏菌病、骨质疏松症等。

三、如何为关节痛患者作出诊断?

1.询问病史　在接诊关节痛患者时，应仔细询问患者的疼痛部位、疼痛程度，何时开始出现及持续时间、有无晨僵等特征性表现；伴随症状。既往有无风湿免疫病病史、结核病史等；何种职业、平日饮食习惯等。

2.体格检查　为患者体格检查时，应重点观察患者的疼痛部位，观察其有无红肿热痛、畸形、溃破渗出；利用浮髌试验判断是否有明显的关节腔积液。

3.辅助检查　实验室检查：①血常规＋C反应蛋白、红细胞沉降率（ESR），可反映机体是否处于炎症状态；②尿酸检测，查看是否存在高尿酸血症，以排除痛风性关节炎；③可根据病情需要检测类风湿因子（RF），抗核抗体（ANA）等。

影像学检查：①X线，可反映骨质情况，是否存在骨质破坏、关节畸形、关节肿胀等，初步排查骨肿瘤，但对软组织成像效果不佳；②彩色多普勒超声，可反映关节滑膜厚度、关节腔积液、有无新生血管出现等，可排查类风湿关节炎。

对于一些弥漫性关节痛伴有肌痛的患者，必要时可加做：①25-羟基维生素D水平；②HLA-B27；③病毒性肝炎血清学检测（如乙肝、丙肝）；④血清蛋白电泳等检测。

四、哪些情况可以在基层医院治疗？如何治疗？什么时候应该转诊？

对生命体征平稳，一般情况好，诊断明确，症状较轻的患者，可在基层医院治疗，如痛风性关节炎、更年期骨质疏松症、青少年生长发育痛、轻度关节损伤等。

1.痛风性关节炎　急性发作期可予以小剂量秋水仙碱（首剂负荷量1mg，1小时后追加0.5mg，12小时后改0.5mg，每日1次或每日2次）或非甾体抗炎药（NSAID）抗炎镇痛治疗；口服碳酸氢钠（0.5～1.0g，每日3次）碱化尿液（可预防和溶解尿酸性肾结石）（新近指南建议在有效抗炎治疗的基础上，可同时开始降尿酸治疗）；口服别嘌醇（初始剂量50mg每日1次，每周可递增50～100mg），若别嘌醇不耐受者，则可改用非布司他抑制尿酸生成或改用苯溴马隆等促进尿酸排泄药物；另嘱患者多摄入水分，促进尿酸排泄。若规律治疗1周后症状无明显缓解，建议转上级医院治疗（图3-12-1）。

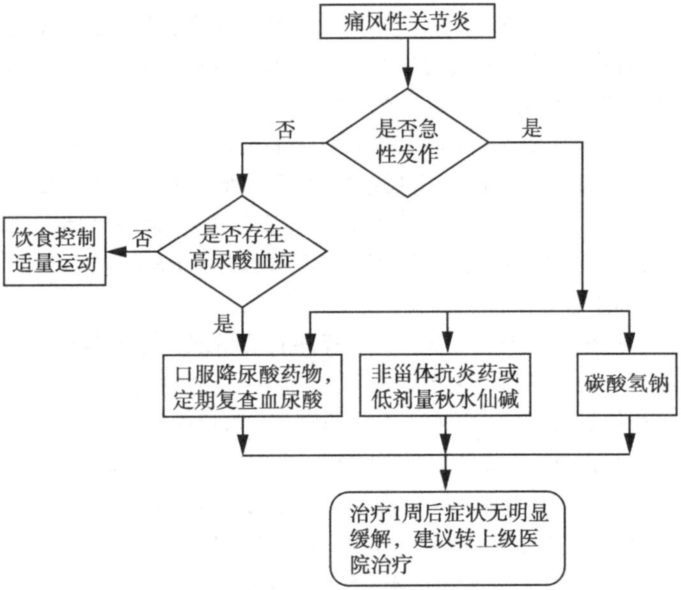

图3-12-1　痛风性关节炎的处理流程

2.关节损伤（轻度）　对于轻度关节损伤，48小时内可予冰敷，避免活动；48小时后予热敷，必要时可给予云南白药喷雾剂消肿止痛，活血止痛胶囊等中成药活血化瘀；若患者疼痛难忍，可予非甾体抗炎药（NSAID）对症镇痛处理，并建议转上级医院诊疗。

3.更年期骨质疏松症、青少年生长发育痛　可予补充钙剂、维生素D_3，嘱患者均衡饮食，多摄入蔬菜水果及其他含钙量高的食物，平素适当户外活动。

转诊指征：①诊断不明的关节痛；②合并骨折；③局部红、肿、热、痛明显，怀疑感染性关节炎；④多关节痛，或伴发热、皮疹等症状，怀疑自身免疫病；⑤怀疑布鲁氏菌病；⑥其他全身性疾病伴发关节痛。

（曾锐峰　元　刚）

参 考 文 献

万学红，卢雪峰. 诊断学. 9版. 北京：人民卫生出版社，2018

第十三节　头　　痛

一、头痛为内科最常见的症状，头痛确切的定义您知道吗?

头痛一般是指头颅上半部（眉弓、耳轮上缘和枕外隆凸连线以上）的疼痛。头痛是一个临床综合征，有多方面的病因和多种分类方法。它可以是劳累、精神紧张和焦虑的一般表现，或是全身性疾病的一种伴随症状；也可能是高血压脑病、脑卒中或颅内肿瘤等颅内严重疾病的一种较早期信号。

二、头痛令医师很“头痛”？如何理清诊疗思路?

有基层医师说不敢看“头痛患者”，很多严重的脑器质性病变的初期只表现为不甚严重的头痛，而且引起头痛的原因有很多，谨慎作出诊断是对的。

按照2013年6月发表的国际头痛疾病分类第三版的描述，头痛分为三大类，包括：①原发性头痛；②继发性头痛；③痛性脑神经病、其他面痛和头痛。现只介绍前两类。

（一）原发性头痛

原发性头痛可视为一种独立的疾病，病因较为复杂，常涉及遗传、饮食、内分泌及精神因素，其发病机制尚不清楚，包括偏头痛、紧张型头痛、三叉自主神经性头痛和其他原发性头痛。

（二）继发性头痛

继发性头痛是继发于其他疾病的一种症状，往往存在明确的病因，根据病因分类。继发性头痛常见的原因归类为颅脑病变、颅外病变、全身性疾病、神经官能症及精神病引起的头痛。常见疾病如下。

1.颅脑病变　①感染：脑膜炎，脑膜脑炎，脑炎、脑脓肿；②血管病变：脑出血、脑血栓形成、脑栓塞、蛛网膜下腔出血、高血压脑病、脑供血不足；③占位性病变：脑肿瘤、颅内转移瘤；④颅脑外伤：脑震荡、脑挫伤、硬膜下血肿；⑤其他：腰椎穿刺后、腰椎麻醉后。

2.颅外病变　①颅骨病变：颅骨肿瘤、颅底凹陷症；②颈部疾病：颈椎病；③神经痛：三叉神经、舌咽神经及枕神经痛；④其他：眼、耳、鼻、齿所致头痛。

3.全身性疾病　①急性感染等发热性疾病；②心血管疾病：高血压、心力衰竭；③中毒：酒精、药物、有机磷农药；④其他：尿毒症、低血糖、贫血、肺性脑病。

4.精神心理因素　抑郁、焦虑等精神障碍。

三、社区医师接诊头痛的患者时如何做出初步诊断与鉴别诊断?

社区医师通过详细的病史询问能够作出初步的鉴别诊断。主要关注头痛的起病情况，头痛的部位、程度、性质，头痛出现的时间与持续时间。

1.起病情况　急性起病、伴有发热者常为感染性疾病所致。急剧起病、持续不减、出现意识障碍、无发热的患者，提示颅内血管性疾病（蛛网膜下腔出血）。长期反复发作性头痛多见于偏头痛、紧张性头痛、丛集性头痛等。慢性进行性头痛并有颅内压增高的症状（呕吐、缓脉、视盘水肿）应注意颅内占位性病变。

2.头痛部位　偏头痛及丛集性头痛多为一侧，颅内病变常深在且弥散，高血压引起的头痛多在额部和整个头部。全身性或颅内感染性疾病的头痛多为全头痛。眼源性头痛为浅在性，且局限于眼眶、前额或颞部。

3.头痛的程度与性质　头痛程度分为轻、中、重，但与病情轻重无平行关系。三叉神经痛、偏头痛及脑膜刺激的头痛最为剧烈。脑肿瘤的痛多为轻至中度，高血压、血管源性头痛多为搏动性。神经痛表现为数秒、数十秒的刺痛或电击样痛。紧张性头痛多有重压感、紧箍感、戴帽感。

4.头痛出现的时间与持续时间　颅内占位性病变、鼻窦炎往往在清晨加剧，丛集性头痛在夜间发生，女性偏头痛与月经期有关；脑肿瘤的头痛多为持续性。

5.头痛加重与减轻的因素　咳嗽、摇头、俯身使颅内高压性头痛、颅内感染、脑肿瘤性头痛加剧、低颅内压性头痛在坐位、立位出现，卧位减轻。颈肌炎症的头痛因颈部运动加剧。慢性颈肌痉挛头痛，按摩可缓解。

四、头痛常见的伴随症状对临床诊断有哪些提示作用?

1.伴随剧烈恶心、呕吐　可见于颅内占位性病变、颅内感染、蛛网膜下腔出血、脑出血等颅内压增高状态，某些类型的偏头痛也有呕吐，但症状在呕吐后减轻。

2.伴头晕或眩晕　可见于颅后窝占位性病变，小脑肿瘤、小脑出血，椎-基底动脉供血不足等。

3.伴发热和（或）寒战　可见于颅内感染、全身性感染等情况。

4.慢性头痛突然加剧并有意识障碍　脑疝。

5.伴视觉症状　可见于眼部疾患（如青光眼）、有先兆偏头痛、颅内压增高、某些颅内占位性病变、某些脑血管病（动脉或静脉）等。

6.伴脑膜刺激征　脑膜炎、蛛网膜下腔出血。

7.伴癫痫发作　脑血管畸形、脑肿瘤、寄生虫。

8.伴近期体重减轻　可见于颅内原发或转移恶性肿瘤、甲状腺功能亢进、抑郁症和颞动脉炎等。

9.慢性进行性头痛出现精神症状　可见于脑炎、额叶肿瘤、脑血管病（累及颞叶等部位）等疾病。

五、社区医师详细的体格检查对于诊断有何临床意义?

社区医师对头痛患者的体检应全面，包括一般检查和神经系统检查。以下体征有助于头痛的诊断。

1.体温升高　提示颅内和（或）全身感染性疾病、中毒等。

2.血压升高　提示高血压或颅内出血性疾病及占位性病变等。

3.眼球突出伴球结膜水肿　提示海绵窦血栓形成、眼眶内肿瘤、蝶骨嵴脑膜瘤等。

4.额部、耳周疱疹伴局部痛觉减退　提示带状疱疹（侵犯三叉神经）。

5.鼻旁窦区压痛　提示鼻旁窦炎引起的头痛。

6.眼球结膜充血、瞳孔散大、眼压增高　提示青光眼。

7.颈部、颞部血管杂音　提示血管病变。颞动脉炎可在颞动脉附近扪及条索状物并有压痛。

8.复视、眼球运动障碍　多见于脑血管病、颅脑外伤、颅内肿瘤等，也可见于眼肌麻痹型偏头痛。

9.视野缺损、视力下降　多见于脑血管病、颅内占位性病变。

10.失语、癫痫、精神异常　见于大脑皮质病变（如脑炎、中毒等）。

11.肢体运动和（或）感觉障碍　见于各种颅内病变。

12.脑膜刺激征　提示脑炎、脑膜炎、蛛网膜下腔出血、颅后窝病变等。

六、社区医师偏头痛的诊断应该注意什么?

偏头痛在社区比较常见，接诊这种患者时需要注意以下情况。其中，诱发因素是诊断偏头痛和预防头痛发作的重要线索，需要详细询问。

1.神经系统查体　神经系统查体对偏头痛的诊断尤为重要，应引起社区医师的高度重视。偏头痛是原发性头痛的一种，而原发性头痛是指无器质性病变，没有持续的神经系统症状和体征，故又称功能性头痛。如果发现新出现的神经阳性体征，先不要考虑偏头痛。

2.询问偏头痛的发作诱因　在临床上，绝大多数的偏头痛患者都有诱因，并且诱因较多。常见的诱因有睡眠障碍、过劳和饮食等。常见诱发偏头痛的食物有酒（尤其是红酒）、巧克力、奶酪、腌制品（如泡菜）、熏制品、发酵食品、咖啡、茶、碳酸饮料、柑类水果（如橘、柑、橙、柚、柠檬）等。女性发病可在经前期或经期。找到诱因有助于偏头痛的诊断，可帮助患者规避诱发因素，减少发作次数。

七、遇到偏头痛急性发作期如何处理？社区医师如何对头痛进行一般处理？

社区医师对于诊断明确的偏头痛可以进行相关治疗，比较常用的是非甾体抗炎药，如布洛芬颗粒、双氯芬酸钠肠溶片。

对于一般性头痛，镇痛药可用于原发性头痛和已明确病因的继发性头痛患者。常用药物有非甾体抗炎药，如复方阿司匹林、芬必得、对乙酰氨基酚（扑热息痛）、去痛片等。对常用镇痛药物无效的剧烈头痛（主要为难治性偏头痛）患者应经专科医师诊治后再决定是否使用二线镇痛药（氯丙嗪、曲马多、盐酸二氢埃托啡）等。

止吐药用于伴随恶心、呕吐症状的治疗，常用药有甲氧氯普胺（胃复安）。

镇静药可用于某些急性头痛发作（如紧张性头痛、药物依赖性头痛、神经症等）的辅助治疗。常用药物有地西泮（安定）。

八、什么情况会出现药源性头痛？

药源性头痛是指因药物作用而引起的头痛，与相关药物扩张颅内血管、中枢神经系统毒性、过量使用及戒断机制有关。服用药物和头痛发作有时间关联性，常见导致头痛的药物很多，如某些抗心绞痛药物（硝酸甘油和亚硝酸异戊酯等）、钙通道阻滞剂（硝苯地平等）、地高辛、磺胺、某些喹诺酮类抗生素（如诺氟沙星等）、抗真菌药（如两性霉素和酮康唑等）、避孕药等。

某些具有血管活性作用的物质（及其戒断）也可引起头痛，这些物质包括乙醇、大麻、可卡因、硝酸和亚硝酸盐类物质、组胺、尼古丁、咖啡因等。

九、接诊头痛的患者应如何做初步处理？哪些患者必须转诊到上级医院？

社区接诊头痛的患者，不应仅依靠头痛症状判断病情，更要关注神经系统检查，判断头痛患者是否应该进行头部CT检查。对于基层医生来说，危险的头痛并不单指危及生命的头痛，也包括容易误诊（漏诊）或因难以诊断而延误治疗的头痛。以下情况需要社区医师考虑及时转诊头痛患者。

1.急性头痛患者伴有意识障碍、脑膜刺激征，以及怀疑颅内病变如蛛网膜下腔出血，脑出血、颅内肿瘤等。处理不及时，常危及生命，需要紧急转诊。

2. 50岁以上首次头痛患者，需要排除脑血管或脑实质病变，因此不要轻易下结论。

3.与既往发病特点不同的头痛，往往提示有新的病变。

4.近期逐渐加重的头痛，提示病情逐渐加重，这种头痛需要考虑肿瘤的可能。肿瘤的特点是头痛缓慢发生并呈进行性加重，常伴恶心、呕吐、视盘水肿等颅内压增高症状，可出现癫痫发作、肢体瘫痪等脑局灶损害症状。

5.局部（如眼）的局限性头痛，一般不会是紧张型头痛或偏头痛，应当寻找局部还未发现的病因。

6.头痛伴发热也可能是偏头痛伴发其他部位感染；头痛伴呕吐，特别是喷射状呕吐，往往提示极重的颅内疾病；头痛如伴有新出现的脑局灶损害症状，常提示颅内严重病变。

以上情况需要尽快转诊并做进一步头颅CT或磁共振成像（MRI）检查。对一些不明原因的头痛应进行必要的辅助检查来明确头痛的病因，根据具体情况及时将患者转往上级医院。

（刘丽娟）

参考文献

[1] 中华医学会神经病学分会. 2007头痛分类和诊断专家共识. 中华神经科杂志，2007，40（7）493-495
[2] 偏头痛诊断及防治专家共识组. 偏头痛诊断与防治专家共识. 中华内科杂志，2006，45（8）：694-695

第十四节 眩 晕

一、眩晕、头晕应如何区分？

“医生，我头晕……”，很多患者，特别是老年患者会经常这么说，临床上患者主诉的“头晕”常包括“眩晕”和“头晕”两种情况，但实际上，头晕也可以包括在“眩晕”概念里，医学上将眩晕分为：①前庭性系统性眩晕，又称真性眩晕，指没有自身运动或在正常头部运动时，有旋转感或摆动感等运动幻觉；②非前庭性系统性眩晕，又称一般性眩晕，多由全身系统性疾病引起，表现为头晕、头重脚轻、头胀感，有时伴有颅内旋转感，但无自身及外界环境旋转或运动的感觉。

二、眩晕的分类及特征有哪些？常见疾病有哪些？

人体通过视觉、本体觉和前庭器官将位置信息经感觉神经传入中枢神经系统，经由运动神经传到外周，维持正常的平衡功能，传入环节的任何问题都可能导致平衡失控，产生眩晕。根据发生的不同位置，眩晕主要分为中枢性眩晕（又称脑性眩晕）、周围性眩晕（耳性眩晕）、其他原因引起的眩晕（全身疾病引起、眼源性、精神神经性）。各种眩晕的特点、常见病因及其主要伴随症状详见表3-14-1。

表3-14-1 各种眩晕的临床特征

分类	发生部位或系统	性质	常见病因	常见伴随症状
中枢性眩晕	颅内（包括前庭神经颅内段、前庭神经核）	旋转感/姿势不稳常见，常伴运动性错觉，与体位或头位变化有关	脑血管疾病、中枢感染、占位、癫痫等	病因不同，可有头痛、恶心、呕吐、意识障碍
周围性眩晕	内耳前庭至前庭神经颅外段	旋转感，姿势不稳常见，有旋转运动性错觉	梅尼埃病、迷路炎、位置性眩晕、晕动病	恶心、呕吐、耳鸣、出汗
全身疾病性眩晕	全身性疾病	非旋转感，无运动错觉	心血管疾病所致心排血量不足，贫血、慢性器官疾病，如尿毒症、肝衰竭等	主要表现为相应基础疾病的症状，如心脏疾病所致常伴心悸、气促甚至晕厥
眼性眩晕	眼部	旋转感，一般无运动错觉，不稳感，持续时间较短，闭眼可减轻	各种眼部疾病如先天性视力减退、青光眼、眼肌麻痹。无眼部疾病，也可因长时间看电影、电视、手机、电脑屏幕和（或）距离过近而产生眩晕，又称屏幕性眩晕	可伴恶心、呕吐、耳鸣
神经精神性眩晕	常无器质性疾病	非旋转感，无运动错觉	神经官能症、更年期综合征、抑郁症等精神心理疾病	头痛、焦虑、失眠、心烦易怒

三、应如何问诊眩晕患者?

头晕/眩晕的病因复杂，诊断涉及神经内科、耳鼻喉等多个学科，在眩晕疾病的病因诊断中，病史问诊至关重要，根据病史可使70% ～ 80%的患者明确诊断方向。

病史问诊：详细全面的病史采集能够为头晕/眩晕的诊断提供重要依据。针对“晕”的症状问诊应包括以下6个方面内容：表现形式（“晕”的性质）、起病形式、发作频率、持续时间、诱发因素、伴随症状。既往史、用药史及家族史也非常重要。

（一）表现形式

确定症状是否眩晕及眩晕的性质，让患者描述头晕的性质，如通过描述不能了解性质，可进一步询问“你觉得房间是否在旋转？”或“你觉得房子里的东西如柜子有没有在动”了解患者是否有旋转感，是否伴虚假运动感，以鉴别患者是前庭系统性眩晕或非前庭系统性眩晕。包括急性单次持续性、反复发作性和慢性持续性。

（二）起病形式及发作频率

突然发作性眩晕起病常见于中枢性病变如脑血管性疾病或梅尼埃病，反复发作者多见于梅尼埃病、良性阵发性位置性眩晕（BPPV）、短暂性脑缺血发作，慢性持续性眩晕常见于全身疾病。

（三）持续时间

1.数秒钟　常见于BPPV、梅尼埃病晚期、心律失常。

2.数分钟　常见于短暂脑缺血发作（TIA）、前庭性偏头痛、惊恐发作等。

3.数十分钟至数小时　常见于梅尼埃病、前庭性偏头痛、TIA等。

4.数天　常见于前庭神经炎、迷路炎、伴眩晕的突发性耳聋、前庭性偏头痛、脑血管病或脱髓鞘病等。

5.数月至数年　常见于精神心理性眩晕（如PPPD）、双侧前庭病、慢性中毒、中枢神经系统退行性疾病等。

（四）诱发因素

前庭性眩晕发作通常与头位或体位变化有关，如起床、翻身、低头、仰头时出现；直立性低血压、严重椎-基底动脉狭窄可在站立体位时诱发；长期嗜烟、吸酒史为动脉粥样硬化疾病的危险因素；情绪不稳、失眠、入睡困难、早醒或多梦，常见于精神神经性眩晕；月经前期或月经期出现，伴随偏头痛，常见于前庭性偏头痛。乘坐交通工具如车船诱发者常见于晕动病。

（五）伴随症状

伴随症状对于鉴别诊断有重要作用。

1.自主神经症状　恶心、呕吐、心动过缓、肠蠕动亢进、便意频繁，因前庭迷走神经反射功能亢进所致，常见于前庭周围性眩晕和部分前庭中枢性眩晕疾病。

2.耳部症状　耳鸣、耳闷胀感、听力下降或听觉过敏可见于梅尼埃病。

3.中枢神经系统症状　复视、构音障碍、面部及肢体感觉、运动障碍或共济失调提示脑干小脑病变。

4.心血管症状　心悸、胸闷、胸痛、面色苍白、晕厥提示心脏病变的可能。

5.精神情绪症状　紧张、担心、坐立不安、情绪低落、恐惧、睡眠障碍（如入睡困难、易醒、早醒）等提示可能合并或并发焦虑、抑郁状态，或PPPD。

6.眼部症状　双眼复视提示脑干、眼动神经、眼外肌或神经肌肉接头病变；单眼复视、单眼黑朦、单眼视力下降、斜视等提示眼球、眼内肌或视神经病变。

7.颈部症状　颈肩痛、与颈部活动相关的头晕/眩晕、上肢或手指麻木，可能提示颈椎关节不稳、颈椎病、颅颈部发育异常。

（六）既往史及家族史

1.既往高血压、糖尿病、高脂血症、吸烟饮酒、心脑血管病史的急性头晕/眩晕患者需先鉴别脑血管病。

2.既往有耳部疾病史，如慢性中耳炎的患者，后期易并发迷路炎、瘘管形成等。

3.药物使用史有助于鉴别药物所致的头晕/眩晕及药物所致的直立性低血压。老年人因药物不良反应引起的头晕值得重视，尤其注意有无近期新增加药物，也可能是导致患者头晕不适的原因。容易导致头晕不适的药物有抗癫痫药物（如卡马西平）、镇静药（如氯硝西泮）、抗高血压药物（如普萘洛尔）、利尿剂（如呋塞米）等。

4.晕动病患者常有晕车晕船史；前庭性偏头痛患者常有头痛、眩晕家族史或晕车史。

5.前庭性偏头痛、梅尼埃病、遗传性小脑性共济失调患者可有家族史。

6.全身急、慢性系统性疾病，如各种导致贫血的血液病，心脏病病史，器官系统疾病如慢性肝、肾衰竭等。

结合发病形式及病变部位的综合分析对病因诊断有一定提示作用，常见病因见图3-14-1。

四、什么情况的眩晕患者需要转诊?

尽管大部分头晕/眩晕是良性的，但仍存在一定的危险。在头晕/眩晕疾病的临床诊治中，要优先检出危害大的恶性中枢性眩晕并及时转诊。中枢性头晕/眩晕占20%～30%，预后常较差，严重时可危及生命。

在头晕/眩晕的临床诊断思路中，需要优先除外脑干、小脑病变所致恶性中枢性眩晕疾病，因此需要注意以下提示中枢病变的体征：意识障碍、复视、肢体无力或肌张力异常、肢体或躯干共济失调、严重平衡障碍、交叉性或偏身感觉障碍、构音障碍、吞咽困难、饮水呛咳、视野缺损、霍纳征等。当出现神经系统阳性体征时应转神经科就诊。同时注意检查听力，如发现急性听力下降，请耳鼻喉科会诊。除提示中枢病变的典型体征外，还应注意神经耳科专项检查，尤其注意眼球位置、眼球运动和眼球震颤的检查。对于急性发作的头晕眩晕患者，为快速识别恶性眩晕，应注意重点查体。

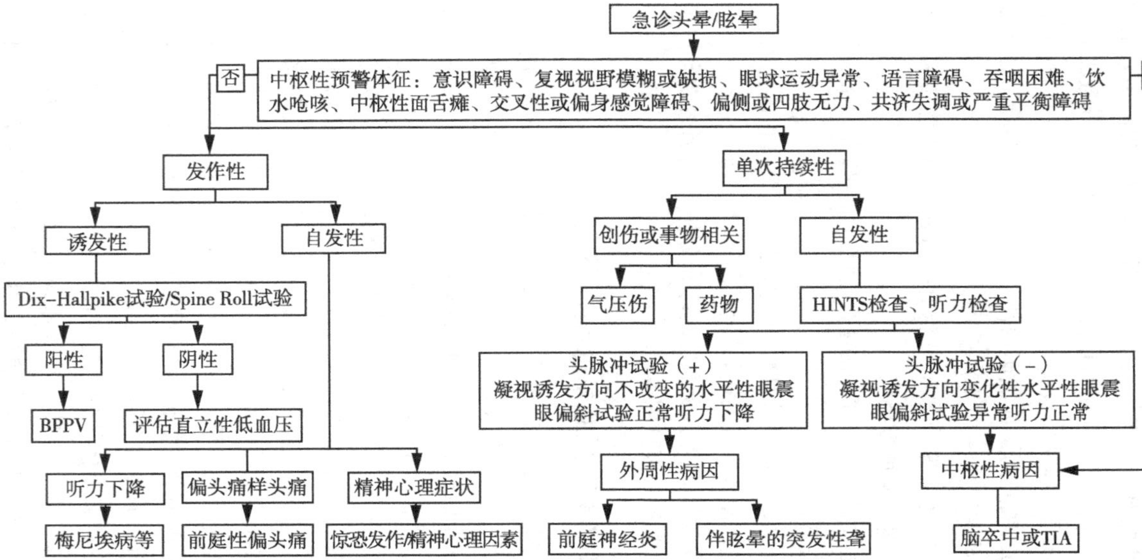

图 3-14-1 急诊头晕/眩晕的诊断思维［图来源于头晕/眩晕基层诊疗指南（2019）］

急诊头晕/眩晕包括急诊中常见的急性和发作性头晕/眩晕疾病，BPPV. 良性阵发性位置性眩晕；HINTS. 诱发性眼震、头脉冲、眼偏斜；TIA. 短暂性脑缺血发作

（一）紧急转诊

1.出现意识障碍或合并中枢神经系统受累的体征时，如复视、肢体无力或肌张力异常、肢体或躯干共济失调、严重平衡失调、交叉性或偏身感觉障碍、构音障碍、吞咽困难、饮水呛咳、视野缺损、霍纳综合征。如患者有血压过高、异常呼吸及意识变化等，需适当控制血压、稳定生命体征后尽快首先转诊神经科。

2.急性眩晕伴随以下表现：①伴随头痛，尤其是位于单侧后枕部的新发头痛，体格检查示头脉冲试验正常，建议首先转诊神经科；②伴随听力下降，考虑突发性聋伴眩晕，建议首先转诊耳鼻喉专科。

3.头部CT：显示有可能需要手术治疗的脑干小脑出血患者，应尽早转诊至上级医院神经科或神经外科。

（二）普通转诊

1.怀疑有器质性疾病者，需要较为复杂的专业检查设备或诊断评估，如单侧听力进行性下降，需要进一步行影像学检查以排除听神经瘤等占位性疾病，建议首先转诊耳鼻喉科。

2.慢性持续性头晕患者，如为双侧前庭病变所致，可转诊至康复专科进行连续个体化的前庭康复方案治疗。

3.患者病情迁延，头晕症状持续存在不缓解，对初步经验性治疗反应不佳时，建议首先转诊神经科。

4.合并严重精神或心理异常（如自伤、自杀倾向）建议转诊精神专科。

5.全身系统性疾病所致的眩晕。

五、哪些眩晕有危险？简单有效的5S甄别法你知道吗？

眩晕症状很常见，大多并不危及生命，但仍存在一定的危险。陕西省人民医院眩晕门诊的专家们总结出鉴别中枢性眩晕（有严重后果的眩晕）和周围性眩晕简单有效的方法。

第一个S——strength，试试力量好不好，肢体无力会偏瘫，颜面无力口眼歪。

第二个S——sense，查查感觉行不行，肢体颜面有麻木，尤怕出现在两边。

第三个S——swallow，体味吞咽顺不顺，吞咽食物不顺畅，喝口凉水都会呛。

第四个S——speak，听听说话清不清，语言表达太费劲，构音障碍语含混。

第五个S——seeing，看看眼睛有复视，明明就是一百元，偏偏看成两百块！

眩晕合并5S，突发脑卒中风险大，时间窗内别耽误，快快送去大医院，溶栓取栓可救命。

眩晕合并5S，已经不是急性期，神经专科来挂号，看看是不是有危险。

眩晕没有5S，耳鸣耳闷听力差，耳科门诊去就诊，查查耳朵是关键。

眩晕没有5S，合并症状说不清，眩晕门诊看专家，查清病因是关键。没有5S、没有任何中枢神经系统症状和体征的眩晕患者，脑卒中所致的可能只有0.7%！

六、基层医院暂时无法转诊患者，眩晕发作期应如何处理？

如基层医院暂时无法转诊急性期或发作期患者，可使用以下药物治疗。

1. 前庭抑制剂　如抗组胺类、苯二氮䓬类、抗胆碱能类，可有效控制眩晕急性发作，原则上使用不超过72小时。急性期症状控制后应及时停药，否则会抑制中枢代偿机制的建立。

2. 糖皮质激素　前庭神经炎急性期、突发性聋急性期或梅尼埃病急性期眩晕症状严重或听力下降明显者，可酌情口服或静脉给予糖皮质激素。

3. 对症支持治疗　眩晕急性发作持续时间较长且伴有严重恶心呕吐者，应予止吐剂，如甲氧氯普胺、多潘立酮；补液支持治疗。

4. 改善微循环药物　突发性聋伴眩晕急性发作期、梅尼埃病发作期可给予银杏叶制剂、倍他司汀、天麻素制剂等药物。如条件允许，建议突发性聋和梅尼埃病患者转诊耳鼻喉科或上级医院做进一步治疗。

5.盐酸氟桂利嗪胶囊　可用于因脑血管病、椎-基底动脉供血不足所致的眩晕，或前庭功能紊乱所引起的眩晕。≤65岁患者起始剂量为2粒，≥65岁患者每晚1粒。

（刘丽娟）

参考文献

中华医学会全科医学分会．头晕/眩晕基层诊疗指南（2019年），中华全科医师杂志，2020，19（3）：212-221

第四章

乡村常见病诊断与治疗

第一节　普通感冒

一、什么是感冒？有哪些临床表现？

感冒，俗称“伤风”，以鼻咽部卡他症状为主要表现，起病较急，初期有咽干、咽痒或烧灼感，发病同时或数小时后，可伴有打喷嚏、鼻塞、流清涕，2～3天后鼻涕变稠。可有咽痛，有时由于耳咽管炎可能出现听力减退，也可能出现流泪、味觉迟钝、呼吸不畅、声音嘶哑、咳嗽等。一般无发热及全身症状，或仅有低热、不适、轻度畏寒和头痛。如无并发症，一般5～7天痊愈。但要注意的是，许多急性传染病的前驱症状也表现为类感冒样症状，需小心鉴别。体征上，一般无阳性体征，少部分人可有咽部轻度发红。

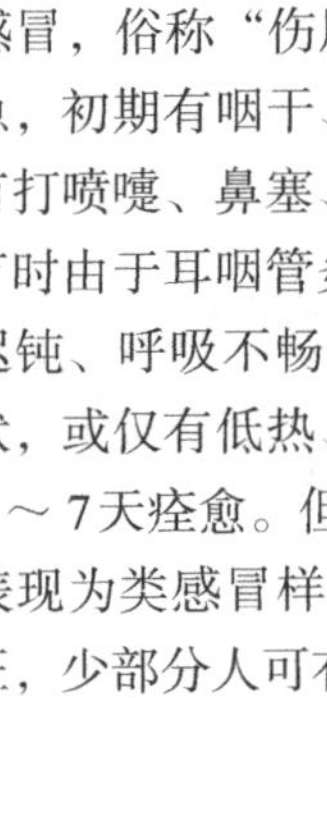

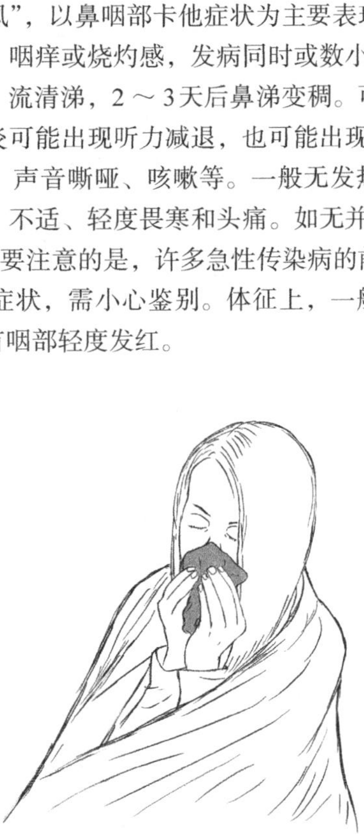

二、感冒的病因是什么?

成人感冒大多数由鼻病毒引起，其次为冠状病毒、肠道病毒、流感与副流感病毒、呼吸道合胞病毒、埃可病毒、柯萨奇病毒等。但需要特别注意的是，许多急性传染病的前驱症状也表现为类感冒样症状，例如麻疹、脊髓灰质炎、脑炎等，包括新型冠状病毒肺炎也有相当部分患者前期表现为鼻塞、流涕、咽痛、乏力等情况，应注意鉴别。

三、如何诊断感冒?

1.诊断　根据病史、流行病学史情况、相关症状及体征一般即可诊断。必要时结合血常规和阴性的胸部X线片可以做出临床诊断。

2.血常规　由于感冒多由病毒所引起，故白细胞通常正常或偏低，中性粒细胞正常或偏低，淋巴细胞可升高；但合并细菌感染时白细胞及中性粒细胞也可能升高。

3.胸片　多无特殊表现。

四、需要与哪些疾病相鉴别?

1.流行性感冒　具有明显的流行倾向，常有聚集性发病，周围接触的人群中往往有多人出现相同症状。病程进展较快，全身症状较重，高热、全身酸痛等情况常见。而鼻咽部症状较轻。

2.麻疹　麻疹是儿童最常见的急性呼吸道传染病之一，其传染性非常强。前驱期症状与感冒很近似，多为中度以上发热。早期偶见皮肤荨麻疹，隐约斑疹或猩红热样皮疹，在发热3～4天后出现典型皮疹时消失。特别注意特征性皮疹的出现，皮疹为稀疏不规则的红色斑丘疹，疹间皮肤正常，出疹顺序也有特点：始见于耳后、颈部，沿着发际边缘，24小时内向下发展，遍及面部、躯干及上肢，第3天皮疹累及下肢及足部。出疹3～4天后开始消退，先出先退。

3.过敏性鼻炎　经常阵发性打喷嚏或流清涕，伴鼻塞、鼻痒，吸入刺激性气体、粉尘或接触原（如花粉）时发作。

可伴眼痒、流泪等眼部症状。

4.新型冠状病毒肺炎（COVID-19） 临床表现以发热、乏力、干咳为主，偶然可见鼻塞、流涕等上呼吸道症状，特别注意有无味觉、嗅觉丧失、呼吸困难、腹泻等情况。血常规示白细胞总数正常或偏低，淋巴细胞计数正常或减少。注意胸部影像学改变，鉴别诊断方面需特别注重流行病学史的询问。疑似病例需及时上报并安排转诊。

五、哪些情况下感冒可以在基层医院处理?

一般情况好，有感冒的症状，无特征性皮疹出现，无神志方面的异常表现，无神经系统检查方面的异常，排除传染病的可能；心肺体检未见明显异常，血常规显示白细胞正常或升高，中性粒细胞正常或升高；胸部X线检查未见明显异常等情况可考虑在基层医院处理。

六、如何治疗感冒?

1.对症治疗 多休息，多喝水，给予清淡、易消化饮食。可选用含有解热镇痛及减少鼻咽充血和分泌物的抗感冒复合剂或中成药，如布洛芬颗粒、连花清瘟胶囊、一清胶囊等。

2.抗菌药物治疗 感冒后期如合并上呼吸道细菌感染，如流脓涕、咳黄痰，咽部红肿疼痛明显，可选择敏感的抗菌药物治疗。常选用青霉素类，第一代头孢类、大环内酯类或喹诺酮类药物。16岁以下禁用喹诺酮类药物。

七、什么时候考虑转诊?

普通感冒一般预后良好，对症处理大部分可自愈。

出现如下警报症状应考虑转诊：①体温逐步升高，或出现高热不退的情况；②有特异性皮疹出现；③出现嗜睡、呕吐及谵妄、昏迷等神经精神症状；④出现呼吸急促、喘鸣等情况；⑤进行性加重的心悸、气促、不能平卧等情况；⑥聚集性发病。

（刘伟峰 唐 皓）

第二节　便　　秘

一、什么是便秘?

便秘表现为排便次数减少、粪便过硬和（或）排便困难。排便次数减少指7天内排便少于3次。排便困难包括排便费力、排出困难、排便不尽感、排便费时及需手法辅助排便。慢性便秘的病程至少为6个月及以上。便秘是临床常见症状，多长期持续存在，影响生活质量，病因多样，通常以肠道疾病多见，但诊断时应慎重排查各种可能的病因。

二、便秘的原因是什么?

便秘发生机制中，常见的影响因素有食物摄入量过少，尤其是纤维素和水分摄入不足；各种原因引起的肠道蠕动减弱和肠肌张力减低；导致肠蠕动受阻引起肠内容物滞留不能下排；排便过程的肌肉及神经活动障碍。根据不同原因，便秘主要分为三大类：①功能性疾病所致；②器质性疾病所致；③药物影响。便秘的分类、常见相关因素及疾病详见表4-2-1，图4-2-1。

表4-2-1　便秘的分类及其常见相关因素及疾病

原因	常见相关因素或疾病
功能性疾病	功能性便秘：功能性排便障碍、便秘型肠易激综合征
器质性疾病	肠道疾病（结肠肿瘤、肠梗阻、巨结肠、直肠脱垂、肛裂、肛周脓肿）、内分泌及代谢性疾病（严重脱水、糖尿病、甲状腺功能亢进症、甲状腺功能减退症、高钙血症、低钾血症、慢性肾衰竭等）；神经系统疾病（自主神经病变、脑血管病、帕金森病、脊髓损伤）；肌肉疾病（淀粉样变性、皮肌炎、硬皮病等）
药物影响	抗抑郁药、抗癫痫药、抗组胺药、抗震颤麻痹药、抗精神病药、解痉药、钙拮抗剂

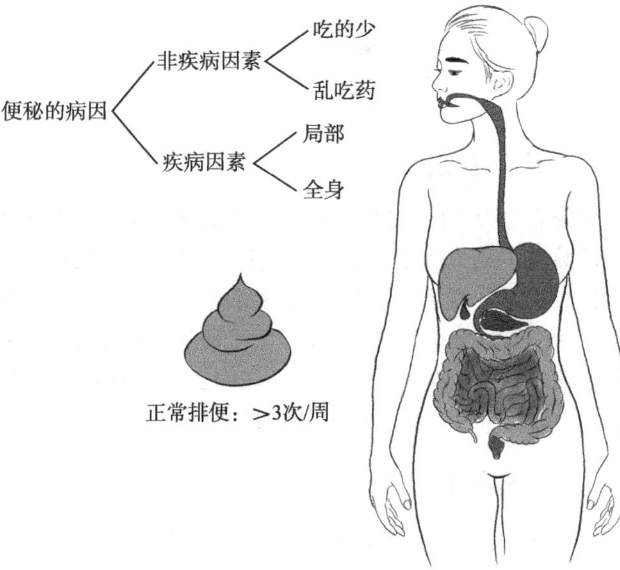

图4-2-1　便秘的病因

三、如何诊断和评估便秘？

慢性便秘的诊断主要基于症状，可借鉴罗马Ⅲ功能性便秘的诊断标准。

1.必须包括以下两项或两项以上：①至少25%的排便感到费力；②至少25%的排便没有干球粪或硬粪；③至少25%的排便有不尽感；④至少25%的排便有肛门直肠梗阻感；⑤至少25%的排便需手法辅助，每周排便少于3次。

2.不用泻药时很少出现稀便。

3.不符合肠易激综合征的诊断标准。

诊断前确认症状出现至少6个月，且近3个月症状符合以上诊断标准。

需要注意的是，便秘可由多种器质性疾病所致，诊断慢性便秘后，首先排查器质性疾病和（或）药物影响，以及便秘型的肠易激综合征，方能诊断功能性便秘。诊断思路是排除危害性大的器质性疾病，寻找可能的病因，然后再对症治疗。因此，接诊时，建立详细的健康档案、病史询问和必要的体检很重要。

获取病史时需要注意询问饮食习惯、纤维素摄入、大便情况，包括大便性状、颜色，有无大便带血，有无黏液，有无便后滴血，有无腹泻、便秘交替，有无腹痛、腹胀，有无消瘦。

核对既往史时注意询问有无罗马Ⅲ功能便秘诊断标准中所列的疾病，注意询问有无糖尿病、功能性肠病、直肠肛门疾病如肛裂、痔、神经系统疾病、电解质紊乱等。用药史注意询问有无服用影响大便的药物。体检重点注意腹部及肛检。

四、哪些情况的便秘可以在基层医院治疗？如何治疗？

基层医院常见的便秘主要是慢性功能性便秘，偶尔便秘。慢性便秘治疗原则如下。

1.对器质性疾病引起的便秘，以治疗原发病为主，原发病短期内不能去除的，可以用通便药对症处理。药物相关的便秘，如果该药不能停用或调整，应根据情况通便，做对症处理。

2.慢性功能性便秘，治疗以增加膳食纤维和饮水量、增加运动、养成良好的排便习惯等生活方式调整作为治疗基础。膳食纤维的摄入推荐量为20～35g/d，推荐水的摄入量为1.5～2.0L/d，有氧运动如步行、骑车等对改善便秘有效。如无运动受限的因素，便秘患者参与其他运动项目的频次和程度无严格限制，一般推荐运动量为每天半小时到1小时，每周2次以上。长期便秘患者容易出现情绪方面问题，家属应注意积极疏导患者情绪，经常陪伴其听放松心情的音乐，缓解不良情绪。

3.通便药的选择，通便药根据作用机制可分为：容积性泻剂、渗透性泻剂、刺激性泻剂、润滑性药物、促动力药、微生态制剂。上述药物的作用机制、副作用及选择，详见表4-2-2。在南疆基层医院，对轻至中度慢性功能性便秘，可建议患者服用麦麸或乳果糖，对老年人或有心脏疾病无力排便者，可

表 4-2-2 通便药的种类、作用机制、适应证及安全性

分类	代表药物	作用机制	适应证	副作用及安全性
容积性泻剂	麦麸	滞留粪便中的水分，增加粪便含水量和粪便体积	轻、中度便秘	长期服用安全
渗透性泻剂	乳果糖溶液	在肠内形成高渗状态，吸收水分，增加粪便体积，刺激肠道蠕动	轻、中度便秘	适合长期使用，耐受性好
刺激性泻剂	酚酞、蒽醌类（大黄、番泻叶等）、蓖麻油	增强肠道动力，刺激肠道分泌	补救措施，短期、间断使用	长期使用该类药物易出现药物依赖、吸收不良和电解质紊乱
促动力药物	莫沙必利、普芦卡必利	促进肠道动力	胃肠动力减弱者	安全性较好，有发生心脏不良反应的报道
润滑性药物	开塞露	软化大便和润滑肠壁的作用，使粪便易于排出	排便障碍型便秘及虚弱的老年患者	安全，但长期使用产生依赖，且效果降低
微生物制剂	乳双歧杆菌、干酪乳杆菌制剂	调整肠道菌群和环境	慢性便秘的长期辅助用药	安全，一般无明显副作用

适当使用开塞露辅助排便。有条件者，可辅助用益生菌制剂。

五、什么情况的便秘应转诊？

以下情况的便秘应考虑转诊上级医院诊治：①考虑为器质性疾病所致者；②老年人近期出现的便秘；③年龄＞50岁，既往未行胃肠镜检查者；④具有血便、黑粪、持续性腹痛、体重下降、贫血、腹部包块等“报警征象”者；⑤有结直肠息肉或结直肠癌家族史者。

六、如何预防便秘？

1.养成良好的生活习惯　平时多喝水，多吃富含膳食纤维的食物，适度运动。

2.可适当进行预防便秘的行动　如揉腹、提肛运动、步行、慢跑、太极、八段锦等。尤其对久病卧床、运动量少的老年患者更有益。

3.建立良好的排便习惯　结肠活动在晨醒和餐后时最为活跃，建议患者在晨起或餐后2小时内尝试排便，排便时集中注意力，减少外界因素的干扰。

（赖国彬　苏　畅）

参考文献

[1] 中华医学会，慢性便秘基层诊疗指南．中华全科医师杂志，2020，19（12）：1100-1107
[2] 中国便秘联谊会，中国医师协会肛肠分会，中国民族医药学会肛肠分会，中华中医药学会肛肠分会．2017版便秘的分度与临床策略专家共识．中华胃肠外科杂志，2018，21（3）：345-346

第三节　痔

一、什么是痔？

痔，又称“痔疮”，俗话说，“十人九痔”，这个民间俗语生动地说明了痔是常见病。关于痔的形成原因或机制，主要有两种学说，传统的静脉曲张学说和目前的肛垫下移学说。前者认为痔是直肠下段黏膜下和肛周皮肤下的静脉丛淤血、屈曲和扩张行程单静脉团。后者认为痔是肛管上段正常的肛垫肥大下移或脱垂所致。

二、痔的原因有哪些？

痔的常见诱发因素很多，其中便秘、长期饮酒、过量进食辛辣刺激性食物和久坐久立是主要诱因（图4-3-1）。

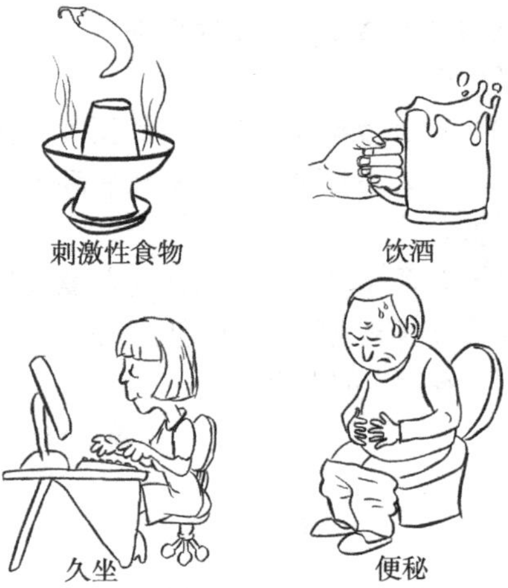

图4-3-1 痔的诱因

三、痔是如何分类的？临床表现有哪些？

1.分类 解剖位置的不同进行命名，以肛门齿状线为界，齿状线以上为内痔，以下为外痔，同一部位的内、外痔相互沟通混合为一体时即为混合痔（图4-3-2）。

2.临床表现

（1）内痔：主要临床表现便血及排便后有柔软的肿物脱出，便血主要表现为便后滴血或擦拭时卫生纸上带血，可并发排便困难、血栓、绞窄及嵌顿，这种情况经常伴疼痛。根

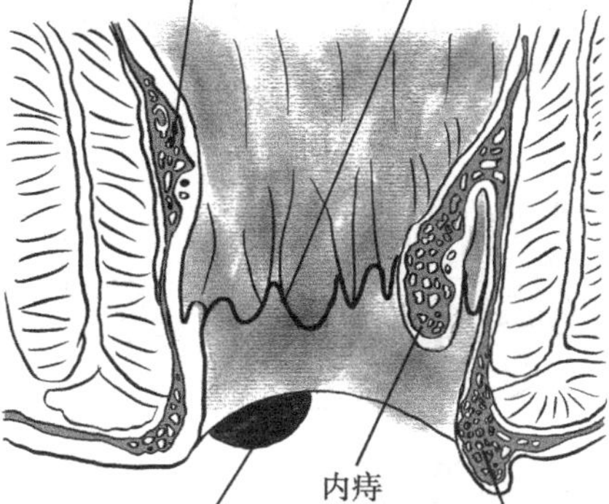

图4-3-2　痔的发生部位

据内痔的症状，其严重程度分为4期，内痔分期见图4-3-3。

（2）外痔：主要临床表现为肛门不适、肛门及肛周潮湿瘙痒、肛门软组织肿物突出或异物感，如发生血栓及炎症可有疼痛。

（3）混合痔：主要临床表现为内痔和外痔症状同时存在，严重时可表现为环状痔脱出。Ⅲ期以上的内痔常表现为混合痔，容易发生水肿、嵌顿。

四、如何诊断痔？

有便后出血、疼痛、肛门软组织肿物突出，伴瘙痒、潮湿等症状，结合肛门视诊，必要时肛门指检即可明确诊断。对血便不能排除结肠癌的患者，需要结肠镜检查。

五、如何治疗痔？哪些情况的痔可以在基层医院治疗？如何治疗？

治疗原则：无症状的痔无须治疗，注意预防避免诱发加重因素。治疗目的重在消除、减轻痔的症状，以非手术治疗为主。无须手术治疗的各类痔均可在基层医院治疗。

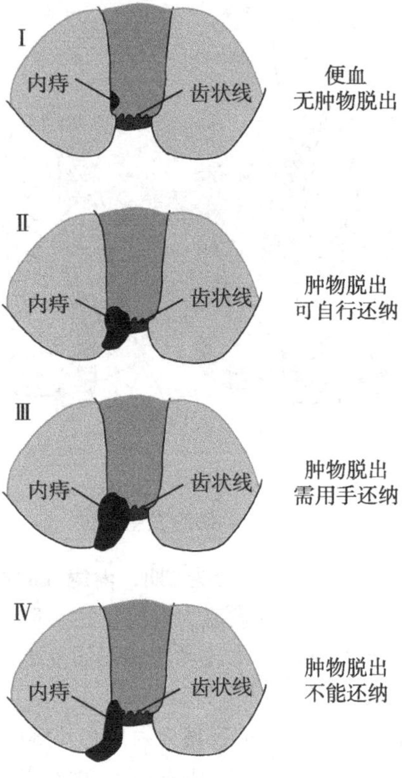

图4-3-3　内痔的分期

1.一般治疗　改善饮食结构、定时排便、注意肛门周围清洁和温水坐浴等对各类痔的治疗都是有效的。

2.药物治疗　药物治疗是痔治疗的重要方法，Ⅲ度以下的内痔应首选药物治疗。

（1）局部药物治疗：包括栓剂、乳膏、洗剂。如马应龙痔疮膏或痔疮栓。

（2）注射及手术治疗：内痔已发展至Ⅲ度以上，或Ⅱ度内痔伴严重出血；混合痔以及症状和体征显著的外痔、坏死性痔和急性嵌顿性痔；非手术治疗无效且无手术禁忌证者。

六、什么时候痔患者应转诊？

合并感染、肛裂，出血明显合并贫血，有手术指征的各类痔。便血不能排除恶性病如结肠癌的患者。

七、如何预防痔的发生？

多喝温水、多吃蔬菜、定时排便、便后冲洗肛周，避免久坐及长时间站立。

（赖国彬　吴　晖）

参考文献

[1] 中华医学会外科学分会结直肠肛门外科学组，中华中医药学会肛肠病专业委员会，中国中西医结合学会结直肠肛门病专业委员会. 痔临床诊治指南（2006版）. 中华胃肠外科杂志，2006，9（5）：461-463

[2] 中国中西医结合学会. 中国痔病诊疗指南. 结直肠肛门外科，2020，26（5）：519-533

第四节　消化不良

一、什么是消化不良？

消化不良是指位于上腹部的一个或一组症状，主要有上腹部疼痛、烧灼感、餐后饱胀感及早饱，可同时伴有上腹部胀气、嗳气、恶心和呕吐等。可为器质性或功能性原因所致。对未发现器质性疾病所致者，又称为功能性消化不良（functional dyspepsia，FD）而无器质性疾病所致者，称为功能性消化不良。

二、消化不良的病因有哪些？

根据能否找到病因，消化不良分为器质性和功能性消化不良。

1.器质性消化不良　多由食管、胃肠道、肝、胰腺等消化器官疾病所致，全身系统性疾病或代谢性疾病，如甲状腺疾病、糖尿病、尿毒症等也可以产生消化不良的症状。

2.功能性消化不良　具有消化不良的多个症状，经检查鉴别未发现消化道器质性疾病或其他全身性疾病，其发病原因可能与胃肠运动功能紊乱、胃酸分泌增加、幽门螺杆菌感染或精神因素相关。

三、如何诊断和评估消化不良？

（一）诊断

消化不良是基于症状的诊断，对具有上腹疼痛、烧灼感、餐后饱胀感及早饱、嗳气、反酸等症状中的一个或多个，症状持续或反复发作，病程超过1个月或在过去的12个月间累计超过12周，可诊断为消化不良。

对消化不良患者需要从多方面如有无“警报症状”、症状频率和严重程度、心理状态等综合评估，以帮助寻找病因及诊断病情。对有消化道肿瘤家族史，或出现血便、黑粪、贫血、进行性吞咽困难、消瘦、发热和黄疸等“警报症状”的患者，尤其应注意寻找器质性病因。

（二）评估

1.是否有“警报症状”：“警报症状”主要是指血便、黑粪、贫血、进行性吞咽困难、乏力、发热、持续呕吐、腹部肿物和黄疸。出现上述“警报症状”者，需要排除可能导致“警报症状”的器质性病变。

2.年龄及消化道肿瘤家族史：对首次诊断消化不良的年龄＞40岁的患者，或任何年龄但有结直肠癌家族史者，需要定期进行胃肠镜检查以筛查消化道器质性疾病。

3.症状频率和严重程度、心理状态的评估有助于制订治疗决策。

4.对无器质性疾病的患者，建议有条件者考虑幽门螺杆菌检查。

四、哪些情况的消化不良可以在基层医院治疗？如何治疗？

在上级医院排除了器质性病变的慢性功能性消化不良，或原发病控制较好的器质性消化不良可以在基层医院随诊及治疗。主要是对症治疗，遵循综合治疗和个体化治疗的原则。

（一）一般治疗

建立良好的生活习惯，避免烟、酒、浓茶、咖啡及服用非甾体抗炎药。若无特殊食谱，避免食用个人生活中诱发症状的食物。注意根据不同患者的生理心理年龄特点进行心理干预。失眠、焦虑者可适当予以镇静药。

（二）药物治疗

本病无特效药，主要是经验治疗。

1. *抑制胃酸分泌药*　多数用于以上腹痛为主要症状的患者，可选择性地用H_2受体拮抗药或质子泵抑制剂，如奥美拉唑。

2. *促胃肠动力药*　选择性服用多潘立酮、甲氧氯普胺、莫沙必利片等。适用于以腹胀、早饱、嗳气为主要症状的患者。

3. *根除幽门螺杆菌治疗*　有幽门螺杆菌感染的功能性消化不良患者，可以尝试抗生素治疗。

4. *抗抑郁药*　如对症治疗无效，经评估考虑抑郁症状或状态者，需要在专科医师指导下服用。

5. *其他*　可用黏膜保护剂，如铝碳酸镁片。

6. *中医中药*　以上腹胀痛、反酸嗳气为主的，可选用香砂养胃片；上腹痛、情绪抑郁低落者可选用胃苏颗粒。

五、什么时候应该转诊？

以下情况需要考虑转诊：①具有“报警症状”和体征。>40岁，近期出现消化不良症状，有消瘦、贫血、呕血、黑粪、吞咽困难、腹部包块、黄疸等，消化不良症状进行性加重。

②消化道肿瘤家族史。③对有“报警症状和体征”者，必须进行彻底检查直至找到病因。

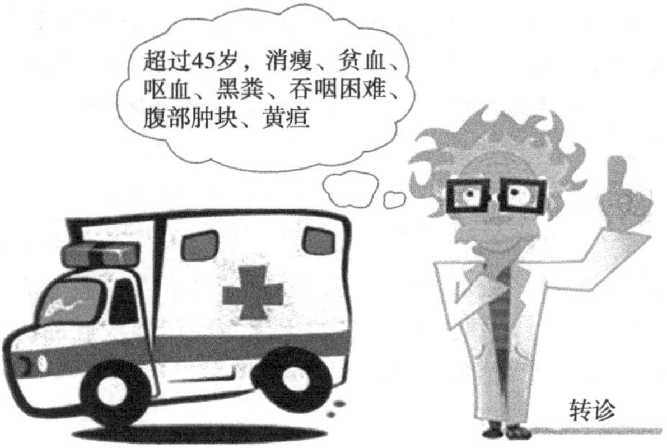

（赖国彬　苏　畅）

参考文献

[1] 陈建德，成家飞. 功能性消化不良和胃轻瘫的病理生理学和治疗新进展. 中华消化杂志，2021，41（01）：E1

[2] 中华医学会消化病学分会胃肠动力学组. 中国功能性消化不良专家共识意见（2015年，上海）. 中华消化杂志，2016，36（4）：217-229

第五节　慢性胃炎

一、什么是慢性胃炎？

慢性胃炎是一种由多种不同病因引起的慢性胃黏膜炎症性疾病，是最常见的消化道疾病之一。部分患者在后期可出现胃黏膜固有层腺体萎缩、化生，继而出现上皮内瘤变，与胃癌发生密切相关。慢性胃炎可分为慢性浅表性胃炎（非萎缩性胃炎）和慢性萎缩性胃炎两大类。

二、慢性胃炎的原因有哪些？

幽门螺杆菌（Hp）感染是导致慢性胃炎的主要原因。过冷、过热或粗糙的食物、长期饮烈性酒、浓茶、浓咖啡均可破坏胃黏膜保护屏障而发生胃炎，其他原因包括胆汁反流、抗血小板药物、非甾体抗炎药（NSAID）、自身免疫等因素（图4-5-1）。

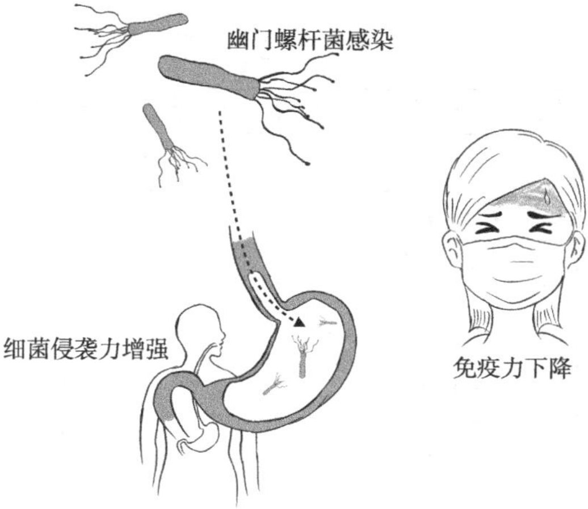

图4-5-1　慢性胃炎的病因

三、慢性胃炎有哪些临床表现？如何诊断及评估？

慢性胃炎缺乏特异性症状，因此难以通过症状来判断病变的严重程度。大多数患者常无症状或有不同程度的消化不良症状，如上腹隐痛、食欲缺乏、餐后饱胀、反酸等。慢性萎缩性胃炎患者可能有贫血、消瘦、舌炎、乏力、腹泻等，个别患者伴黏膜糜烂者，并可伴有出血，如呕血、黑粪。症状常反复发作，无规律性腹痛，疼痛经常出现于进食过程中或进餐后，多数位于上腹部、脐周、部分患者部位不固定，轻者间歇性隐痛或钝痛、严重者为剧烈绞痛。

上消化道内镜检查是诊断慢性胃炎的最主要方法，对评估慢性胃炎的严重程度及排除其他疾病具有重要价值。建议常规检测幽门螺杆菌（Hp）。

慢性胃炎症状无特异性，除了上腹部压痛外，一般无特殊的阳性体征，仅凭病史及症状，难以与消化性溃疡、慢性胆囊炎甚至消化道恶性肿瘤相鉴别，常需要检查血常规、粪便常规、粪便隐血试验、Hp检查、肿瘤标志物，胃镜、超声检查等辅助检查进一步确诊（图4-5-2）。

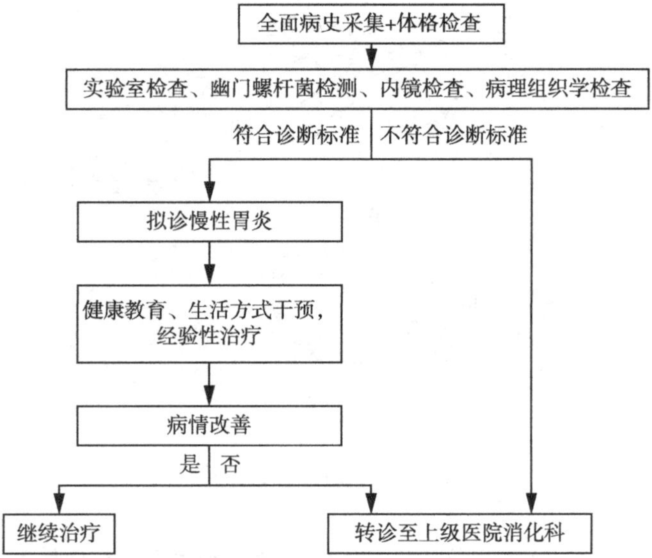

图4-5-2　慢性胃炎的诊断和治疗流程

四、哪些情况可以在基层医院治疗？如何治疗？

因基层医院缺乏胃镜检查，因此主要治疗曾经在上级医院确诊、但症状反复的患者。主要治疗目的是经验治疗，以缓解临床症状，指导保健、生活方式干预为主。

大部分慢性浅表性胃炎可逆转，少部分可转为慢性萎缩性胃炎。慢性萎缩胃炎随年龄增长逐渐加重，但轻症亦可逆转。因此，对慢性胃炎治疗应及早从慢性浅表性胃炎开始，对慢性萎缩性胃炎也应坚持治疗。

1. 健康教育及生活方式干预　避免暴饮暴食、辛辣刺激食物，少吃熏制、腌制、富含亚硝酸盐和硝酸盐的食物；避免长期大量饮酒、喝浓茶、喝咖啡、吸烟；保持良好心理状态，生活规律，保证充足的睡眠，加强锻炼提高身体素质。提倡公筷及分餐制以减少Hp感染的机会。

2. 药物治疗　疼痛发作时可考虑用阿托品、颠茄合剂等。胃酸增高可用PPI质子泵抑制剂如奥美拉唑等，症状较轻者可用H_2受体拮抗药如雷尼替丁、氢氧化铝胺等。胃酸缺乏或无酸者可予胃蛋白酶合剂，伴有消化不良者可考虑用胰酶片、多酶片等助消化药。胃黏膜活检发现幽门螺杆菌者需加服抗生素治疗。胆汁反流明显者可用甲氧氯普胺和（或）多潘立酮片以增强胃窦部蠕动，减少胆汁反流。铝碳酸镁片、考来烯胺、硫糖铝可与胆汁酸结合，以缓解症状。

3. 中医中药　以腹胀、反酸、嗳气、食欲缺乏为主要症状者，可用香砂养胃丸或三九胃泰颗粒，对胃痛、大便不通畅者可使用胃苏颗粒。针灸治疗对慢性胃炎的症状改善有作用，用温灸配合艾灸，例如选穴足三里、关元，可有效缓解慢性胃炎脾胃虚寒证患者的症状。

五、什么时候应该转诊？

①怀疑慢性胃炎，需要行胃镜检查确诊的；②经对症治疗、生活方式干预症状持续不缓解甚至加重的；③出现下列报警症状之一者，如消瘦、黑粪、呕血、贫血、呕血或呕咖啡样物、黄疸、腹部包块。

（赖国彬　苏　畅）

参考文献

[1] 中华医学会．慢性胃炎基层诊疗指南（2019年）．中华全科医师杂志，2020，19（9）：768-773

[2] 中华医学会．消化系统疾病基层诊疗指南编写专家组．慢性胃炎基层诊疗指南（实践版·2019）．中华全科医师杂志，2020，19（9）：776-780

第六节 缺铁性贫血

一、什么是贫血？贫血如何分类？

贫血是指外周血中红细胞计数或血红蛋白含量低于正常范围下限，不能运输足够的氧至组织而产生的临床综合征，可继发于多种疾病，患者常因头晕、面色苍白、乏力来求诊。临床主要根据血红蛋白（Hb）水平诊断贫血，一般通过检查血常规（又称血象）即可明确是有无贫血。因海拔、年龄、性别、种族不同，贫血的诊断标准有一定差异，中国不同人群的贫血诊断标准见表4-6-1。

表4-6-1 中国不同人群的贫血诊断标准

人群	Hb（g/L）
成年男性	＜120
成年女性	＜110
孕妇	＜100
6月龄～6岁	＜100
6～14岁	＜110

表中正常值均为海平面条件下血红蛋白水平，通常海拔每升高1000m，血红蛋白水平升高4%

贫血的病因众多，临床特点各不相同，分类方法较多，常用的分类方法有根据病程、红细胞形态、贫血的严重程度及病因分类，不同的分类方法对指导贫血的诊治思路均具有一定意义，其中以红细胞形态学分类及病因分类对各类贫血性疾病的诊断和鉴别诊断价值最大。

1.根据贫血的病程 分为急、慢性贫血。

2.根据Hb的水平 可将贫血的分为轻、中、重及极重度贫血。Hb＞90g/L为轻度贫血，60～90g/L为中度贫血，

30～59g/L为重度贫血，＜30g/L为极重度贫血。

3.按红细胞形态分类　采用红细胞的参数进行分类：依据平均红细胞体积（MCV）、红细胞平均血红蛋白量（MCH）及平均血红蛋白浓度（MCHC）对贫血进行分类，参数由血细胞分析仪自动计算。

MCV指每个红细胞的平均体积，以fl为单位，正常值为80～100fl；MCHC平均每升血液中的含有的血红蛋白量，单位为g/L，正常值为320～360g/L。根据这两个参数，可将贫血分为三大类，①正常细胞性贫血：MCV、MCHC均正常，见于大部分贫血性疾病如急性失血性贫血，多数溶血性贫血、再生障碍性贫血、各种恶性血液病如白血病所致贫血；②小细胞低色素性贫血，MCV＜80fl，MCHC＜320g/L，常见病因为缺铁性贫血、珠蛋白生成障碍性贫血；③大细胞性贫血：MCV＞80fl，MCHC正常，常见于巨幼细胞贫血及骨髓增生异常综合征。

4.根据贫血的病因及发生机制分类　主要有：①红细胞生成减少性贫血，见于骨髓造血功能衰竭如再生障碍性贫血，造血原料缺乏如营养性贫血，造血干细胞恶变如白血病；②红细胞破坏过多，即溶血性贫血；③失血性贫血，可分为急性失血和慢性失血，慢性失血性贫血常合并缺铁性贫血。

二、贫血有哪些临床表现?

生理情况下，血红蛋白与氧结合，通过血液循环把氧气输送到全身组织器官，贫血时全身各大脏器供血供氧减少，从而导致全身各大系统症状。①全身症状：乏力疲倦；②皮肤黏膜：面白苍白无华、唇色淡白；③神经系统：头晕、眼花、耳鸣、注意力难集中、失眠多梦等；④循环系统：活动后可发生心悸气短；⑤消化系统：消化不良、腹胀、胃口差等。婴幼儿及儿童还可有生长发育迟缓。最常见的症状为乏力、面色苍白、头晕。

贫血症状是否明显取决于导致贫血的病因、贫血的严重程度、贫血发生的速度及年龄、机体的代偿能力等因素有关，急性贫血症状一般较明显，慢性轻中贫血主要表现为面色苍白或萎黄，头晕及全身乏力。

三、贫血是否由缺乏营养引起？什么是“营养性贫血”？缺铁性贫血有哪些临床表现？

贫血的病因众多，缺乏营养是引起贫血的最常见原因之一，即营养性贫血，包括缺乏铁所致的缺铁性贫血及缺乏叶酸和维生素B_{12}所致的巨幼细胞贫血，其中铁缺乏是全球特别是发展中国家最常见的营养问题之一，据统计，我国营养性贫血患者中有90%以上为缺铁性贫血。

缺铁性贫血主要表现为3个方面（图4-6-1）。①贫血的临床表现：如面色苍白、头晕、眼花、耳鸣、乏力、活动后胸闷、气短、小儿生长发育迟缓等；②缺铁引起的症状：如头发指甲变脆、口角炎等，少部分人可出现指甲可凹陷曾“匙状”，又称“反甲”；③导致缺铁的原发病表现：如消化性溃疡、肿瘤所致黑粪，痔致便后滴血，妇女月经过多等。

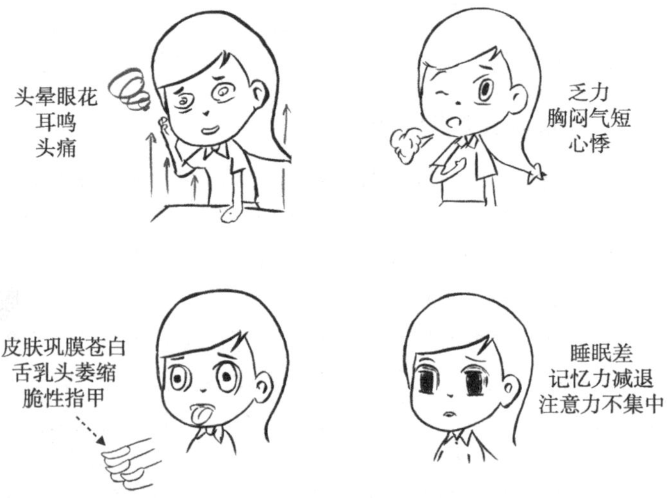

图4-6-1 缺铁性贫血的临床表现

四、为什么缺铁会发生缺铁性贫血？哪些人群容易发生缺铁性贫血？

血红蛋白由珠蛋白（氨基酸多肽链）和血红素组成，血红素的合成需要铁。因此，铁缺乏可致血红蛋白合成减少而导致贫血。

人体铁主要靠从食物中摄取，正常情况下，每天经胃肠道排泄少量铁，慢性失血如月经过多、慢性失血导致铁的额外丢失。缺铁的原因主要有：①铁的需要量增加而摄入不足，最常见为孕妇及生长发育期的小儿；②铁丢失增多，最常见为妇女月经过多；③吸收障碍，铁在十二指肠和空肠上段吸收，胃大切术后、慢性肠道疾病如克罗恩病、长期原因腹泻等，均可导致铁吸收障碍。最容易发生缺铁的人群主要是：①婴幼儿和生长发育期的儿童及青少年；②有月经的妇女；③多次妊娠；④因病理原因有慢性失血情况的，如月经过多、各种原因导致的消化道失血。

五、如何检测"缺铁"？缺铁性贫血的血常规表现？如何诊断"缺铁性贫血"？

当机体的铁需求大于供给，就会发生缺铁，通过检测体内的一系列铁代谢指标可验证体内铁的代谢状况，铁代谢指标包括铁蛋白、血清铁、总铁结合力、转铁蛋白饱和度及骨髓铁染色等。最常用且简便易行的指标是血清铁蛋白，铁蛋白是反映体内铁储存的敏感指标，铁蛋白低于正常值说明体内铁耗尽。铁蛋白降低而无贫血的阶段是体内铁耗尽状态，一般无临床症状，不易被发现，缺铁最终会引起缺铁性贫血，患者在此阶段常因出现各种相关症状而求诊。

缺铁性贫血的血常规典型表现是小细胞低色素性贫血，即在贫血的基础上，红细胞的3个参数：MCV、MCH及MCHC均低于正常值低限，缺铁性贫血是最常见的小细胞低色素性贫血（图4-6-2）。

缺铁性贫血诊断不难，同时具备小细胞低色素性贫血和缺铁的实验室证据即可诊断。比如，在小细胞性贫血的基础上，铁蛋白低于12μg/L，可诊断为缺铁性贫血。铁蛋白容易受到肝病、感染、肿瘤等慢性病的影响而升高，对铁蛋白正常或增高，但根据血象（图4-6-2）及临床表现仍怀疑为缺铁性贫血的患者，需要检查其他铁代谢指标如血清铁、总铁结合力、转铁蛋白饱和度及血清转铁蛋白受体辅助判断是否存在铁缺乏，极少部分诊断困难者需要进行骨髓检查以了解骨髓造血及骨髓铁染色确诊。需要注意的是，缺铁性贫血是多种病因引起的一种临床表现，不应满足于诊断出缺铁性贫血，更要寻找引起缺铁性贫血的病因，导致缺铁性贫血的病因才是“罪魁祸首”，有时缺铁的病因比贫血本身更为严重，如胃癌伴消化道慢性失血导致的缺铁性贫血。只有找到病因，才能根治。

××××医院　　检验医学

性　　别：男　　年　　龄：65岁

临床诊断：　　科　　别：血液内科二区

项目名称		结果	
异型淋巴细胞计数		0.05	$\times10^9$/L
红细胞计数	↓	1.64	$\times10^{12}$/L
血红蛋白	↓	26	g/L
红细胞压积	↓	0.102	
平均红细胞体积	↓	62.3	fl
MCH	↓	15.8	pg
MCHC	↓	254	g/L
RBC分布宽度CV	↑	0.175	
血小板计数		247	$\times10^9$/L
血小板平均体积	↓	7.9	fl
血小板分布宽度		11.0	fl
血小板压积		0.20	

图4-6-2　缺铁性贫血的血象表现

MCH. 红细胞平均血红蛋白量；MCHC. 红细胞平均血红蛋白浓度

缺铁性贫血需要与其他小细胞低色素性贫血相鉴别，此类疾病主要有珠蛋白生成障碍性贫血、慢性病贫血、铁粒幼细胞性贫血。

在基层医院，因缺乏确诊缺铁性贫血检查的手段，识别患者可能存在贫血或者缺铁性贫血，及时转诊或转介尤为重要。在接诊以贫血相关症状为主诉的患者时，应全面询问病史、仔细检查有无贫血的症状、体征，是否有引起缺铁性贫血的病因，比如儿童喂养不足、青少年偏食、妇女月经过多、有没有黑粪、血便等慢性消化道失血症状，另外还需要询问贫血病因方面的鉴别诊断症状，以避免漏诊误诊。

六、食疗能治疗贫血吗？缺铁性贫血应该如何治疗？服用铁剂到血红蛋白恢复正常就可以停药吗？

如已确诊为缺铁性贫血，食疗是不足够的，必须补充铁剂。治疗缺铁性贫血主要是两个方面：①去除病因，如病因为摄入铁不足，需调整饮食结构；慢性失血如月经过多，应到妇科调节月经；消化道失血必须明确病因并治疗原发病。②补充铁剂，首选口服铁剂，例如琥珀酸亚铁0.1g，每日3次，进餐或餐后服用铁剂，可减少对胃肠道的刺激，减少胃肠道反应。存在口服铁剂吸收障碍的患者，建议肌内注射或静脉补充铁剂。

去除病因的情况下，一般补铁2周可观察到血红蛋白上升，2个月左右血红蛋白回升至正常。当血红蛋白回升至正常后，不能立刻停服铁剂，仍需继续口服铁剂3～6个月，以补足体内储存铁。

因检查手段缺乏，基层全科医师主要管理已经在上级医院确诊的患者，对此部分患者，需要监督患者足疗程补铁，当补铁效果不佳时，及时评估及寻找原因，主要原因有：①服药依从性情况；②有无影响药物吸收的因素，如服用铁剂后立即饮用牛奶或浓茶；③导致缺铁的原因未去除；④有无影响吸收的消化道疾病。充分分析影响疗效的因素并予纠正，对缺铁病因未去除的患者，必须强调去除病因。

七、缺铁性贫血能预防吗？

对容易发生缺铁性贫血的人群，如儿童、青少年、孕妇、青春期妇女，科学均衡的饮食能在很大程度上避免缺铁性贫血的发生。各种肉类，特别是“红肉”如牛羊肉，含有丰富的二价铁，容易吸收，是食物铁的最大来源，因此饮食中应注意补充“红肉”，同时配合维生素含量丰富的蔬菜水果，促进铁吸收。对婴幼儿，应及早添加富含铁的食品，如蛋类、动物肝脏等；对青少年，应纠正偏食习惯，定期查、治寄生虫感染。

对有胃肠道疾病如消化性溃疡及痔等疾病者，应积极治疗，防止因慢性消化道失血而发生缺铁性贫血。

八、什么情况需要考虑转诊？

下列情况考虑转诊：①无足够的检查手段明确贫血原因；②血常规除贫血外，合并白细胞或血小板减少；③出现下列警报症状，发热、皮肤黏膜出血或其他出血表现、黄疸、水肿、尿少、消瘦、黑粪、血便、骨痛；④各种原因如消化道出血、创伤等原因致急性贫血；⑤口服铁剂无法吸收者。

（苏　畅）

参考文献

张之南，郝玉书，赵永强. 血液病学. 2版. 北京：人民卫生出版社，2005

第七节　肾　结　石

一、何为肾结石？

肾结石是尿中的晶体物质（如钙、草酸、胱氨酸、尿酸、磷酸镁氨等）在肾脏的异常聚积，结晶析出后形成结石。肾结石是泌尿系统常见病、多发病，男性发病多于女性。本病多发生于青壮年，结石中90%含有钙，其中草酸钙结石最为常见。

二、肾结石的病因有哪些？

肾结石形成的主要病因为人体代谢异常，尿液中的盐出现溶解与沉淀之间失衡，结晶析出形成结石。常见成分包括钙、草酸、胱氨酸、尿酸、磷酸镁氨等，任何代谢异常导致尿中上述成分增多，均可形成结石。其他如饮水过少、饮用水中矿物质过多、尿路畸形、膀胱输尿管反流、尿路梗阻、药物等，都是肾结石形成的病因或诱因。

三、肾结石有哪些临床表现？

肾结石的临床症状取决于结石的大小、形状、位置和有无合并感染、梗阻等并发症。肾结石可无症状，常见的症状有腰痛、腹痛甚至绞痛、血尿、恶心、呕吐等。如果合并泌尿系统感染，可出现畏寒、发热等症状。

1.*腰痛*　肾结石患者常有不同程度的腰痛。症状和结石大小、位置有关。大结石移动度较小，常表现为腰部酸胀不适，腰部隐痛或钝痛。小结石移动度较大，甚至可掉落入输尿管，引发肾绞痛，表现为骤然发生的腰腹部刀割样剧烈疼痛，可沿输尿管放射至膀胱甚至睾丸。肾绞痛呈阵发性，疼痛可持续数分钟至数小时。发作时患者面色苍白，大汗淋漓、辗转不安，常伴有恶心、呕吐。

2.*血尿*　少数为肉眼血尿，大部分为镜下血尿。常伴随疼痛。

3.*排石史*　可有沙粒或小结石随尿排出。

4.*感染*　合并感染时可出现白细胞尿或脓尿，急性发作时可有畏寒、发热、腰痛、恶心、呕吐、尿频、尿急、尿痛等症状。

5.*肾功能不全*　一侧肾结石引起梗阻，可引起该侧肾积水和进行性肾功能减退；双侧肾结石或孤立肾结石引起梗阻，可发展为肾功能不全。

6.*尿量减少*　双侧肾结石引起两侧尿路梗阻，或孤立肾或唯一有功能的肾结石梗阻，可发生尿量突然减少，如不及时解除梗阻，可发展至肾功能不全。

四、如何诊断肾结石？

根据腰痛的部位和性质、血尿等典型症状，查体有肾区叩击痛，或从尿中排出结石者，可初步诊断肾结石。如果合并发热，尿中有白细胞或脓细胞，考虑结石合并感染。如尿量明显减少，考虑肾结石合并梗阻。超声、腹部X线片等影像学检查能进一步明确诊断。肾结石的诊断常需要与其他泌尿系统结石如输尿管、膀胱、尿道结石相鉴别。还需要与急性胆囊炎、胆囊结石、急性阑尾炎、急性胃肠炎、消化性溃疡、胃肠道穿孔、肾盂肿瘤相鉴别；女性还需要注意与卵巢囊肿蒂扭转、异位妊娠破裂等相鉴别。

五、如何治疗肾结石?

（一）一般治疗

多饮水，利于减少结石的形成和促进小结石的排出，建议每日尿量保持在2000ml以上，以至尿液清亮为宜。避免进食浓茶、菠菜、豆腐、果仁、动物内脏、肉类、含钙丰富的饮食。

（二）药物治疗

1.*急性期治疗*　急性肾绞痛发作时可使用镇痛药和解痉药。常用的镇痛药为非甾体类，如双氯芬酸等。如疼痛无法缓解，可使用阿片类镇痛药。解痉药常用M型胆碱受体阻滞剂、钙通道阻滞剂、黄体酮、阿托品和山莨菪碱（654-2）等，可松弛输尿管平滑肌，缓解痉挛。

2.*排石治疗*　可服用尿石通或其他有通淋排石作用的中药等；合并高尿酸血症或痛风患者，考虑尿酸性结石，可服用碳酸氢钠等增加尿酸的排泄。也可行体外震波碎石排石治疗。

3.*合并感染*　应及时应用抗生素抗感染治疗。

4.*手术治疗*　合并尿路梗阻、积水者，非手术治疗观察3～6个月，梗阻仍不能解除，或肾盂大而固定的鹿角形结石，有手术指征，需要手术治疗，可行微创或切开取石。

六、肾结石可能导致哪些并发症?

肾结石常见并发症包括感染、尿路梗阻、长期合并感染或梗阻引起的肾功能不全、肾脏局部压迫损伤甚至长期刺激发展至鳞状上皮癌。

七、体检发现肾结石怎么办?

腹部超声是体检的常规项目，常有人在体检时发现结石，但平常并无不适。一般来说，对于无症状的直径＜6mm、非特殊位置的肾结石，定期复查即可，如发生感染或肾绞痛需及时就诊。不用特殊治疗，也可尝试排石中成药，肾结石为6～20mm的中等大小结石，去综合医院泌尿外科咨询是否需要体外碎石，特殊位置如肾盂或结石合并积液，则可能需要手术。

八、什么情况需要转诊?

肾绞痛反复发作者；反复合并感染者；反复合并血尿者，甚至无痛性肉眼血尿；尿量突然减少，甚至无尿；合并肾功能不全。

（段文娟）

参考文献

[1] 王海燕. 肾脏病学. 3版. 北京：人民卫生出版社，2009
[2] 那彦群、叶章群、孙颖浩，等. 中国泌尿外科疾病诊断治疗指南. 3版. 北京：人民卫生出版社，2013
[3] 吴孟超，汪建平，赵继宗. 外科学. 9版. 北京：人民卫生出版社，2018

第八节 结 膜 炎

一、什么是结膜炎?

结膜炎是发生于结膜组织炎症性疾病的总称，是眼科常见病、多发病。

二、结膜炎的病因是什么?

1.感染性 各种微生物感染，如细菌、病毒、衣原体、真菌、寄生虫等。

2.非感染性　过敏（变态反应），各种机械性、物理性（热、光、电、放射线）、化学性外伤等刺激。

三、如何为结膜炎患者作出诊断?

询问病史，了解发病经过、临床症状和体征。

1.急性细菌性结膜炎　急性发病，有大量黏液脓性分泌物、疼痛和明显的眼部炎症（结膜明显充血，严重者伴有眼睑肿胀、结膜分泌物形成假膜）。

2.急性病毒性结膜炎　急性发病，出现大量水样分泌物、疼痛和明显的眼部炎症（结膜明显充血水肿，部分患者有结膜点、片状出血。严重者伴有眼睑肿胀，可合并耳前淋巴结肿大）。

3.急性衣原体性结膜炎　急性发病，出现大量黏液或黏液性分泌物、异物感、畏光、流泪和明显的眼部炎症（结膜明显充血，严重者伴有眼睑肿胀。上、下穹窿部结膜大量滤泡增生，可合并耳前淋巴结肿大）（图4-8-1）。

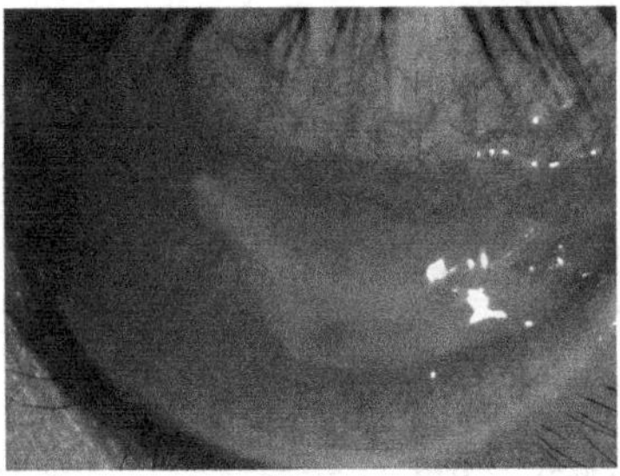

图4-8-1　急性结膜炎结膜充血与黏液分泌物

4.过敏性结膜炎（变态反应性结膜炎）　急性或慢性起病，部分有季节性。发病时有黏液性分泌物、眼痒、不同程度的结膜充血和水肿，睑结膜有大量乳头增生。季节性发病者多伴有过敏性鼻炎。

5.慢性结膜炎　可为感染性（细菌、病毒、衣原体、寄生虫）或非感染性（过敏、外界环境因素刺激如灰尘、强光、风沙、有害气体等、眼局部刺激如睑缘炎、倒睫、泪道阻塞等）。患者自觉症状个体差异比较大，有些患者的主观不适症状超过临床体征显示的病变程度，有些患者没有明显主观症状。常见症状有眼异物感、痒、刺痛、干涩、视疲劳。

结膜充血较轻，分泌物量少，多为白色泡沫样，常聚集在眦部。

四、基层全科医师应如何治疗各种结膜炎？

对一般情况好，视力正常，没有并发症者，并且基层医院有相应药物，可以在基层医院治疗，主要治疗原则如下。

1.急性细菌性结膜炎和急性病毒性结膜炎容易传染，必须注意消毒和隔离。患者的洗脸用具如脸盆、毛巾、手帕等每次使用后要用沸水消毒。医护人员也要注意手卫生。

2.针对病因治疗：细菌性结膜炎可用氯霉素滴眼液滴眼，用左氧氟沙星滴眼液、加替沙星滴眼液等喹诺酮类抗生素滴眼液效果更好。病毒性结膜炎可用利巴韦林（病毒唑）滴眼液、阿昔洛韦滴眼液等抗病毒滴眼液滴眼。病毒性结膜炎的抗病毒中药治疗，可给予连花清瘟胶囊，或双黄连口服液。衣原体性结膜炎可用氯霉素滴眼液滴眼。过敏性结膜炎可用色甘酸钠滴眼液等抗过敏滴眼液滴眼，严重者可口服氯雷他定片等抗过敏药物。

3.对症治疗：对于分泌物多的急性细菌性结膜炎和急性病毒性结膜炎患者，可用生理盐水冲洗结膜囊，每日1～2次。若分泌物不多，可用消毒棉签蘸相应的滴眼液或生理盐水清洁眼部。

五、什么时候应该转诊？

①治疗无好转超过3天；②没有合适的药物；③出现如下警告症状之一：视力下降，伴随症状提示为严重感染或伴有全身性疾病，生命体征不稳定者。

（吴河坪）

参考文献

［1］张伦占．临床治疗细菌性结膜炎124例的经验总结．国际眼科杂志，2014，10（14）：1908-1910

[2] 龚岚，孙兴怀，邱晓頔．加替沙星和左氧氟沙星治疗细菌性结膜炎的疗效对比研究．中华眼科杂志，2010，6：525-531

第九节　痛　　经

一、什么是痛经？

很多女性都有过这种体验：来月经前后及月经期间下腹坠胀甚至疼痛，寝食难安，甚至需要服用镇痛药缓解疼痛，这就是痛经。痛经是最常见的妇科症状之一，指行经前后或月经期出现下腹部疼痛、坠胀，伴有腰酸或其他不适。症状严重者可出现面色苍白、恶心、呕吐、出冷汗甚至晕厥等，影响正常生活和工作。

二、痛经的分类及其病因是什么？

痛经按有无原发病因分为原发性痛经及继发性痛经，原发性痛经是指生殖器无器质性病变的痛经，占痛经的90%以上；继发性痛经是指由盆腔器质性病变引起的痛经（表4-9-1）。

表4-9-1　痛经的分类及病因

分类	器质性疾病	占痛经的比例	病因及机制
原发性痛经	无	90%以上	子宫内膜和月经血中前列腺素含量升高，使子宫平滑肌过强收缩，血管痉挛，造成子宫缺血、缺氧状态而出现痛经
继发性痛经	有	10%以下	盆腔器质性疾病，常见引起继发性痛经的疾病：①子宫内膜异位症；②子宫腺肌病；③盆腔炎性疾病；④宫内节育器相关；⑤宫颈管或宫腔粘连；⑥生殖道子宫畸形等

三、痛经的主要临床特点有哪些?

（一）原发性痛经

1.始发年龄　在青春期多见，常在初潮后1～2年发病。

2.疼痛性质　常呈痉挛性，通常位于下腹部耻骨上，可放射至腰骶部和大腿内侧。

3.疼痛持续时间　大多数情况下，月经来潮后即开始，最早出现在经前12小时，以行经的第1天疼痛最为剧烈，持续2～3日后可逐渐缓解。

4.伴随症状　可伴有恶心、呕吐、腹泻、头晕、乏力等症状，严重时面色发白、出冷汗，甚至晕厥。

5.妇科检查　常无异常发现。

6.预后　生育过后可能会缓解。

（二）继发性痛经

1.始发年龄　月经初潮数年后出现，好发于生育年龄女性。

2.疼痛性质　疼痛多位于下腹、腰骶及盆腔中部，有时可放射至会阴部、肛门及大腿。

3.疼痛持续时间　常于月经来潮时出现，并持续至整个经期。少数患者可出现持续性下腹痛，经期加剧。

4.伴随症状　部分患者有非经期疼痛、性交不适或性交痛；伴有月经异常。

5.妇科检查　子宫位置固定，子宫增大变硬，或附件区可触及包块，盆腔韧带增粗，甚至有触痛结节。

6.预后　进行性加重。

四、如何诊断痛经?

根据月经期下腹坠痛，妇科检查无阳性体征即可诊断原发性痛经。诊断时注意排除继发性痛经。

继发性痛经常在初潮后数年方出现症状，多有妇科器质性疾病史或宫内节育器放置史，妇科检查有异常发现，必要时可行腹腔镜检查加以鉴别。

采集病史应该注意询问：①月经初潮及月经前后或经期

下腹疼痛的年龄；②月经量的多少，是否有血块，月经周期长短及是否规律；③疼痛与月经周期的关系，如经前第几天开始疼痛，经期第几天最痛；④下腹痛的伴随症状，是否有恶心、呕吐、头晕、腹泻等不适；⑤性生活时是否疼痛（如有性生活）；⑥是否有子宫内膜异位症、盆腔感染或宫内节育器放置史；⑦家族中其他女性是否有类似症状。

五、基层全科医师如何治疗痛经?

（一）一般治疗

1.应重视心理治疗，说明月经时的轻度不适是生理反应，消除紧张和焦虑情绪可缓解疼痛。

2.保证休息和充足的睡眠、保持规律而适度的锻炼、戒烟，均对缓解疼痛有一定的帮助。

3.使用加热垫、热水袋或贴在下腹的热敷贴能在一定程度上缓解疼痛。

4.疼痛不能忍受时可辅以药物治疗。

（二）药物治疗

1.镇痛药　对疼痛严重影响生活的，通常可选用前列腺素类合成酶抑制剂（解热镇痛药），治疗有效率可达80%。月经来潮即开始服用药物效果佳，连服2～3日。除了可以减轻疼痛外，还能减轻恶心、呕吐、头痛等相关症状，胃肠道溃疡、阿司匹林或相似药品过敏者忌用。自治区常备药物中，可选用布洛芬（200～400mg，每日2～3次）、双氯芬酸钠肠溶片（25～50mg，每日3次）。

2.解痉药　痛经发作期间可用阿托品、颠茄合剂、山莨菪碱（654-2）等药物对症治疗。

3.短效避孕药　通过抑制排卵减少月经血前列腺素含量。适用于要求避孕的痛经妇女，疗效达90%以上。

4.中成药或中医诊治　痛经中医辨证可分为：①气滞血瘀型，常表现腹痛、行经不畅、经血量少且伴血块，此类型可用益母草胶囊，一次2～4粒，每日3次。②寒凝血瘀证型，症见经前或经期小腹冷痛，不能按，得热痛减，月经或见推后，量少，经色暗而有瘀块，面色青白，肢冷畏寒，舌暗、苔薄白，脉沉紧，此类型可使用艾附暖宫丸，一次6g，每日2～3次。③气血虚弱型，经期或经后小腹隐隐作痛，喜按或小腹及阴部空坠不适，量少，色淡，质清稀，面色无华，头晕心悸，神疲乏力，舌质淡，脉细无力，此类型可使用乌鸡白凤丸一次1丸，每日2次。

六、什么情况考虑转诊?

1.疼痛严重，甚至出现痛性晕厥，或严重影响生活，一般镇痛药无法缓解者。

2.伴月经异常，甚至贫血者。

3.病史提示合并器质性病变可能者。

七、如何预防痛经?

痛经的主要预防措施包括注意经期及性生活卫生、加强锻炼、增强体质、避免剧烈运动及过冷饮食、避免不洁性生活、定期体检和积极治疗原发病。

（陈海天）

参考文献

[1] 丰有吉，沈铿．妇产科学．北京：人民卫生出版社，2011：249
[2] 杨帆．女性痛经的发病机制及临床治疗．医疗装备，2016，29（24）：203-206

第十节　骨关节炎及膝骨关节炎

一、什么是骨关节炎?

走路后膝关节疼痛、受凉后关节疼痛、晨起关节肿胀、蹲下站起困难、爬山、上下楼梯困难等，相信很多中老年人有上述症状的困扰，这就是膝关节骨关节炎的表现。骨关节炎（OA）又称老年性关节炎或退行性关节炎，是最常见的关节疾病，发生率随年龄增长而增高，是影响中老年人生活质量最常见的疾病之一。骨关节炎主要的病理特点为关节软骨变性破坏、软骨下骨硬化或囊性变，最常累及膝关节、髋关节、脊柱和手等部位，以膝骨关节最为常见。

二、骨关节炎的病因有哪些？

骨关节炎的病因尚不清楚，可能与高龄、女性、肥胖、职业性过度使用等因素有关（图4-10-1）。

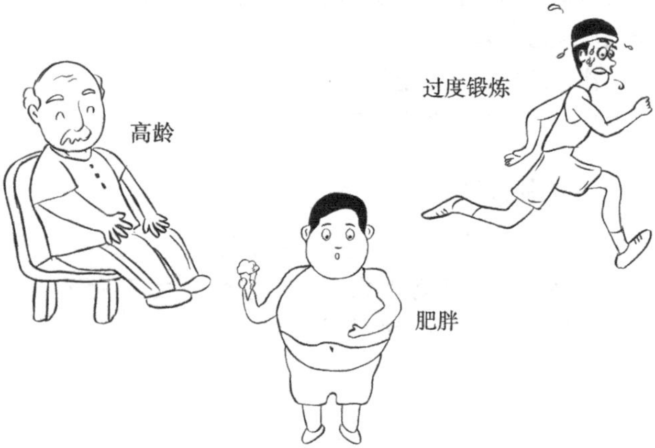

图4-10-1　骨关节炎的病因

三、如何诊断及评估？

OA临床表现为关节疼痛，可伴肿胀，长期可致功能障碍及关节畸形（图4-10-2）。主要症状为关节疼痛，常为休息痛，表现为休息后出现疼痛，活动片刻即缓解，但活动过多后，疼痛又加剧。另一常见症状是关节僵硬，常出现在早晨起床时或白天关节长时间保持一定体位后。检查受累关节可见关节肿胀、压痛，活动时有摩擦感或“咔嗒”声，病情严重者可有肌肉萎缩及关节畸形。疼痛作为最主要的症状，已成为骨骼肌肉系统疾病负担的主要来源之一，我国以膝骨关节炎的疾病负担较重。

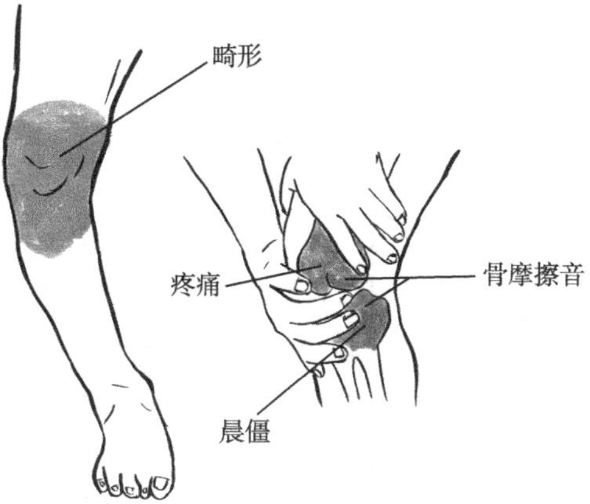

图 4-10-2　膝骨关节炎表现

OA的影像学表现主要包括病变受累关节非对称性关节间隙狭窄、软骨下骨硬化和（或）囊性变、关节边缘骨赘形成等。常规首选普通X线检查，必要时可以考虑CT检查，如需进一步评估软组织也可考虑选择关节超声或磁共振检查。骨关节炎的实验室检查无特异性，主要用于鉴别诊断。OA主要需与其他关节炎如风湿性疾病导致的关节炎、结核骨损害等相鉴别。

根据相关病史、临床表现及X线所见，本病诊断并不难。膝骨关节炎的诊断见表4-10-1，图4-10-3。

表 4-10-1　膝骨关节炎的诊断标准

序号	症状、实验室或X线检查
1	近1个月内反复髋关节疼痛
2	X线片提示关节间隙变窄，软骨下骨硬化和囊性变、关节边缘骨赘形成
3	年龄≥50岁
4	晨僵时间≤30分钟
5	活动时有骨摩擦感

满足1＋和2、3、4、5中的任意2条均可诊断为膝骨关节炎

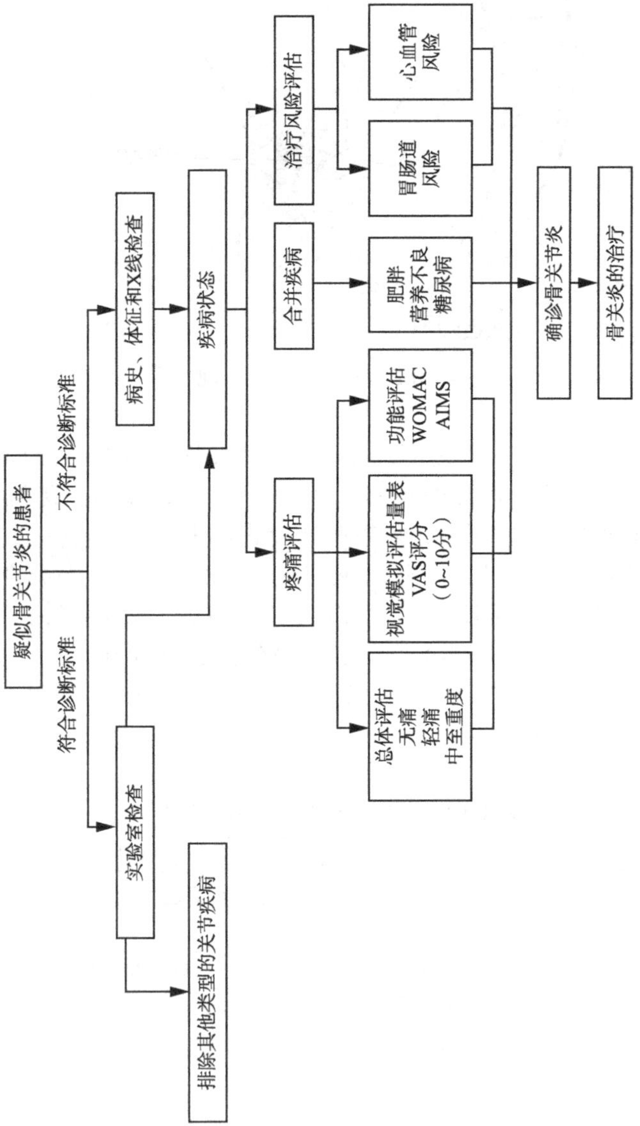

图 4-10-3　骨关节炎的诊断及评估流程

四、基层全科医师应如何治疗骨关节炎？

骨关节炎是慢性病，因基层医院检查条件限制，患者在怀疑该病时，需要到上级医院行影像学检查确诊，确诊后不需要手术或术后康复的患者均可在基层医院治疗。

治疗OA的治疗目的是缓解疼痛，延缓疾病进展，矫正畸形，改善或恢复关节功能，提高患者生活质量（图4-10-4）。

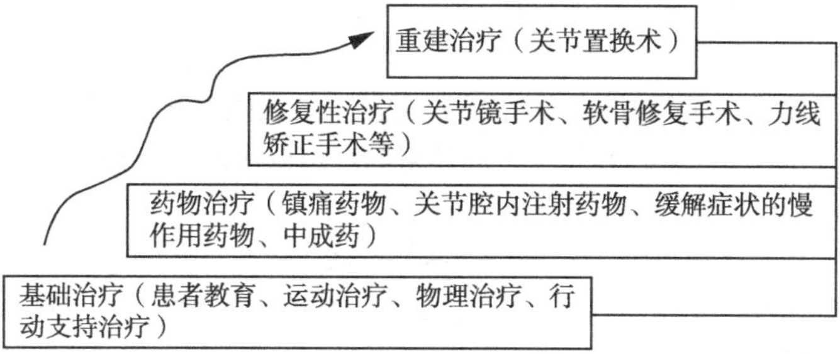

图4-10-4　OA阶梯化治疗示意图

1.药物治疗

（1）非甾体抗炎药物（NSAID）：是缓解疼痛、改善关节功能最常用的药物，包括局部外用药物和口服药物。

1）局部外用药物：在使用口服药物前，建议先选择局部外用药物，可作为膝骨关节疼痛的首选治疗药物，尤其适用于合并胃肠疾病、心血管疾病、身体虚弱或高龄患者。该类药物的剂型包括各种NSAID的凝胶贴膏、乳胶剂、膏剂、贴剂等，如氟比洛芬凝胶贴膏或扶他林软膏。局部外用药物可迅速、有效缓解关节的轻、中度疼痛，其胃肠道不良反应轻微。对中、重度疼痛可与口服NSAID联合应用。

2）口服NSAID：适用于OA疼痛症状持续存在或中重度疼痛患者。基于NSAID可能导致消化道出血，长期大量使用可能导致肾损害等副作用，用药前需注意询问病史，了解相关基础疾病，评估用药风险。用药原则为：①用药前进行危险因素评估，关注潜在内科疾病风险；②根据患者个体情况，剂量个体化；③尽量使用最低有效剂量，避免过量用药及同类药物重复或叠加使用；④用药 3 个月后，根据病情选择相应的实验室检查（如血常规、肝肾功能），监测药物副作用。常用的NSAID有布洛芬、双氯芬酸肠溶片及塞来昔布等。

（2）中医中药：关节炎总体在中医辨证中属“痹症”范畴，中医膏剂、酊剂或贴剂、中成药均有一定疗效。注意贴膏不能连续使用时间过长，避免皮肤破损。

2.关节腔注射药物 可有效缓解疼痛，改善关节功能，但该方法是侵入性治疗，会增加感染的风险，必须严格遵循无菌规范操作。可供关节腔注射的药物包括长效糖皮质激素、玻璃酸钠等。

3.辅助药物 软骨保护剂如硫酸氨基葡萄糖具有缓解症状和改善功能的作用，同时长期服用可以延迟疾病的结构性进展。

4.生活方式治疗 主要是减肥、运动及使用支架。肥胖患者应选择有氧运动减轻体重，以减少关节的负荷。避免长时间攀爬阶梯、爬山、反复跳跃或蹲起等动作。在理疗师指导下适当运动加强膝关节周围肌肉力量有助于增强髌骨关节稳定性及改善疼痛。下肢关节有病变时可用拐杖或手杖，以减轻关节的负担。

5.手术 对晚期病例，在全身情况能耐受手术的条件下，人工关节置换术是目前公认的消除疼痛、矫正畸形、改善功能的有效方法，可以大大提高患者的生活质量。需要注意术前术后功能康复训练，提高术后生活质量。

五、何时应转诊?

①在基层医院治疗效果不佳，需要关节腔注射治疗或有手术指征的患者；②怀疑其他类型的关节炎如类风湿关节炎、骨结核等；③伴发热、皮疹、消瘦等“报警症状”。

六、如何预防?

1.改变不良生活及工作习惯，避免长时间跑、跳、蹲，同时减少或避免爬楼梯、爬山等。减轻体重不但可以改善关节功能，而且可减轻关节疼痛。

2.运动治疗　低强度有氧运动，在体能教练或理疗师指导下进行关节周围肌肉力量训练及功能训练，注意循序渐进。

（赖国彬　吴　晖）

参考文献

[1] 中华医学会骨科分会关节外科学组. 膝骨关节炎阶梯治疗专家共识（2018年版）. 中华关节外科杂志（电子版），2019，13（1）：124-130

[2] 中华医学会风湿病学分会. 骨关节炎诊断及治疗指南. 中华风湿病学杂志，2010，14（6）：416-418

第十一节　腰　背　痛

一、什么是腰背痛?

生活中，常有人在长时间劳作或固定姿势过长时间时感觉“腰背痛”，什么是腰背痛呢？腰背痛（LBP）是指位于肋缘以下、臀横纹（水平臀肌褶纹）以上及两侧腋中线之间区域内的疼痛与不适，伴或不伴大腿牵涉痛。根据病程，可分为急性、亚急性及慢性非特异性疼痛。急慢性腰背痛可由各种全身性或脊柱疾病如自身免疫病、脊柱肿瘤、椎间盘突出、椎管内病变、脊柱结核等特异性疾病所致。除外脊柱特异性疾病及神经根疼痛，病因不明的腰背痛称为非特异腰背痛。

二、腰背痛的原因是什么?

各种腰背痛（包括脊柱特异性疾病所致腰背痛）的病因有：①急慢性损伤；②炎性病变；③脊柱的退行性改变；

④骨的发育异常；⑤姿势不良；⑥肿瘤；⑦内脏疾病引起的牵涉痛；⑧精神因素。

三、腰背痛的具体临床表现有哪些？如何诊断及评估？

（一）慢性非特异性腰背痛

慢性非特异性腰背痛是指病程超过3个月以上，病因不明，除外脊柱特异性疾病及神经根性疼痛以外病因引起的腰背疼痛。

1.临床表现　以腰背部、腰骶部疼痛为主，多同时存在腰部无力、僵硬感、活动受限或协调性下降，严重者甚至可出现睡眠障碍。疼痛于卧床休息后减轻或消失，弯腰、久坐、久站后加重，热敷、按摩等非手术治疗后可暂时缓解。体格检查常可发现疼痛部位肌张力增高或局限性压痛点（trigger point，扳机点）。

2.诊断及评估

（1）首要评估目的：重点评估“红色警示”及评估“黄色警示”相关情况，排除特异性病因所致慢性腰背痛，评估腰背痛预后。所谓“红色警示”是指与特异性、较高危的病因所致腰背痛高度相关的病史、症状及体征，预示全身性疾病所致腰背痛；黄色警示是预示腰背痛向恶化或慢性化进展的相关因素。红色警示及黄色警示内容见表4-11-1，表4-11-2。

表4-11-1　红色警示相关情况

年龄	病史	症状	体检
＜20岁	暴力损伤	持续进展性的非机械性疼痛	持续严重的腰椎弯曲限制
＞55岁	肿瘤 全身性使用皮质醇激素 药物滥用 艾滋病	存在神经系统症状 全身症状（如发热、皮疹） 不能解释的体重下降 胸痛	神经系统体征 腰椎结构变形

表4-11-2　黄色警示相关情况

	发病相关因素	慢性化
个体因素	年龄、体质状况、背痛和腹部肌肉强度、吸烟	肥胖、文化程度低、疼痛和残疾较严重
心理因素	应激/愤怒/焦虑/抑郁，情绪逐渐低落，认知障碍，对疼痛不恰当的关注及理解	悲痛、抑郁、躯体化症状
职业因素	体力劳动，经常弯腰、扭腰，操作震动性工具，工作满意度低，单一重复性工作	工作满意度低、重返工作岗位时无法提供较低强度的工作，需要频繁上举重物

（2）病史询问内容：①疼痛部位；②疼痛程度及加重和缓解的因素；③发病时间；④发病的可能原因；⑤治疗史；⑥对疼痛的态度；⑦既往史；⑧职业；⑨其他信息，如精神心理相关信息，情绪、工作情况、家庭及人际关系等。

（3）诊断流程：可简单分为3步。①询问病史、体检，重点注意红色警示，除外全身性疾病及脊柱特异性病变如自身免疫病、骨结核、肿瘤等；②除外神经根痛，注意检查脊柱触诊及活动度，不要遗漏直腿抬高试验，直腿抬高试验阳性常提示神经根疼痛（图4-11-1）；③排除全身性、脊柱特异病

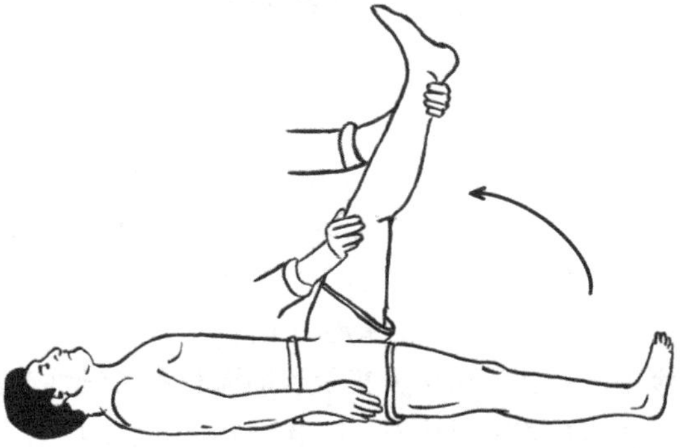

图4-11-1　直腿抬高试验

因、神经根痛，考虑慢性非特异性腰背痛，注意从个人因素、心理因素和社会因素评估黄色警示，评估预后。

（4）影像学评估：存在红色警示或神经根性疼痛的患者需进行影像学评估。常用的影像学检查主要有X线片、CT断层扫描、磁共振成像（MRI）、单光子发射计算机断层成像术（SPECT）和骨密度检查。

（二）急性及亚急性非特异性腰背痛

急性非特异性腰背痛是指病程＜6周，病因不明，除脊柱特异性疾病及神经根性疼痛以外其他原因引起的腰背痛。急性腰背痛常为自限性，约有90%的患者在6周内会出现好转，少部分患者会发展为慢性腰背痛。亚急性非特异性腰背痛指病程在6～12周的腰背痛（图4-11-2）。

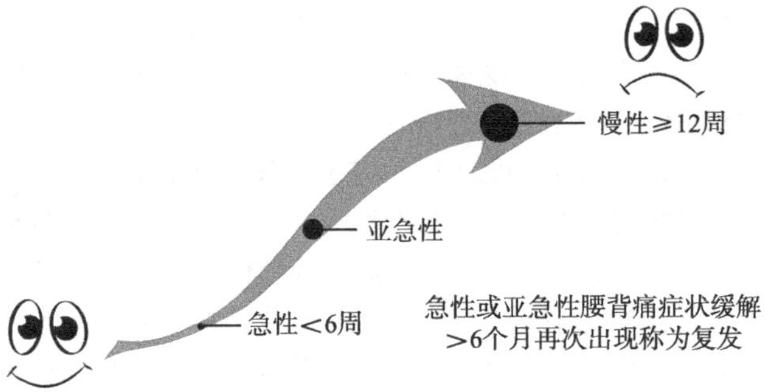

图4-11-2　腰背痛病程

1.临床症状　发病急，常有机械性外力损害过程，如搬抬重物、扭转腰部、长时间久坐、操作震动性工具等；腰背痛表现多样，多较为剧烈，局限性或弥漫性压痛，腰椎活动多可引发腰背痛，伴或不伴有下肢放射性疼痛；多数患者有腰部僵硬感、活动受限或协调能力下降。

2.诊断及评估　病史采集及诊断流程参考慢性非特异性腰背痛，体格检查除脊柱外，注意姿势、步态、腰背部压痛、腰及下肢的关节活动度、下肢的肌力感觉与反射、直腿抬高试验等骨科常规检查。影像学检查（包括X线、CT、MRI）不作为常规检查项目，但对有红色警示症状的患者需要进行影像学检查。对首诊几周后症状无改善或有加重的患者，需重新评估及诊断，评估间隔时间为4～6周，根据情况灵活掌握，再评估时应包括心理因素。

四、基层全科医师可以处理哪些情况？如何治疗？

对经上级医院排除脊柱特异性疾病、神经根痛的非特异性腰背痛可在基层医院治疗。

（一）慢性非特异性腰背痛

最主要的治疗目的是改善躯体功能，恢复正常活动，预防残疾，维持工作能力。

1.西药　药物治疗：短期使用非甾体抗炎药（NSAID）和弱阿片类可用于疼痛缓解；可应用肌松剂（如苯二氮䓬类）缓解疼痛和肌紧张状态；NSAID对于缓解慢性腰背痛有效，考虑到不良反应，建议应用时间不超过3个月。抗抑郁药是治疗慢性腰背痛的辅助用药，经精神心理医师评估，可选择三环类抗抑郁药辅助治疗。

2.中医中药　外用中药活血止痛敷贴如狗皮膏、消痛贴膏，对寒湿痹症可口服中成药如风湿骨痛胶囊辅助治疗。

针灸治疗：穴位选择委中、后溪、中渚、股门、肾俞、命门、夹脊、阿是穴等。

3.物理治疗　包括主动运动与有氧运动。主动运动包括运动控制训练、核心肌群稳定训练、瑜伽及普拉提等，有氧运动包括步行、慢跑、骑自行车、打太极拳等。如有条件，可辅助理疗。

4.认知行为疗法　改变错误认知，改变不良行为和情绪，建立积极向上、健康的生活方式。

（二）急性及亚急性非特异性腰背痛

1.治疗目标：缓解疼痛，改善活动度，改善功能，预防复发，避免向慢性转归。

2.一般治疗：①安抚患者，充分解释及沟通，使患者了解急性非特异性腰背痛并非严重疾病，有望快速康复；②鼓励其配合治疗，尽可能保持活动状态，尽早恢复正常生活和工作。

3.如需要，应最大程度地控制相关症状；处方的药物要尽可能缓解患者的疼痛，规律用药，对乙酰氨基酚、NSAIDs无法有效控制疼痛或控制疼痛不佳时建议加用肌松剂。

五、什么时候应该转诊?

经评估存在红色警示及存在黄色警示的患者，需要应用基层医院不具备的药物控制病情的患者，如弱阿片类（注：由于使用阿片类药物及抗焦虑药物治疗腰背痛的情况有争议，建议专科详细检查后使用，不建议首次处方）。对首诊几周后仍然不能缓解的患者或病情加重的患者。

（赖国彬　苏　畅）

参考文献

中国康复医学会. 中国急/慢性非特异性腰背痛诊疗专家共识. 中国脊柱脊髓杂志，2016，26（12）：1134-1138

第十二节　失眠及失眠症

一、什么是失眠?

现代社会生活节奏快、工作压力大，大部分人或多或少经历过失眠，失眠已经成为相当一部分人生活中最大的困扰。据调查，一般人群的患病率可达到人群的10%～12%。许多人认为整夜都睡不着才是失眠，其实不然，失眠是指难以入睡，或维持睡眠状态障碍（易醒、早醒，醒后再入睡困难），导致睡眠时间减少，无法满足生理需要，影响日间社会功能。并非有过失眠体验就是失眠症，失眠症是指每周失眠超过3次，持续1个月以上者，则可称为失眠症。

二、失眠具体有哪些表现?

具体表现有：①入睡困难（入睡时间超过30分钟）；②睡眠维持障碍（整夜觉醒次数≥2次）；③早醒；④睡眠质量下降和总睡眠时间减少（少于6小时）；⑤以上各种睡眠障碍同时伴有日间社会功能下降。

三、什么原因可导致失眠?

1.环境原因　习惯的睡眠环境发生改变，或环境有影响睡眠的噪声或其他影响睡眠的声、光、影。

2.不良生活习惯　睡前不良行为如饮用茶与咖啡、吸烟、做剧烈运动等；睡眠不规律，日夜睡眠颠倒，习惯性熬夜，入睡前玩手机、玩游戏等不良习惯。

3.躯体因素　各种器质性疾病导致的睡眠干扰，如肾病导致夜尿、尿频，各种疼痛性疾病导致的疼痛、睡眠呼吸暂停综合征等。

4.应激事件相关因素　各种精神刺激或特别事件导致情绪亢奋或忧虑导致的机会性失眠。

5.情绪心理因素　因各种生理或精神心理因素，长期处于焦虑、抑郁、紧张、害怕、疑虑等不良情绪，长期可影响睡眠。

6.特发性　罕见，自幼开始的持续性失眠。

7.镇静催眠药物的戒断作用所致失眠　如长期服用地西泮停药后。

四、如何对失眠进行临床评估?

1.病史　了解是否存在失眠的诱因（如生活及工作的重大变故等），有无引起失眠的躯体疾病，有无精神心理障碍性疾病，如焦虑、抑郁等，有与无失眠相关的表现，如日间困倦，精力下降社会功能受损。

2.睡眠史　急性（失眠＜3个月）或慢性，睡前行为，睡眠习惯，睡眠质量，唤醒原因，卧室环境；社会及心理压力，打鼾、不宁腿综合征，异常睡眠行为。

3.辅助检查　量表测试，如Epworth嗜睡量表。必要时行仪器检查如多导睡眠监测。

五、如何治疗?

1.首选认知行为治疗　营造舒适的睡眠环境，通过健康教育，形成良好的生活及睡眠习惯，避免日间睡觉；规律锻炼，但避免睡前做剧烈运动；睡前4～6小时避免喝咖啡、茶及吸烟。

2.心理行为疗法　保持精神放松，减少总卧床时间，增加睡眠欲望，使卧床时间与睡眠时间相当，提高睡眠质量。

3.药物治疗　如认知行为治疗、心理干预无效，则应考虑药物治疗。入睡困难者，可选用短效药物，如酒石酸唑吡坦片（思诺思），夜间易醒或伴焦虑者，可用苯二氮䓬类，如艾司唑仑或阿普唑仑。

4.中医中药治疗　失眠的辨证分为心脾亏虚、阴虚火旺、心肾不和、心虚胆怯、痰热内阻、胃气不和等类型，中医辨证施治对失眠患者有一定的治疗作用。对心脾两虚者，可使用归脾丸；对心气不足、心虚胆怯者可使用七叶神安片；对心肾不和者可使用六味地黄丸；对心血不足者可使用枣仁安神颗粒。针灸亦有一定疗效。

六、何时需要转诊?

①对有器质性疾病或精神心理疾病所致的失眠；②经过认知、心理行为治疗无效者，经过简单的镇静催眠药物（包括中成药）调理无效者；③需要各种类型的镇静催眠药物干预的长期失眠患者。

（苏　畅）

参考文献

[1] 中国睡眠研究会. 中国失眠症诊断和治疗指南. 中华医学杂志，2017，97：1877-1856

[2] 中国医学会神经病学分会. 中国成人失眠伴抑郁焦虑诊治专家共识. 中华神经科杂志，2020，53（8）: 564-574

第十三节　荨　麻　疹

一、什么是荨麻疹?

荨麻疹很常见，人的一生中患上荨麻疹的概率高达15%～25%。荨麻疹是由于皮肤、黏膜小血管扩张及渗透性增加所引起的一种局限性水肿反应。临床表现为突然出现的风团并伴有剧烈皮肤瘙痒。

二、荨麻疹的病因有哪些?

荨麻疹的病因通常分为外源性和内源性。外源性原因多为一过性，如物理因素、食物、药物、植入物等。内源性原因多为持续性，包括慢性隐匿性感染、劳累、维生素D缺乏、精神紧张、IgE 相关的自身免疫反应及慢性病等。

三、荨麻疹具体有哪些临床表现?

荨麻疹特征性表现为风团（图4-13-1）和（或）血管性水肿（图4-13-2），发作形式多样，风团的大小和形态不一，多伴有瘙痒。病情严重的还可伴有发热、恶心、呕吐、腹痛、腹泻、胸闷及喉梗阻等全身症状。

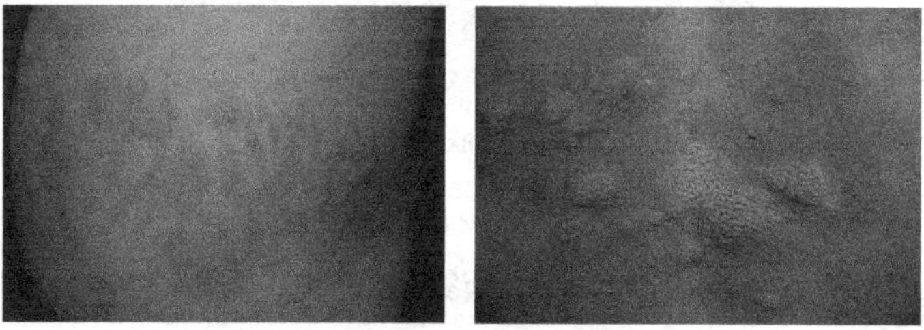

图4-13-1　荨麻疹特征性表现——风团

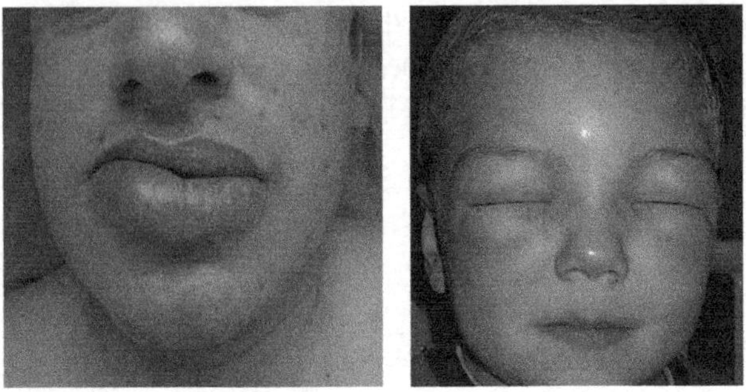

图4-13-2　荨麻疹特征性表现——血管性水肿

四、什么是皮肤划痕试验？该试验在诊断荨麻疹中意义有哪些？具体操作步骤有哪些？

皮肤划痕试验是皮肤科常用的物理检查方法，用于检查过敏性皮肤病如荨麻疹、药疹、异位性皮炎等。皮肤划痕试验的操作步骤：用钝器划前臂屈侧皮肤，1～2分钟后在钝器划过处产生风团，则为皮肤划痕阳性（图4-13-3）。

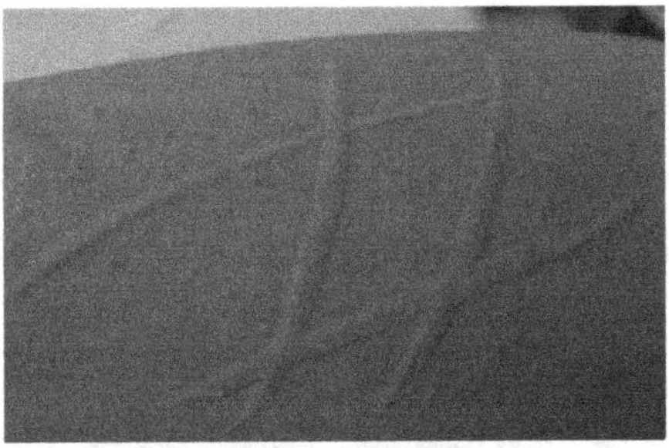

图4-13-3　皮肤划痕试验阳性

五、如何诊断荨麻疹的诊断？

诊断主要根据临床有瘙痒、特征性皮疹及皮肤划痕阳性。诊断要点如下：①皮肤瘙痒；②皮肤黏膜出现不规则风团，呈鲜红色或苍白色或绕有红晕，一般在24小时内消退，消退后不留鳞屑和色素沉着；③少数可伴腹痛、腹泻或伴发支气管哮喘、喉头水肿等呼吸系统表现；④病程可呈慢性经过，反复发作，根据病程有无超过6周，常分为急性荨麻疹和慢性荨麻疹；⑤血常规检查示嗜酸性粒细胞增加，皮肤划痕阳性。

六、荨麻疹需要与哪些疾病相鉴别?

1.荨麻疹性血管炎　通常风团持续24小时以上（图4-13-4），疼痛感为主，皮损恢复后留有色素沉着，病理提示有血管炎性改变。

2.丘疹性荨麻疹　又称虫咬性皮炎，风团正中常有水疱，瘙痒剧烈，皮疹持续5～7天，消退后会有色素沉着。

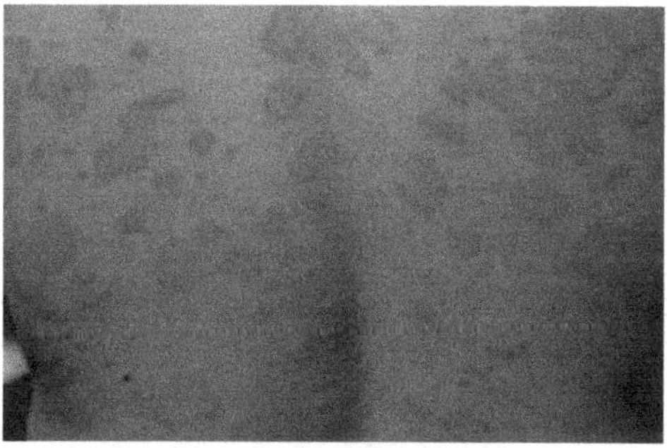

图4-13-4　荨麻疹性血管炎

七、哪些情况可在基层医院治疗？如何治疗?

无严重血管性水肿（特别是喉头水肿）的患者、生命体征稳定的患者均可在基层医院治疗。

（一）荨麻疹的治疗原则

1.该病具有自限性，治疗的目的是控制症状，提高患者的生活质量。

2.详细询问病史是发现可能病因或诱因的最重要方法。

3.药物选择应遵循安全、有效和规律使用的原则。

（二）急性荨麻疹的治疗

1. 首选第二代非镇静抗组胺药，包括西替利嗪、氯雷他定等。

2. 在明确并祛除病因及口服抗组胺药不能有效控制症状时，可选择糖皮质激素：泼尼松30～40mg/d，口服4～5天后停药。

3. 急性荨麻疹伴休克或严重的荨麻疹伴血管性水肿患者：1∶1000肾上腺素注射液0.2～0.4ml皮下或肌内注射。

（三）慢性荨麻疹的治疗

1. 一线治疗　首选第二代非镇静抗组胺药（如氯雷他定），治疗有效后逐渐减少剂量，以达到有效控制风团发作为标准的最小剂量并维持治疗。疗程不少于1个月，必要时可延长至3～6个月。

2. 二线治疗　一线治疗1～2周后不能有效控制症状时，可更换抗组胺药品种，或联合其他第二代抗组胺药以提高抗炎作用，或在获得患者知情同意情况下将原抗组胺药增加2～4倍剂量。

3. 三线治疗　一、二线治疗无效时选择主要是糖皮质激素、免疫抑制剂或生物制剂。免疫抑制剂有雷公藤多苷片、环孢素等。生物制剂如奥马珠单抗对多数难治性慢性荨麻疹有较好的疗效。糖皮质激素适用于上述治疗效果不佳的患者，一般建议予泼尼松0.3～0.5 mg/kg口服，好转后逐渐减量，疗程不超过2周，不主张常规使用。部分难治性慢性荨麻疹采用补骨脂素长波紫外线治疗。

八、什么时候考虑转诊？

①急性荨麻疹：在明确并祛除病因及口服抗组胺药不能有效控制症状时；②急性荨麻疹伴休克或严重血管性水肿患者：在使用肾上腺素注射液控制症状后；③慢性荨麻疹一线药物（如氯雷他定）治疗1～2周后不能有效控制症状时（图4-13-5）。

（柯吴坚）

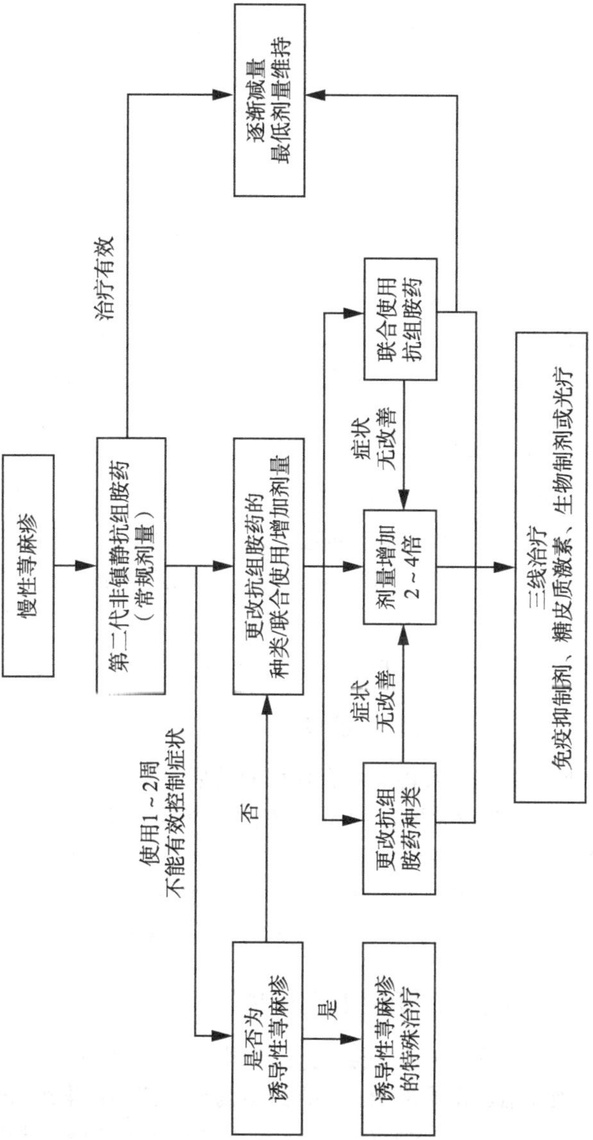

图4-13-5　慢性荨麻疹的诊疗流程

参 考 文 献

[1] 中华医学会皮肤性病学分会荨麻疹研究中心．中国荨麻疹诊疗指南（2018版）．中华皮肤科杂志，2019，52（1）：1-5

[2] 刘丽娟，李邻峰．中外荨麻疹诊疗指南比较分析．皮肤科学通报，2019，36（6）：642-646

第十四节　口腔溃疡

口腔溃疡是常见病，以复发性阿弗他溃疡发病率最高。口腔溃疡的发生由多种致病因素协同作用产生。临床上对其治疗主要是减轻疼痛，寻找诱因加以控制，延长复发间歇期。

一、什么是口腔溃疡？

复发性阿弗他溃疡通常表现为“红黄凹痛”征——溃疡周围黏膜发红、表面覆盖有黄色假膜，中央凹陷，疼痛明显，具有周期性、复发性、自限性等特点。而创伤性溃疡通常形状不规则，多是由于锐利边缘刺激、不良习惯、化学灼伤、冷热刺激伤等引起，可在去除刺激因素的短期内愈合。

二、为什么会得口腔溃疡？

口腔溃疡是多种因素综合作用的结果，有明显的个体差异，存在以下情况者更易患病：①免疫功能低下者；②父母患有复发性阿弗他溃疡者；③患有胃溃疡、十二指肠溃疡等消化道疾病；④精神压力大、紧张焦虑者；⑤缺乏铁、锌、B族维生素、叶酸者；⑥口内存在残冠残根或有口腔不良习惯者。

三、口腔溃疡常用药物有哪些？

1.局部用药　①镇痛药：利多卡因凝胶、苯佐卡因凝胶；②含漱液：氯己定含漱液；③促进溃疡愈合药物：重组人表皮生长因子凝胶；④糖皮质激素：曲安奈德口腔糊剂、地塞米松软膏。

2.全身用药　①糖皮质激素：泼尼松、地塞米松；②免疫抑制剂：硫唑嘌呤、环磷酰胺；③免疫增强剂：转移因子、胸腺素。

3.中医中药　西瓜霜喷雾剂、昆明山海棠片。

四、口腔溃疡的具体治疗方案有哪些？

1.轻度　溃疡复发次数少，疼痛可忍受。可无需药物治疗，或者局部用药。

2.中度　若复发次数多，不能耐受疼痛者，优先采用局部药物消炎镇痛。对疾病较顽固者可短期全身使用糖皮质激素。

3.重度　对病情重，病程长者应局部药物和全身治疗相结合，全身治疗可选用糖皮质激素、硫唑嘌呤等，免疫功能低下者可使用免疫增强剂。

五、哪些情况的口腔溃疡患者要转诊至专科医院？

若遇以下情况，建议转诊至专科医院：①单个口腔溃疡经久不愈，超过2周甚至数月，或溃疡形状不规则，边缘不整齐，呈菜花样，提示可能存在癌变；②口腔溃疡深在，呈鼠噬状，底部为肉芽组织，提示可能为结核性溃疡；③口腔溃疡同时伴有生殖器溃疡、眼部不适、皮损等，提示可能为白塞综合征。

六、怎么做才能预防口腔黏膜溃疡？

1.养成良好饮食习惯：营养均衡，清淡饮食，避免粗糙和过烫食物对黏膜的创伤。

2.调整精神状态：保持乐观心情，避免焦虑情绪。

3.注意口腔卫生。

4.去除口腔局部刺激因素：如残根残冠、锐利边缘，避免口腔黏膜创伤。

5.保持良好的作息：不熬夜，保持充足的睡眠，提高睡眠质量。

6.养成每日定时排便的习惯。

（邱小玲）

第五章

常见内外科急症

第一节　急性上呼吸道感染

一、什么是急性上呼吸道感染？

急性上呼吸道感染简称上感，俗称感冒，是包括鼻腔、咽或喉部急性炎症的总称。广义的上感不是一个疾病的诊断，而是一组疾病，包括普通感冒、病毒性咽炎、喉炎、疱疹性咽峡炎、咽结膜热、细菌性咽-扁桃体炎。成人每年发生2～4次，儿童发生率更高，每年6～8次。全年皆可发病，冬春季较多。

二、急性上呼吸道感染的原因是什么？

急性上呼吸道感染有70%～80%由病毒引起，包括鼻病毒、冠状病毒、腺病毒、流感和副流感病毒、呼吸道合胞病毒、埃可病毒、柯萨奇病毒等。另有20%～30%的上感由细菌引起。细菌感染可直接感染或继发于病毒感染之后，以溶血性链球菌为最常见，其次为流感嗜血杆菌、肺炎球菌、葡萄球菌等，偶为革兰阴性细菌。

各种导致全身或呼吸道局部防御功能降低的原因，如受凉、淋雨、气候突变、过度疲劳等原因，使原已存在于上呼吸道或从外界侵入的病原体，如病毒或细菌迅速繁殖，从而诱发本病。老幼体弱、免疫功能低下或患有慢性呼吸道疾病的患者为易感者（图5-1-1）。

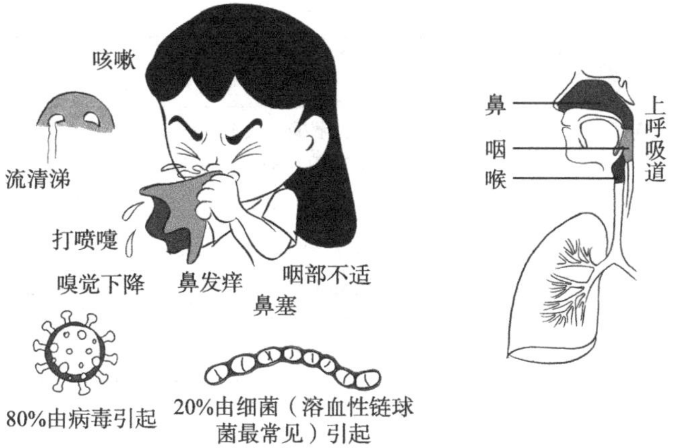

图5-1-1　上呼吸道感染的病因

三、各种常见急性上呼吸道感染的特点及临床表现是什么?

各种常见急性上呼吸道感染的临床表现见表5-1-1。

表5-1-1　各种常见急性上呼吸道感染的临床表现

类型	感染病原体	症状
普通感冒	病毒	鼻部症状以打喷嚏、流涕为主，可有咽干、咽痒，大部分人无发热，如无合并细菌感染，一般5～7天自愈
急性病毒性咽炎	病毒	咽部发痒或灼热感，咳嗽少见，咽痛不明显。当吞咽疼痛时，常提示合并链球菌感染，可伴乏力、发热
急性疱疹性咽峡炎	病毒（主要是柯萨奇病毒）	表现为明显咽痛、发热，多于夏季发作，儿童多见。体检见咽充血，软腭、悬雍垂、咽及扁桃体表面有灰白色疱疹及浅表溃疡，周围有红晕，以后形成疱疹。病程约1周

续表

类型	感染病原体	症状
咽结膜热	病毒	发热、咽痛、畏光、流泪，体检见咽及眼结膜明显充血，病程4～6天，常发生于夏季，儿童多见，游泳者易于传播
细菌性咽-扁桃体炎	细菌	起病急、明显咽痛、畏寒、发热（体温可达39℃以上）。体检可见咽部明显充血，扁桃体肿大、充血，表面黄色脓性分泌物（图5-1-2）

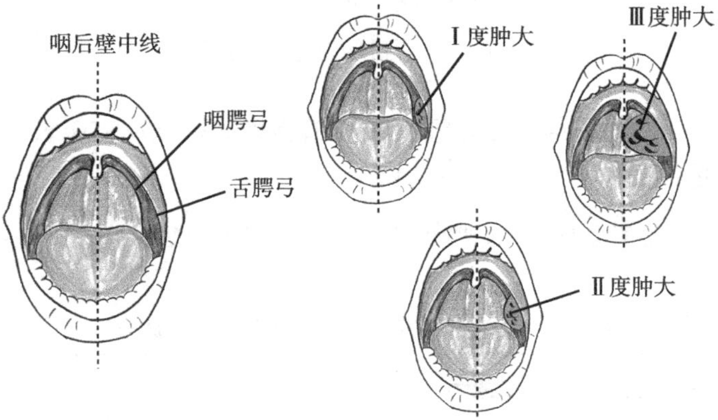

图5-1-2　扁桃体肿大分度

四、如何诊断上呼吸道感染？

根据典型症状及体征，诊断不难，如有条件，可行血常规辅助判断感染病原体。病毒感染时，白细胞计数多正常或偏低，淋巴细胞比例升高；细菌感染白细胞计数常增多，中性粒细胞比例增高。有咳嗽、咳痰，肺部体检呼吸音粗或闻及啰音，怀疑合并支气管炎或肺部感染者，需要行胸部影像学检查，如胸部X线（图5-1-3）。

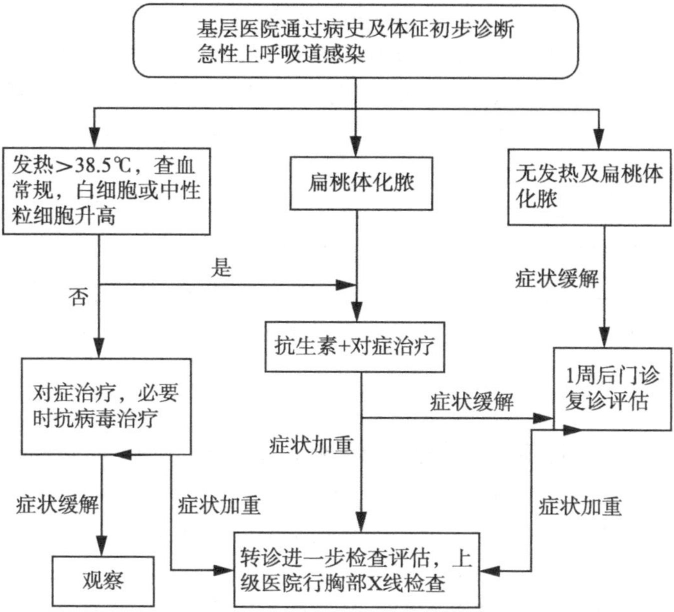

图5-1-3　基层医院诊断急性上呼吸道感染流程

五、基层全科医师应如何治疗各类急性上呼吸道感染?

无严重合并症的各类急性上呼吸道感染均可以在基层医院治疗。具体治疗措施如下。

（一）避免诱发因素

避免受凉、过度疲劳，注意保暖；保持室内空气新鲜、阳光充足；在高发季节少去人群密集的公共场所；戒烟；防止交叉感染。

（二）增强免疫力

注意劳逸结合，加强体育锻炼，提高机体抵抗力及抗寒能力。

（三）治疗方案

1.对症治疗

（1）休息：病情较重或年老体弱者应卧床休息，忌烟、多饮水，勤开窗，保持室内空气流通。

（2）对症治疗：有发热、头痛、肌肉酸痛等症状者，可选用含非甾体抗炎药的抗感冒药，如日夜百服咛、加合百服宁及布洛芬混悬液等。咽痛可用各种喉片如溶菌酶片、健民咽喉片或中药六神丸等含服。

（3）减充血剂：鼻塞，鼻黏膜充血水肿时，可使用盐酸伪麻黄碱，也可用1%麻黄碱滴鼻液或薄荷糖。

（4）抗组胺药：感冒时常有鼻黏膜敏感性增高，频繁打喷嚏、流涕，可选用马来酸氯苯那敏、酮替芬或苯海拉明等抗组胺药。

2.病因治疗

（1）抗菌药物治疗：单纯病毒感染无须使用抗菌药物，有白细胞计数升高、咽部脓苔、咳黄痰等细菌感染证据时，可酌情使用青霉素、第一代头孢菌素、大环内酯类或喹诺酮类经验性治疗。注意18岁以下青少年禁用喹诺酮类药物。

（2）抗病毒药物治疗：目前尚无特效抗病毒药物，滥用抗病毒药物可致流感病毒耐药。如无发热，免疫功能正常，发病不超过2天的患者一般无须应用。免疫缺陷患者可早期常规使用。广谱抗病毒药物利巴韦林和奥司他韦对流感病毒、副流感病毒和呼吸道合胞病毒等有较强的抑制作用，可缩短病程。注意按疗程、足量、规范使用。

3.中医中药治疗　具有清热解毒和抗病毒作用的中药亦可选用，有助于改善症状，缩短病程。小柴胡冲剂、板蓝根冲剂应用较为广泛。急性咽喉炎、细菌性扁桃体炎等上呼吸道感染可选用清热解毒的中成药，可选用一清胶囊、清开灵或祖卡木颗粒，如普通感冒、病毒性感冒等病毒感染可选用连花清瘟胶囊、双黄连口服液。

六、什么时候应该转诊?

①持续高热超过3天或反复发热超过1周；②存在上气道梗阻，有窒息的风险；③短时间内出现呼吸或循环系统衰竭症状及体征者，呼吸＞24次/分，甚至＞30次/分，心率

＞140次/分；④出现风湿病、肾小球肾炎或病毒性心肌炎等严重并发症者；⑤一般情况差、患有严重基础疾病（如慢性心力衰竭、糖尿病等）或长期使用免疫抑制剂者。

（赖国彬　苏　畅）

参考文献

［1］中华医学会．急性上呼吸道感染基层诊疗指南（实践版．2018）．中华全科医师杂志，2019，18（5）：427-430
［2］中华医学会．急性上呼吸道感染基层合理用药指南．中华全科医师杂志，2019，19（8）：689-697

第二节　急性胃肠炎

一、什么是急性胃肠炎?

急性胃肠炎是胃肠黏膜的急性炎症，临床表现主要为恶心、呕吐、腹痛、腹泻、发热等。本病常见于夏秋季，病因主要有饮食不当，暴饮暴食，食入生冷腐馊、秽浊不洁的食品等。

二、急性胃肠炎的病因是什么?

1.细菌和毒素的感染　以沙门菌属和嗜盐菌（副溶血弧菌）感染最常见，外毒素以金黄色葡萄球菌常见，部分急性胃肠炎为病毒所致。常有集体发病或家庭聚集发病的情况。如进食被污染家禽、家畜的肉、鱼；或进食嗜盐菌生长的蟹、螺等海产品及被金黄色葡萄球菌污染的剩菜、剩饭等（图5-2-1）。

2.物理化学因素　某些药物如水杨酸盐类、磺胺、某些抗生素等；或误服强酸、强碱及农药。

三、急性胃肠炎的临床表现及分度?

急性胃肠炎主要引起恶心、呕吐、腹痛、腹泻、里急后

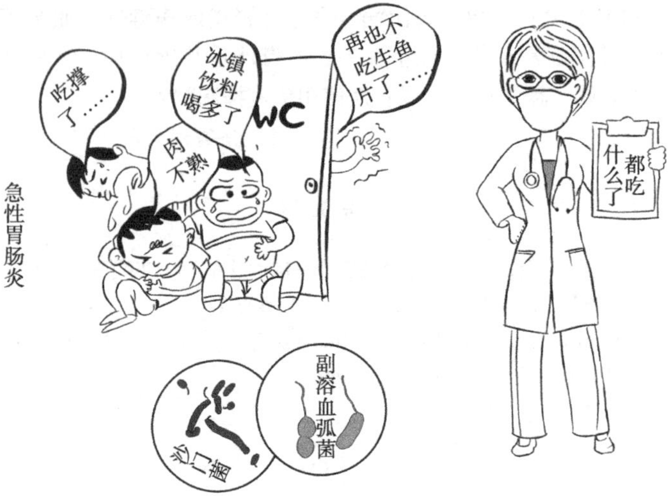

图5-2-1　急性胃肠炎的常见病因

重，可伴发热。按腹泻的严重程度，可分为轻型腹泻及中重度腹泻。轻型腹泻一般状况良好，每天大便在10次以下，为黄色或黄绿色，少量黏液或白色皂块，粪质不多，有时大便呈“蛋花汤样”。中重度腹泻每天大便数次至数十次，大量水样便，少量黏液，恶心呕吐，食欲缺乏，常伴里急后重。严重腹泻可合并水、电解质紊乱，表现为脱水、低钾、低钠，甚至合并代谢性酸中毒，严重者可导致意识障碍甚至昏迷。

四、如何诊断急性胃肠炎?

诊断主要根据典型临床表现及实验室检查。

采集病史时注意询问饮食情况：不洁饮食可能受细菌或毒素污染、同食者有无一起发病等。体检注意腹部体征，包括腹部有无压痛、反跳痛及肠鸣音情况，还需注意有无皮肤干燥、弹性变差、眼窝凹陷、心率增快等脱水体征。

实验室检查主要是粪便常规，急性胃肠炎时常可见大便白细胞增多，因黏膜炎症损伤，粪便常规可有红细胞，隐血也可阳性。必要时做血常规以帮助判断系哪种病原体感染。

细菌感染时，白细胞及中性粒比例常增高。如为严重腹泻，需要进行电解质检查，以帮助判断有无电解质紊乱。

急性胃肠炎的主要并发症是严重腹泻所致的水、电解质紊乱，感染严重者可并发肠穿孔、败血症。

五、基层全科医师如何治疗急性胃肠炎？

生命体征平稳的急性胃肠炎可以在基层医院治疗。本病经过及时处置，一般预后良好。

1.一般治疗　去除病因，卧床休息，停止一切可能对胃肠道有刺激的食物和药品。给予易消化、清淡、少渣的流食或半流食，以利于胃肠道黏膜的修复。严重腹泻者，需注意监测血压、脉搏、心率等生命体征。

2.补液，防治水、电解质紊乱　病情轻者酌情多饮淡盐水或开水，腹泻次数多的可选择口服葡萄糖、电解质液以补充体液的丢失。优先推荐使用口服补液盐Ⅲ，如果持续呕吐或明显脱水，则需静脉补充5%～10%葡萄糖盐水及其他相关电解质。鼓励摄入清淡流质或半流质饮食，以防止脱水或治疗轻微的脱水。

3.对症治疗　止泻：如蒙脱石散（思密达），每日3次，一次1包（首剂2包）。恶心、呕吐明显者可注射止吐药，如肌内注射甲氧氯普胺。腹痛严重者予解痉药，如颠茄合剂或山莨菪碱。

4.抗菌治疗　对于感染性腹泻，可选择喹诺酮类抗生素（左氧氟沙星）或头孢类抗生素（如头孢氨苄），一般服用至症状控制即可（18岁以下禁止使用喹诺酮类）。

六、什么时候应该转诊？

①剧烈的腹痛（担心急腹症）；②淘米水样大便（考虑霍乱），伴高热的患者；③集体聚餐或家庭聚餐后集体出现聚集性发病（疑似食物中毒）；④伴里急后重，黏液脓血便考虑痢疾的患者；⑤伴严重脱水，甚至低血压的患者；⑥伴精神萎靡、腹胀明显，中毒症状明显的患者。

七、如何进行预防?

严把食物卫生关是预防本病的关键。搞好饮食、饮水卫生和粪便管理，大力消灭苍蝇是预防本病的根本措施。冰箱内的食品要生熟分开，进食前要重新烧熟烧透。饭前便后要洗手，蔬菜瓜果生吃前要消毒，外出度假要选择干净卫生的饭店等都是应注意的有效预防措施。

（赖国彬　苏　畅）

参考文献

[1] 韩国感染病学会，2019KSID指南：抗生素在急性胃肠炎中的应用. Infect Chemother，2019，51（2）：217-243
[2] 缪晓辉，冉陆，张文宏，等. 成人急性感染性腹泻诊疗专家共识. 中华消化杂志，2013，33（12）：793-802

第三节　泌尿系统感染

一、什么是泌尿系统感染?

泌尿系统感染俗称尿路感染，是由各种病原微生物（如细菌、真菌、衣原体、支原体、某些病毒等）侵入尿路引起的尿路炎症，通常伴有菌尿和脓尿。

按感染发生部位分为上泌尿系统感染和下泌尿系统感染，上泌尿系统感染为肾盂肾炎和输尿管炎，下泌尿系统感染为膀胱炎和尿道炎。按有无症状，分为有症状和无症状泌尿系统感染。按照有无尿路功能或解剖上的异常，分为单纯性泌尿系统感染和复杂性泌尿系统感染，复杂性泌尿系统感染是指伴有尿路梗阻、尿流不畅、结石、先天畸形、膀胱输尿管反流或有慢性肾病基础的感染。

女性因尿道直且短，所以发病率高，尤其是性生活活跃的已婚妇女和绝经期后老年女性。成年男性＞50岁者，常因前列腺肥大等导致泌尿系统感染发病率升高。

泌尿系统感染可根据临床症状和尿白细胞阳性进行初步诊断，有条件者可行清洁中段尿培养确诊。

二、泌尿系统感染的病因和诱因是什么?

最常见的主要致病菌为大肠埃希菌，占75%～90%。其次是变形杆菌、克雷伯菌、粪链球菌、粪肠球菌、铜绿假单胞菌、葡萄球菌等，其他还有真菌、病毒、结核杆菌等。常见诱因为抵抗力低下、尿路畸形、尿路结石、尿路梗阻、器械检查、留置导尿管、糖尿病、妊娠、饮水少或憋尿等。

三、泌尿系统感染有哪些感染途径?

1. 上行感染　为最常见的感染途径，尿道口常有肠源性大肠埃希菌寄居。

2. 血行感染　感染灶细菌经血流进入肾脏，少见。

3. 淋巴感染　腹腔内某些器官炎症时，细菌经淋巴管而致的感染，少见。

4. 直接感染　外伤或肾内感染所致，少见。

四、泌尿系统感染有哪些临床表现? 如何诊断? 如何治疗?

临床可无症状或有症状，下泌尿系统感染常见症状为尿急、尿频、尿痛等膀胱刺激征，上泌尿系统感染常见畏寒、发热、腰痛、恶心、呕吐等症状。尿常规检查可见尿白细胞增多，显微镜下平均每高倍镜视野白细胞＞5个，或见到脓细胞。

诊断主要依赖临床表现及尿常规检查，有条件者，可行尿培养及药敏检查。怀疑复杂泌尿系统感染，需要行泌尿系统超声检查，了解有无泌尿系统结石、梗阻、积水、畸形等情况。

治疗主要为抗感染治疗，以及治疗尿路结石、梗阻等诱因。

（一）急性膀胱炎或急性尿道炎

除膀胱刺激征外，还可出现膀胱区或会阴区不适及尿道烧灼感，尿液浑浊，少数可有血尿，体温正常或低热。

治疗选用对大肠埃希菌敏感的复方新诺明、氧氟沙星、阿莫西林任选一种，口服3天停药，1周后及4～6周后复查尿常规。1周后尿常规示白细胞阳性，考虑仍为同一种细菌感染，再服用敏感抗生素或喹诺酮类药物14天，停药1周后复查尿常规，如仍为阳性，再服药4～6周。

（二）急性肾盂肾炎

症状分为泌尿系统症状和全身症状。泌尿系统症状有膀胱刺激征、腰痛或下腹痛、肋脊角及输尿管点压痛、肾区叩击痛。全身症状有畏寒、寒战、发热、头痛、恶心、呕吐、乏力、食欲缺乏等。

治疗疗程一般为14天。根据临床表现分为轻型、较重型、重型。

1.轻型　可选用对大肠埃希菌敏感的复方新诺明、氧氟沙星、阿莫西林等口服药物；一般72小时显效，症状消失或明显减轻，否则换药或改用静脉抗感染治疗，疗程共14天。

2.较重型　一般先静脉抗感染治疗，症状消失后改口服药物，疗程共14天。

3.重型　静脉、联合抗感染治疗，病情好转后可转为口服药物治疗，疗程可延长至3～4周。中成药辅助治疗可选用三金片。

疗程结束后，停药1周及4～6周后复查尿常规，如尿白细胞阳性，选用敏感抗生素治疗4～6周。如停药1周后尿白细胞阴性，于1个月时再复查一次。如尿白细胞阳性，复治4～6周。

（三）无症状泌尿系统感染

非妊娠期妇女、老年人、留置导尿管、肾造瘘管或输尿管导管、脊髓损伤者等可不予治疗；孕妇必须治疗；儿童需要治疗；疗程同前。尿路梗阻及其他尿路有复杂情况者，口服敏感抗菌药物1～4周。

五、泌尿系统感染可能导致哪些严重并发症?

常见的严重并发症为肾乳头坏死和肾周围脓肿。患者往往有结石、梗阻、抵抗力低下、糖尿病等诱因。

肾乳头坏死表现为高热、剧烈腰痛和血尿。肾周围脓肿表现为发热、单侧腰痛等。发生肾乳头坏死或肾周围脓肿时，血白细胞可明显升高，严重者可导致感染性休克或急性肾衰竭。治疗常需静脉抗感染治疗、控制血糖、解除梗阻、切开引流等。

六、泌尿系统感染的相关检查有哪些?

包括血常规、尿常规、尿涂片镜检细菌，有条件者可行清洁中段尿细菌培养＋药敏、血液细菌培养＋药敏、肾功能检查、泌尿系统超声等检查。尿常规检查可见尿白细胞增多，显微镜下平均每高倍镜视野白细胞＞5个，或见到脓细胞。血常规示白细胞可升高。

七、特殊人群的泌尿系统感染（妊娠期妇女、儿童、老年人）如何治疗?

1.妊娠期泌尿系统感染　由于尿路感染可引起早产、流产、低体重胎儿，也可因长期感染发生慢性肾盂肾炎，影响肾功能，所以妊娠期无症状菌尿也要治疗。妊娠期尿路感染患者不可使用四环素、氯霉素、氨基糖苷类、磺胺类药物，可选用半合成青霉素、第三代头孢菌素类药物。

2.儿童泌尿系统感染　注意氨基糖苷类药物的耳毒性及肾毒性，避免使用；18岁以下患者不能使用喹诺酮类抗生素。

3.老年人泌尿系统感染　注意氨基糖苷类药物的耳毒性及肾毒性，老年患者避免使用；注意喹诺酮类药物的兴奋、失眠、幻觉、胃肠道反应等副作用。老年人肝、肾功能生理性退化，应避免药物剂量过大。

八、泌尿系统感染如何预防？

多饮水，勤排尿；注意会阴部清洁；尽可能避免尿路器械检查或长期留置导尿管；有膀胱输尿管反流者或前列腺疾病导致尿不尽的患者，养成“二次排尿”的习惯；糖尿病患者控制血糖；避免熬夜等导致抵抗力低下的不良生活习惯；性生活后排尿。

九、什么情况需要转诊？

反复发作的泌尿系统感染，治疗效果不佳；反复高热、血白细胞明显升高，脓毒血症症状明显者；有明确的尿路梗阻者；临床怀疑肾乳头坏死或肾周脓肿者。

（段文娟）

参考文献

[1] 王海燕. 肾脏病学. 3版. 北京：人民卫生出版社，2009
[2] 那彦群、叶章群、孙颖浩，等. 中国泌尿外科疾病诊断治疗指南. 3版. 北京：人民卫生出版社，2013
[3] 葛均波，徐永健，王辰. 内科学. 9版. 北京：人民卫生出版社，2018

第四节　外伤的紧急处理

一、外伤处理的一般原则有哪些？

1.迅速做好消毒、清创缝合、止血、加压包扎、固定等。

2.对于开放性创伤没有合并复杂伤情时需早期清创缝合，对于复杂伤情者需边包扎止血边送检查，查明原因后再做进一步处理。

二、外伤常用的应急止血方法有哪些？

1.指压动脉止血法　用手指压迫伤口近心端动脉，阻断血液流通。例如指外伤可通过压迫指根两侧动脉止血（图5-4-1）。

2.直接压迫伤口止血法　适用于较小伤口的止血（图5-4-2）。

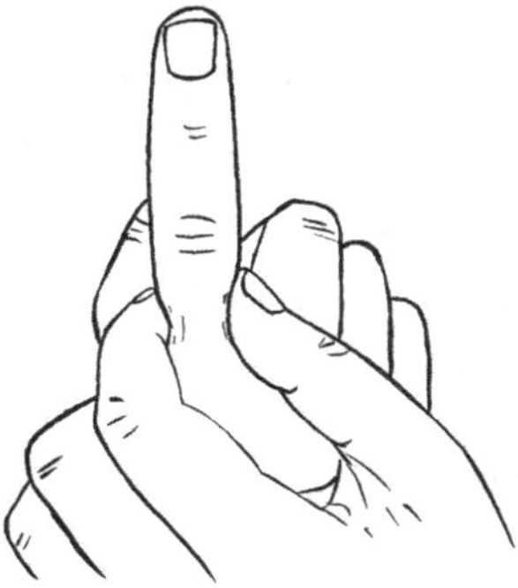

图5-4-1　指压动脉止血法

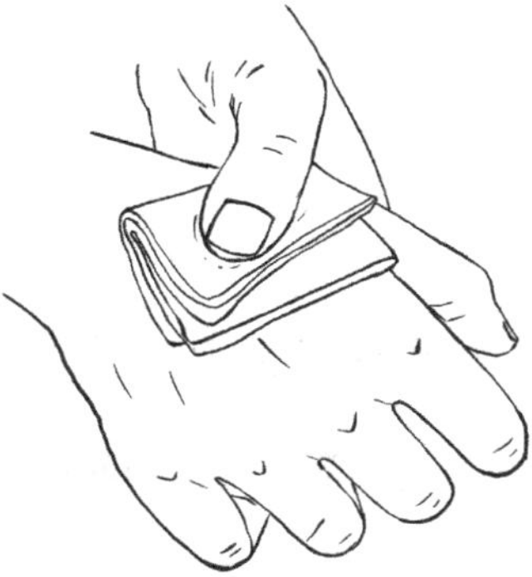

图5-4-2　直接压迫伤口止血法

3.加压包扎止血法　用纱布加压包扎伤口止血是目前最常用的止血方法，止血效果可靠（图5-4-3）。

4.填塞止血法　适用于颈部和臀部较大而深的伤口。用无菌纱布塞入伤口内压住出血点止血，外层再加压包扎固定（图5-4-4）。

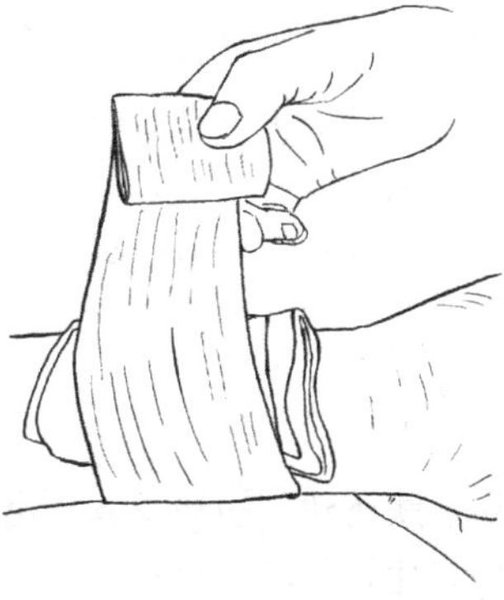

图5-4-3　加压包扎止血法

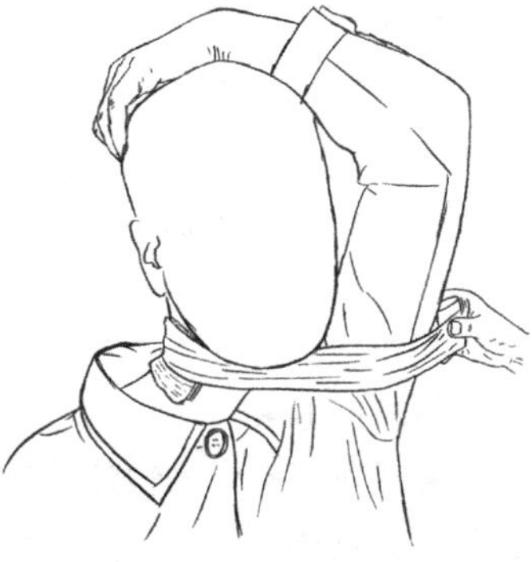

图5-4-4　填塞止血法

5.止血带止血法　止血带止血法只适用于四肢大出血。上肢外伤大出血止血带应扎在上臂上1/3处，下肢外伤大出血应扎在股骨中下1/3交界处。使用止血带的部位需垫敷料，否则会损伤皮肤。结扎松紧度以出血停止、远端摸不到脉搏为宜，止血带原则上每小时要放松1次，放松时间为1分钟（图5-4-5）。

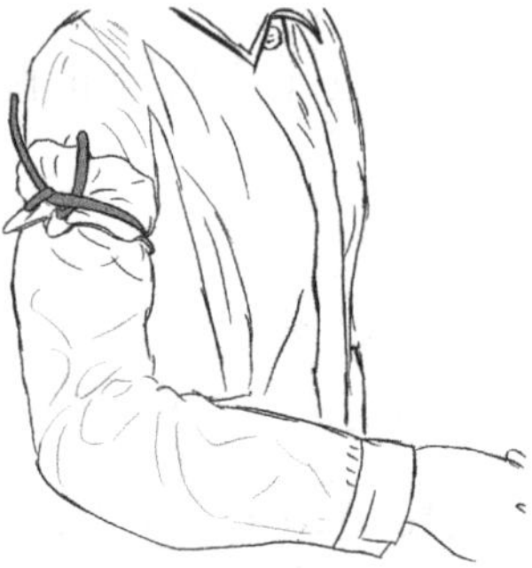

图5-4-5　止血带止血法

三、常见外伤应如何应急处理?

1.擦伤　是指跌倒擦损的皮肤，只是表皮受伤。对于表浅、面积较小的伤口，以碘伏消毒伤口保持干燥即可。对于擦伤面积较大，伤口沾有沙粒、污物时，需先用生理盐水清洁伤口，洗掉污物后再用碘伏消毒创面，然后涂上抗菌软膏（如百多邦），再用凡士林纱布覆盖伤口，最后用无菌纱布包扎伤口。

2.裂伤　指碰撞后皮肤受力裂开引起的损伤。马上用纱布按压止血并尽早消毒清创缝合伤口。如果伤口较深或受污染需注射破伤风抗毒素。

3.刺伤　被钉子、针、刀等锐利的物品刺伤，伤口窄、深、引流不畅易发生感染，特别是厌氧菌感染。处理时用碘伏消毒并急诊做局部B超，观察伤口深部有无活动性出血。伤口若无活动性出血，用无菌纱布加压包扎的同时口服抗生素预防感染；若伤口深部有活动出血则需局部麻醉后扩大伤口寻找出血点，缝扎止血后抗炎治疗。刺伤伤口患者均需注射破伤风抗毒素。

4.割伤　割伤是锐性器械割伤皮肤所致，边缘整齐，出血较多，周围组织破坏少。因为伤口比较干净，生理盐水清洗后用碘伏消毒再清创缝合止血即可。对于切割伤引起的断指清洗掉沾染的污泥后用干净的塑料袋密封，放到装有冰块的保温杯后尽快送医院做断指再植（切忌断指直接浸泡冰水）。

5.扭伤　身体局部肿胀，压痛伴有淤血，立即停止扭伤部位的活动，关节部位要包扎固定防止再损伤。抬高患肢，以促进血液回流，减轻水肿。伤处48小时内冷敷，以减少组织渗液及出血。切忌用力揉搓，加重水肿。48小时后则开始热敷，促使局部血液循环和组织液重吸收。

6.压榨伤　常见于手被卷入机器中受压引起。用清洁的布类（最好用消毒纱布）将伤口包扎起来，用夹板固定腕关节，一方面可防止手活动而加重损伤，另一方面可以减轻患者的痛苦。如果伤口包扎后仍出血不止，可在伤肢上臂的中、上1/3交界处垫上纱布，然后用橡皮管扎紧止血（扎的时间一般不超过1小时）。

7.烫伤　现场尽快用自来水冲洗冷却伤口，直到不再出现疼痛与灼热感为止。对于表皮破损的烫伤伤口应用碘伏消毒皮肤后，外涂烫伤膏、京万红乳膏消肿止痛或涂抹聚维酮碘防止感染。

8.蜂蜇伤　蜂蜇伤要区分是蜜蜂蜇伤，还是其他蜂（黄蜂、马蜂等）蜇伤。

蜜蜂蜇伤的伤口局部红肿痛痒，中心有瘀斑甚至水疱，多有蜂刺残留可致局部化脓，故应寻找并拔除蜂刺。蜜蜂的毒液呈酸性，应以弱碱（3%氨水、肥皂水或碳酸氢钠）溶清洗伤口再用蛇药或捣烂的仙人掌外敷。

黄蜂、马蜂蜇伤的伤口局部红、肿、痛会更加明显，严重者可昏迷、休克，但伤口无蜂刺残留。黄蜂、马蜂蜇伤的毒液是碱性液，应以弱酸（醋酸、硼酸）液外洗伤口再外敷蛇药。伤口周围用5ml利多卡因加5mg地塞米松局部封闭镇痛抗炎。

毒性反应明显有全身症状者可用抗组胺药肌内注射，甚至用地塞米松加葡萄糖静脉滴注。

9.蛇咬伤　蛇咬伤后紧急处理：①伤口近心端结扎并局

部冰敷，减缓蛇毒扩散；②冲洗伤口消毒并负压吸出伤口的蛇毒（如使用拔火罐、吸奶器）；③用5ml利多卡因加5mg地塞米松加4滴肾上腺素混合液局部封闭伤口，外敷云南蛇药；④20mg地塞米松静脉滴注；⑤注射破伤风抗毒素；⑥注射该毒蛇的抗毒血清，若不能确定毒蛇种类，则用抗蝮蛇蛇毒血清6000U静脉滴注；⑦呼吸迟缓时可肌内注射新斯的明加强呼吸，有条件者使用呼吸机辅助呼吸。

因大部分基层医院条件受限，在完成上述①②③④紧急处理步骤后，尽快转诊上级医院处理。

（李　强）

参考文献

陈孝平，汪建平，赵继宗．外科学．9版．北京：人民卫生出版社，2018

第六章

常见慢性病管理

第一节　高　血　压

高血压的管理是基层医院慢性病管理的重点。高血压目前定义为心脑血管综合征，意味着在关注血压的同时需要关注血糖、血脂、吸烟、体重等心脑血管危险因素。控制好这些危险因素对于减少心脑血管疾病的发生具有重要意义。高血压病的诊断方法简单，但是需要注意测量方法对于血压的影响。需要在长期药物治疗的同时关注生活方式的改变，需要定期的随访和评估。

一、如何诊断高血压?

高血压诊断方法简单易行，一旦诊断就意味着患者需要长期终身服药，所以尽管诊断方法简单易行，诊断过程要非常慎重。诊断标准：①未使用抗高血压药物的情况下，3次测量诊室血压（非同日），收缩压（SBP）≥140mmHg和（或）舒张压（DBP）≥90mmHg；②单纯性收缩期高血压定义为SBP≥140mmHg和DBP＜90mmHg；③既往有高血压病史，目前正在使用抗高血压药物，血压虽低于140/90mmHg，仍应诊断为高血压。

二、没有症状，高血压需要治疗吗?

高血压是最常见的慢性病，一部分高血压患者完全无症状；一部分患者表现为头痛、头晕、疲劳、心悸等。高血压即使无症状，长期高血压可导致心、脑、肾、眼底、血管等器官功能性、器质性损害。当血压突然升高到一定程度还会在短期内发生严重的心、脑、肾等器官的损害和病变，如脑卒中、心肌梗死、肾衰竭等情况致残致死。可以说高血压是“无声的杀手”，需要医师和患者一起长期进行血压的管理，同时还要关注血糖、血脂、体重、吸烟等心血管危险因素。

三、基层全科医师做什么有助于高血压病因的确诊?

原发性高血压（也就是找不到明确的病因）占多数，30% ～ 50%的高血压是多基因遗传所致。也有部分高血压是继发性的，基层全科医师可以通过仔细询问病史，以及详细的体格检查找到一些线索初步鉴别是否存在继发性高血压的可能，再决定是否转诊。

问诊方面：有无恶心、颈项强直、夜尿多、无力、发作性软瘫等；阵发性头痛、心悸、多汗；打鼾伴有呼吸暂停和胸闷气短等可疑病因。注意询问盐、烟、酒及脂肪的摄入量，是否长期服用药物：如避孕药、激素、消炎镇痛药等。体力活动量，体重变化及睡眠习惯等。以及心理社会因素，包括家庭情况、工作环境、工作和生活经历事件、文化程度及有无精神创伤史等。

查体方面：注意测量四肢血压、脉率、体重指数、腰围及臀围；观察有无满月脸、突眼征或下肢水肿；听诊颈动脉、胸主动脉、腹部动脉和股动脉有无杂音；全面的心肺检查，检查四肢动脉搏动和神经系统体征。

继发性高血压一般有如下特征：原发性醛固酮增多症（血压中重度增高、夜尿增加或有乏力症状）；皮质醇增多症（出现满月脸、水牛背、向心性肥胖的高血压患者）可查血和尿皮质醇；嗜铬细胞瘤（出现阵发性血压增高、心慌的高血压患者）可建议去上级医院查血游离甲氧基肾上腺素及甲氧基去甲肾上腺素，血或尿儿茶酚胺；肾动脉狭窄所致高血压（年轻、血压增高较明显者）可建议查肾素、肾动脉及心脏超声或肾动脉及大血管造影；睡眠呼吸暂停（夜间打鼾或有呼吸暂停的高血压患者）可进行睡眠呼吸监测；有上述相关继发性高血压症状和体征时，基层全科医师首先是对临床症状和体征进行识别，然后建议转到上级医院进行进一步检查。

四、为什么会得高血压？

高血压与不健康的生活方式相关。不健康饮食（高钠、低钾膳食、过量饮酒）、缺乏运动、肥胖、长期精神紧张是我国人群重要的高血压发病危险因素。另外，年龄（40岁以上者发病率高）、高血压家族史、糖尿病、血脂异常等也是高血压的影响因素。所以如果是中老年、肥胖、长期饮酒、经常进食加工食品、口味重、熬夜、压力大的人要特别注意血压的筛查。年龄和家族史是医师不能干预的危险因素，基层全科医师能做的就是积极指导患者进行生活方式的改变和药物的干预。

五、患者很紧张，测量收缩压为160mmHg，是不是高血压？如何测量才准确？

高血压诊断的准确性源于规范的血压测量，必须强调测量的注意事项。

1. 安静休息至少5分钟后开始测量坐位上臂血压，上臂应置于心脏水平。

2. 使用经过验证的上臂式医用电子血压计，水银柱血压计将逐步被淘汰。

3. 使用标准规格的袖带（气囊长22～26cm、宽12cm），肥胖者或臂围大者（＞32cm）应使用大规格气囊袖带。

4. 首诊时应测量两上臂血压，以血压读数较高的一侧作为测量的上臂。

5. 测血压时，至少测2次，间隔1～2分钟，若两次SBP或DBP差别≤5mmHg，则取2次测量的平均值；若差别＞5mmHg，应再次测量，取3次测量的平均值。

6. 老年人、糖尿病患者及出现直立性低血压情况者，应加测站立位血压。站立位血压在卧位改为站立位后1分钟和3分钟时测量。如果患者太紧张，会干扰血压的测量准确性，因此需要进行家庭血压和动态血压测量进一步评估。

六、得了高血压怎么办？是不是就什么都不能做了？

确诊高血压后需要积极治疗。很多人以为服药就可以了，其实高血压的治疗既有药物治疗也有非药物治疗。首先要改善生活方式。其次在医师指导下制订个体化血压控制方案。最后还要每年定期评估血压、血糖、血脂、体重及靶器官情况，进行多重心血管危险因素协同控制。血压控制平稳的情况下可以像正常人一样生活，包括旅游、运动、工作、结婚、妊娠。

七、血压平稳了还需要服药或就医吗？

高血压治疗的根本目标是控制高血压＜140/90mmHg，最终目的是降低高血压引起的心、脑、肾与血管并发症发生和死亡的危险。目前认为高血压是心血管综合征，即大部分高血压患者还存在血压升高以外的其他心血管危险因素。因此，高血压患者的诊治目标不能只根据血压水平，需定期对患者的心血管综合风险进行评估并分层，这有利于确定启动降压治疗的时机，优化降压治疗方案，确立更合适的血压控制目标，所以需要长期对患者进行综合管理。

建议每年要提供至少4次面对面随访，建立健康档案（SOAP）。

1.主观资料采集（S） 首次接诊应了解患者的相关症状、诊治过程、药物治疗、伴随疾病及其控制、康复治疗等。

2.客观资料采集（O） 包括体格检查、常规实验室检查及辅助检查等。

3.健康问题评估（A） 患者存在的健康问题及危险因素；疾病控制情况；有无相关并发症；并发症是否改善等。

4.制订随访计划（P） 包括危险因素干预计划、治疗计划、检查计划、随访计划等。

（1）对血压控制满意，无药物不良反应，无新发并发症或原有并发症无加重的患者，预约下一次随访时间，每1～3个月随访一次。

（2）第一次出现血压控制不满意或出现药物不良反应的患者，结合服药依从性，必要时增加现用药物的剂量，更换或增加不同种类的抗高血压药物，2周内随访。

（3）对连续2次出现血压控制不满意或药物不良反应难以控制，以及出现新并发症或原有并发症加重的患者，建议转诊上级医院，2周内主动随访转诊情况。

八、什么时候需要转诊?

基层医院条件有限，当遇到以下情况需要考虑转诊。

1.合并严重临床情况或靶器官损害者需进一步评估治疗。

2.怀疑继发性高血压患者。

3.妊娠期和哺乳期妇女。

4.高血压急症及亚急症。

5.难治性高血压。

6.随访过程中出现新的严重临床疾病或原有疾病加重。

7.患者服抗高血压药后出现不能解释或难以处理的不良反应。

8.高血压伴发多重危险因素或靶器官损害而处理困难者。

九、患者一直服用罗布麻，效果不错，是继续服用还是换药?

目前抗高血压药物的选择原则是：优先选用具有靶器官保护的长效降压药物，有效控制24小时血压，更有效预防心脑血管并发症。如经济条件较差或药品缺乏，可以使用中、短效制剂，需每天2～3次给药，以达到平稳控制血压的目的。目前指南推荐的一线抗高血压药有以下5种。

1.利尿药（氢氯噻嗪、吲达帕胺）。

2.β受体阻滞药（倍他洛克、美托洛尔、普萘洛尔）。

3.钙通道阻滞剂（苯磺酸氨氯地平）。

4.血管紧张素转化酶抑制剂（卡托普利、依那普利、培哚普利）。

5.血管紧张素Ⅱ受体阻滞剂（厄贝沙坦、缬沙坦、氯沙坦)。

可以联合使用也可以单独使用，根据患者血压水平而定。罗布麻属于短效药且无靶器官保护作用。

十、坚持运动、控制体重，血压会下降吗?

生活方式干预对降低血压和心血管危险的作用肯定，所有患者都应采用，不仅对于血压管理有效，还有利于血脂、血糖的管理。主要措施如下。

1.减少钠盐摄入，每人每日食盐摄入量逐步降至<6g，增加钾的摄入。

2.合理膳食。

3.控制体重，BMI<24kg/m^2。腰围：男性<90cm；女性<85cm。

4.不吸烟，彻底戒烟，避免被动吸烟。

5.不饮酒或限制饮酒。

6.增加中等强度有氧运动，每周4～7次，每次持续30～60分钟。中等强度有氧运动包括步行、慢跑、骑自行车、游泳等。中等强度有氧运动是指能达到最大心率[最大心率(次/分)=220-年龄]×(60%～70%)的运动。

7.减轻精神压力，保持心理平衡和良好睡眠。

(刘丽娟)

参考文献

中华医学会. 高血压基层诊疗指南(2019年). 中华全科医师杂志，2019，18(4)：301-313

第二节 冠心病

一、经常听大家谈论的心绞痛就是冠心病吗?

冠状动脉是从主动脉根部分出来供应心脏的血管，其分布在心脏表面，形似一顶帽子，所以称为冠状动脉。冠状动脉主要分支管腔狭窄超过50%，体力或精神应激时，冠状动脉血流不能满足心肌代谢的需要，导致心肌缺血，可以出现心绞痛发作，休息或含服硝酸甘油可快速缓解。所以心绞痛是冠状动脉粥样硬化性心脏病（冠心病）最典型的临床表现，是由于暂时性心肌缺血引起的，如果出现典型的心绞痛，几乎可以诊断冠心病。现代社会，冠心病是威胁人类健康的主要疾病之一。但是大家要注意，很多胸痛并不是心绞痛，另外不是所有的冠心病患者都有心绞痛。

二、冠心病不一定都有心绞痛——“沉默”的心肌缺血

冠心病患者不一定都有心绞痛的症状，一旦没有心绞痛这个预警信号，许多心肌缺血患者会因为过于“沉默”而被漏诊。这些“沉默”的心肌缺血可归于无症状性心肌缺血，也称为无痛性心肌缺血或隐匿性心肌缺血。所以在临床上即使没有心绞痛也不能排除冠心病。

为什么这些患者最后能够诊断为冠心病？因为尽管患者无法感知，但是我们还是可以通过客观检查提示的缺血表现来寻找线索。对于有冠心病危险因素的高危人群，要早期筛查，分析实验室结果，识别无症状心肌缺血患者，并找寻其心肌缺血规律和隐匿性发作次数，就能及时解除这枚“无声的炸弹”。

三、基层设备有限如何初步诊断冠心病呢？患者胸痛、胸闷就是冠心病吗？心电图ST-T改变可以诊断冠心病吗？心电图没有ST-T改变可以排除冠心病吗？

在基层医院，对冠心病的诊断手段有限，但是抓住重要临床特征，基层全科医师也能作出初步诊断。这需要基层全科医师对病情进行耐心细致的分析。对于胸痛、胸闷患者根据疼痛的特点、年龄、性别、心血管危险因素可以筛查冠心病高危人群，并依据家族史、体格检查、相关的无创检查作出初步诊断及危险分层的评价。对于没有胸痛、胸闷的患者，根据年龄、性别、心血管危险因素、冠心病家族史、相关的

无创检查，早期筛查冠心病高危人群特别有意义。

1.病史 对胸痛患者的评估是最重要的第一步，如果患者具有下述典型心绞痛表现，诊断冠心病的可能性很大。医师需详细了解胸痛的特征。

（1）部位：典型的心绞痛部位是在胸骨后或左前胸，范围常不局限，可以放射到颈部、咽部、颌部、上腹部、肩背部、左臂及左手指侧（图6-2-1）。

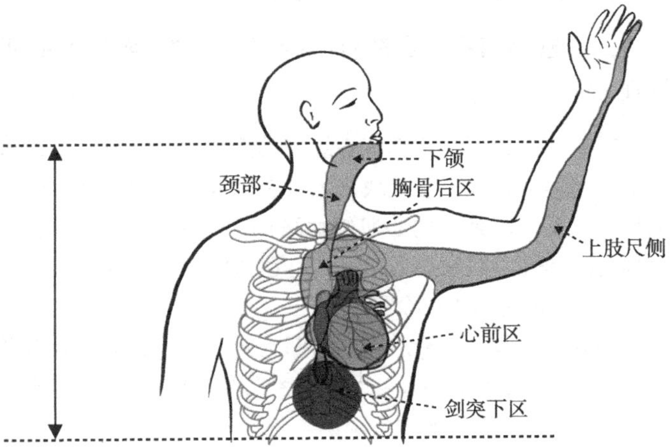

图6-2-1 心绞痛的发生部位

（2）性质：常呈紧缩感、绞榨感、压迫感、烧灼感、胸憋、胸闷或有窒息感，一般不会是针刺样疼痛。

（3）持续时间：呈阵发性发作，持续数分钟，一般不会超过10分钟。转瞬即逝或持续数小时都不是典型心绞痛表现，冠心病可能性小。

（4）诱发因素及缓解方式：具有明显的特征，慢性稳定型心绞痛的发作与劳力或情绪激动有关，如走快路、爬坡时诱发，停下休息即可缓解，舌下含服硝酸甘油可在2～5分钟迅速缓解症状。

2.冠心病相关的危险因素多、冠心病可能性大。仔细询问合并的危险因素，如年龄（男性＞45岁，女性＞55岁）、吸烟史、高脂血症、高血压、糖尿病、肥胖、早发冠心病家族史等。危险因素多、没有症状的患者也要高度怀疑冠心病（图6-2-2）。

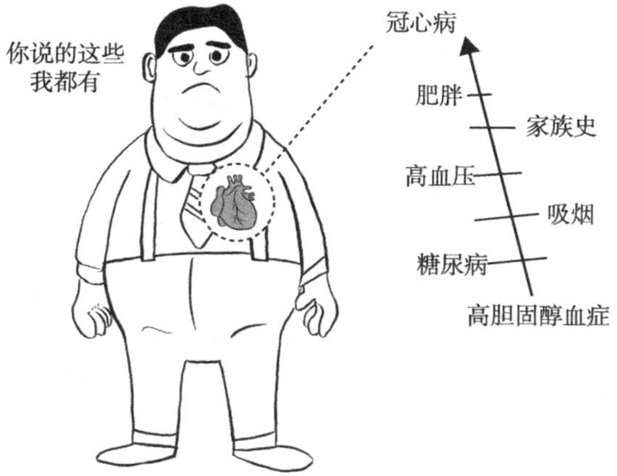

图6-2-2　冠心病的危险因素

3.心电图要反复做，发现有ST-T段动态变化最有意义。所有患者均应行静息心电图、胸痛发作时心电图、缓解后立即行心电图检查。静息心电图正常不能除外冠心病，心电图ST-T段改变也不能诊断冠心病。但如果有ST-T段动态改变，符合心肌缺血，特别是在疼痛发作时检出，则支持心绞痛的诊断。心电图显示陈旧性心肌梗死时，则心绞痛可能性增加。静息心电图有ST段压低或T波倒置但胸痛发作时呈“假性正常化”，24小时动态心电图表现如有与症状相一致ST-T变化，对诊断非常有利。

4.冠心病体格检查一般无明显异常。注意肥胖（体重指数及腰围），以助于了解有无代谢综合征。注意脂质代谢障碍所致的黄色瘤等。

5.外周血管超声检查有助于冠心病的诊断。颈动脉杂音或周围血管病变有助于动脉粥样硬化的诊断。外周血管动脉粥样硬化作为一个窗口反映冠状动脉粥样硬化的情况。下肢动脉粥样硬化闭塞的患者多数死于冠心病心肌梗死。

6.推荐验前概率用于诊断稳定性冠心病（SCAD）。2019年欧洲慢性冠脉综合征指南推荐，对有胸痛症状的患者推荐临床验前概率（PTP）协助冠心病临床诊断。根据胸痛性质（3个等级）、性别、年龄（6段）3个参数，综合推断稳定型心绞痛患者的PTP，评估罹患稳定型心绞痛的临床可能性，见表6-2-1。冠心病的高概率因素为男性、高龄和典型心绞痛。

表6-2-1　心绞痛的诊断

年龄（岁）	典型心绞痛		非典型心绞痛		非心绞痛性质的胸痛	
	男性	女性	男性	女性	男性	女性
30～39	59	28	29	10	18	5
40～49	69	37	38	14	25	8
50～59	77	47	49	20	34	12
60～69	84	58	49	28	44	17
70～79	89	68	69	37	54	24
＞80	93	76	78	47	65	32

①白色区域为PTP＜15%（低概率）；②浅灰色区域为15%≤PTP≤65%（中低概率）；③灰色区域为65%＜PTP≤85%（中高概率）；④深灰色区域为PTP＞85%（高概率）

（1）PTP＜15%（低概率）：基本可除外心绞痛。

（2）15%≤PTP≤65%（中低概率）：建议行运动负荷心电图作为初步检查。若诊疗条件允许进行无创性影像学检查，则优先选择后者。

（3）66%≤PTP≤85%（中高概率）：建议行无创性影像学检查以确诊SCAD。

（4）PTP＞85%（高概率）：可确诊SCAD，对症状明显者或冠状动脉病变解剖呈高风险者应启动药物治疗或有创性检查和治疗。

四、基层医师可以开展哪些基本实验室检查?

1.了解冠心病危险因素：空腹血糖、血脂检查，包括TC、HDL-C、LDL-C及TG，必要时查糖耐量试验。

2.了解有无贫血（可能诱发心绞痛），血红蛋白的情况。

3.甲状腺检查，必要时检查甲状腺功能。

4.行尿常规、肝肾功能、电解质检查。

5.胸痛较明显患者，需查血心肌肌钙蛋白（CTnT或CTnI）、肌酸激酶（CK）及同工酶（CK-MB）、心电图检查。

6.胸部X线检查对稳定型心绞痛并无诊断意义，一般情况都是正常的，但有助于了解心肺疾病的情况，如有无充血性心力衰竭、心脏瓣膜病、心包疾病等。

7.外周血管超声检查作为一个窗口可了解冠状动脉粥样硬化的情况。

五、导致冠心病的危险因素那么多，到底哪个危险因素最重要?

冠心病的病因至今尚未完全清楚，它是多病因导致的疾病，其致病因素比较明确，其中最重要的是高血压、高脂血症、糖尿病、肥胖、吸烟、缺乏运动、年龄大、心理压力等。这些危险因素包括可改变的和不可改变的，可改变的危险因素包括高血压、高血脂、高血糖、肥胖、不良生活方式如吸烟、饮酒、缺乏运动等，不可改变的危险因素包括性别、年龄和家族史。随着人们生活水平的不断提高，不健康的生活方式使本病发病率越来越高，已跃居导致人口死亡的主要原因之列，需要特别重视。在基层医院积极做好冠心病危险因素控制对于减少冠心病发生率具有非常重要的作用。

1.年龄与性别：40岁以后冠心病的发病率升高，女性绝经期前发病率低于男性，绝经期后与男性相等。

2.高脂血症：除年龄外脂质代谢紊乱是冠心病最重要的预测因素。总胆固醇（TC）、低密度脂蛋白胆固醇（LDL-C）

水平和冠心病事件的危险性之间存在密切关系。LDL-C水平每升高1%则患冠心病的危险性增加2%～3%。三酰甘油（TG）是冠心病的独立预测因子，往往伴有低HDL-C和糖耐量异常，后两者也是冠心病的危险因素。

3.高血压：高血压与冠状动脉粥样硬化的形成和发展关系密切。收缩期血压比舒张期血压更能预测冠心病事件。140～149mmHg的收缩期血压比90～94mmHg的舒张期血压更能增加冠心病死亡的危险。

4.吸烟：吸烟是冠心病的重要危险因素，也是唯一最可避免的死亡原因。冠心病与吸烟之间存在着明显的剂量-反应关系。

5.糖尿病：冠心病是未成年糖尿病患者首要的死因，冠心病占糖尿病患者所有死亡原因和住院率的近80%。

6.肥胖症：已明确为冠心病的首要危险因素可增加冠心病的死亡率。肥胖被定义为体重指数超标［BMI＝体重（kg）/身高平方（m^2）］，男性≥27.8kg/m^2、女性≥27.3kg/m^2，与TC、TG增高HDL-C下降呈正相关。

7.久坐生活方式：不爱运动的人冠心病的发生和死亡危险性将增加1倍。

8.此外，尚有遗传、饮酒、环境因素等。其中，家族史是冠心病非常重要的危险因素之一。早发冠心病定义为男性冠心病患者发病年龄＜55岁，或女性冠心病患者发病年龄＜65岁。

六、确诊冠心病需要做哪些检查?

冠心病的典型症状以发作性胸痛为主要临床表现。但是，临床上有很多冠心病患者症状并不典型，需借助一些辅助检查来了解冠心病的危险因素。常规12导联心电图、动态心电图、心电图负荷试验了解活动性缺血情况，可以对冠心病作出综合分析、临床诊断。

对于高度可疑冠心病的患者建议转诊，行冠状动脉多层螺旋CT，又被称为诊断冠心病的银标准。冠状动脉CT诊断冠心病的敏感度为95%～99%。CT显示冠状动脉狭窄（＞50%）有助于明确诊断和治疗方案的制订；其阴性预测值很高，避免冠状动脉正常或不需介入治疗（指无临床意义的冠状动脉狭窄）的患者做有创的冠状动脉造影，可作为冠心病介入治疗的初筛检查。当然冠状动脉造影是诊断冠心病的金标准。该方法不仅可以明确有无冠心病，还可了解病变的部位、范围及严重程度，以指导是否需要置入支架、旁路移植或药物治疗，是其他检查方法无法取代的。

七、确诊冠心病后应如何治疗?

冠心病确诊之后，需要规范的二级预防，主要是通过药物或适量的体育运动，以减少心绞痛或心肌梗死再次发作，延缓动脉粥样硬化进展。概括起来就是ABCDE五种处置。A即指抗血小板，常用肠溶阿司匹林，以及抗缺血、扩张冠状动脉（硝酸甘油片、速效救心丸）。B是控制血压，β受体阻滞剂（酒石酸美托洛尔片）减少心肌耗氧，减少RAS系统的激活；C是控制胆固醇（他汀类药物），还要戒烟（cigarette），香烟会加速机体氧化；D是通过饮食控制体重，还要降血压、降血糖。E包含两层意思，exercise就是要运动、要活动，心脏要进行康复锻炼；education就是要教会患者怎样康复、怎么吃药、一定要戒烟戒酒，戒除不良嗜好。

八、冠心病可以手术治疗吗?

冠心病的治疗主要包括药物治疗和手术治疗。手术治疗主要指内科介入治疗和外科旁路移植手术。介入治疗是通过外周动脉（桡动脉、股动脉）将造影导管送到冠状动脉口，直接往冠状动脉注入造影剂，能从多个角度观察冠状动脉血管的通畅情况，是目前最为准确的诊断方法，被称为冠心病诊断的“金标准”。同时，如果发现冠状动脉狭窄比较严重，也可直接通过置入支架，或球囊扩张进行治疗。不能通过介入治疗的严重血管病变，可以通过心外科进行旁路移植手术。

九、什么情况的冠心病需要转诊？冠心病患者如何建议其定期评估？

（一）基层医院初诊或管理的冠心病患者，出现以下情况之一，应尽快转上级医院救治（图6-2-3）

1. 首次发生心绞痛。

2. 无典型胸痛发作，但心电图ST-T有动态异常改变。

3. 稳定型心绞痛患者出现心绞痛发作频率增加，胸痛加重，持续时间延长，硝酸甘油对胸痛缓解效果不好，活动耐量下降或伴发严重症状。

4. 反复心绞痛发作，心电图有或无ST段压低，但有明显心力衰竭症状或合并严重心律失常。

5. 胸痛伴新出现的左、右束支传导阻滞。

6. 首次发现陈旧性心肌梗死；新近发生或可疑心力衰竭。

7. 急性冠脉综合征患者。

8. 不明原因的晕厥、血流动力学不稳定。

9. 出现其他严重合并症，如消化道出血、脑卒中等需要进一步检查者；需要做运动试验、超声心动图、冠状动脉CT、冠状动脉造影等检查者。

（二）同时基层全科医师还需要督促在基层医院管理的冠心病患者，转上级医院定期评估、进一步调整治疗方案

1. 抗血小板、抗凝血药物需要调整。

2. 他汀类药物治疗LDL-C（应＜1.8mmol/L）达标困难或有不良反应，需调整药物。

3. 血糖及血压等重要危险因素不能控制。

4. 稳定期患者每半年至1年转上级医院进行病情评估。

5. 对具有中医药治疗需求的冠心病患者，基层医院不能进行冠心病中医辨证治疗或提供中药饮片、中成药等治疗措施；经中医辨证治疗2～4周后，心绞痛发作未见明显改善。

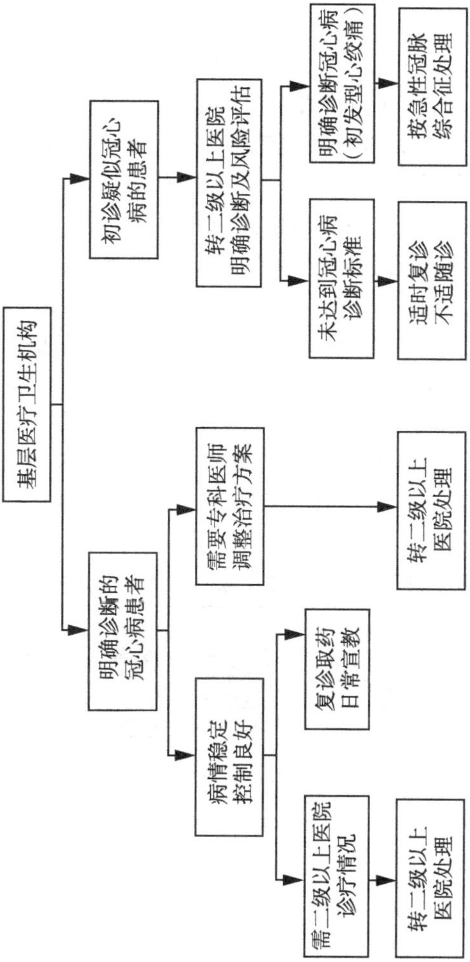

图6-2-3　冠心病双向转诊流程

十、关于冠心病基层医院能做些什么？冠心病已经确诊、治疗稳定以后在基层医院如何管理？

冠心病与不健康生活方式密切相关，基层全科医师做好筛查工作将治疗战线前移具有重要意义。对于冠心病高危人群（男性年龄＞55岁、女性年龄＞65岁、吸烟、高血压、糖尿病、血脂异常、腹型肥胖、早发心血管病家族史）宜尽早开始冠心病筛查，重点关注病史中有无胸痛及胸痛的特点，注意心电图的动态ST-T段改变以及新发左束支传导阻滞等心律失常。对于无冠心病高危因素的人群，宜在40岁及以上开始筛查。首次筛查正常者，宜至少每2年筛查一次，65岁以上老年人每年筛查一次。

对于冠心病已经确诊并且介入手术的，在基层医院的管理依然非常重要。积极控制冠心病的危险因素，指导患者长期、规律服药，对于防止动脉粥样硬化病变继续进展、防止再次心绞痛、心肌梗死非常重要。建议在基层医院建立冠心病社区管理表格，提高冠心病自我管理的意识，详细见表6-2-2。

表6-2-2　冠心病基层医院管理：冠心病合并症、并发症的筛查

监测项目	针对性并发症	针对的合并疾病	频率	检查地点
体重/身高		肥胖	1次/月	社区
腰围		肥胖	1次/月	社区
血压		高血压	1次/月	社区
空腹血糖		糖尿病	1次/月	社区
餐后2小时血糖		糖尿病	1次/年	社区
血常规			1次/年	社区
尿常规			1次/月	社区
粪便常规	上消化道出血		1次/月	社区

续表

监测项目	针对性并发症	针对的合并疾病	频率	检查地点
肝功能	肝功能损害（他汀类药物相关副作用）		1次/月	社区
肾功能			1次/月	社区
尿酸		痛风	1次/年	社区
肌酸激酶	肌损伤（他汀类药物相关副作用）		1次/年	有条件的社区或医院
肌钙蛋白肌酸激酶同工酶	心肌梗死		胸痛≥15分钟	有条件的社区或医院
D-二聚体		肺栓塞	胸痛≥15分钟	有条件的社区或医院
血脂		高脂血症	1次/年	有条件的社区或医院
心电图			1次/年，胸痛随时	有条件的社区或医院
X线胸片	心脏扩大	心力衰竭	1次/年	有条件的社区或医院
超声心动图	心脏形态，功能		1次/（1～2）年	二级以上医院
动态心电图	心律失常		1次/（1～2）年	二级以上医院

（刘丽娟）

第三节　高脂血症

一、什么是血脂和脂蛋白

血脂是血清中脂类的总称，主要包括三酰甘油、胆固醇及类脂（如磷脂）等（图6-3-1）。

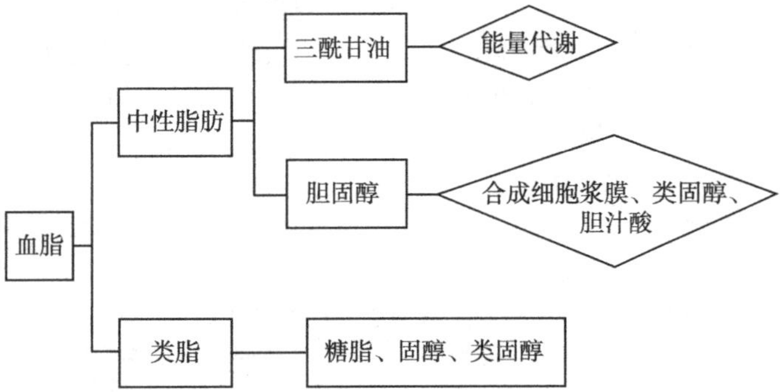

图6-3-1　血脂的分类

脂蛋白是指脂质与载脂蛋白结合形成可溶于血液的球状微粒，其核心是疏水内核［三酰甘油和（或）胆固醇酯］，外裹亲水表层（磷脂、胆固醇和载脂蛋白）。脂质不溶于水，必须形成脂蛋白才能被运输至各组织进行代谢。

脂蛋白按其密度和直径可分为高密度脂蛋白（HDL）、低密度脂蛋白（LDL）、中密度脂蛋白（IDL）、极低密度脂蛋白（VLDL）、乳糜颗粒（CM）等。此外，还有一种脂蛋白称为脂蛋白（a）［Lp（a）］。总胆固醇（TC）是指血液中各种脂蛋白所含胆固醇之总和（表6-3-1）。

表6-3-1　脂蛋白的特性和功能

分类	主要成分	来源	功能
乳糜颗粒（CM）	TG	小肠合成	将食物中的TG和胆固醇从小肠转运至其他组织
极低密度脂蛋白（VLDL）	TG	肝脏合成	转运内源性TG至外周组织，经脂酶水解后释放游离脂肪酸
中密度脂蛋白	TG、胆固醇	VLDL中TG经脂酶水解后形成	属LDL前体，部分经肝脏代谢
低密度脂蛋白	胆固醇	VLDL和IDL中TG经脂酶水解后形成	胆固醇的主要载体，经LDL受体介导而被外周组织摄取和利用，与ASCVD直接相关
高密度脂蛋白	磷脂、胆固醇	主要是肝脏和小肠合成	促进胆固醇从外周组织移去，转运胆固醇至肝脏或其他组织再分布，HDL-C与ASCVD负相关
脂蛋白	胆固醇	肝脏载脂蛋白（a）通过二硫键与LDL形成的复合物。	可能与ASCVD相关

IDL. 中间密度脂蛋白；LDL. 低密度脂蛋白；TG. 三酰甘油；ASCVD. 动脉粥样硬化心血管疾病；HDL-C. 高密度脂蛋白胆固醇

二、什么是血脂异常？

血脂异常通常指血清中胆固醇和（或）三酰甘油（TG）水平升高，又称高脂血症。其定义为：①在未服用调脂药物情况下，血清总胆固醇（total cholesterol，TC）、低密度脂蛋白胆固醇（low density lipoprotein cholesterol，LDL-C）或三酰甘油（triglyceride，TG）升高的患者，即符合下列一项或一项以上者：TC ≥ 6.2mmol/L；LDL-C ≥ 3.4mmol/L；TG ≥ 2.3mmol/L；②既往有血脂异常史，目前正在服用调脂药物的患者。

血脂异常的主要危害是增加动脉粥样硬化心血管疾病（ASCVD）的发病危险，按照《中国成人血脂异常防治指南（2016年修订版）》血脂适合水平和异常切点见表6-3-2。

表6-3-2 血脂合适水平和异常分层标准[mmol/L（mg/dl）]

分层	TC	LDL-C	HDL-C	非-HDL-C	TG
理想水平	/	＜2.6（100）	/	＜3.4（130）	/
合适水平	＜5.2（200）	＜3.4（130）	/	＜4.1（160）	＜1.7（150）
边缘升高	≥5.2（200）且＜6.2（240）	≥3.4（130）且＜4.1（160）	/	≥4.1（160）且＜4.9（190）	≥1.7（150）且＜2.3（200）
升高	≥6.2（240）	≥4.1（160）	/	≥4.9（190）	≥2.3（200）
降低	/	/	1.0（40）	/	/

TC.总胆固醇；LDL-C.低密度脂蛋白胆固醇；HDL-C.高密度脂蛋白胆固醇；非-HDL-C.非高密度脂蛋白胆固醇，即TC-（HDL-C）；TG.三酰甘油

从实用的角度出发，血脂异常可以进行简易的临床分类，如表6-3-3。

表6-3-3 血脂异常简易分类法

	TC	TG	HDL-C
高胆固醇血症	增高	/	/
高三酰甘油血症	/	增高	/
混合型高脂血症	增高	增高	/
低HDL-C血症	/	/	降低

TC.总胆固醇；HDL-C.高密度脂蛋白胆固醇；TG.三酰甘油

三、如何筛查血脂异常？

定期检查血脂是血脂异常防治和心血管病防治的重要措施。血脂检查的基本项目包括总胆固醇（TC）、低密度脂蛋白胆固醇（LDL-C）、高密度脂蛋白胆固醇（HDL-C）和三酰甘油（TG）。

为了及时发现血脂异常，建议：①20 ～ 40岁成年人至少每5年测量一次血脂；②40岁以上男性和绝经期后女性每年检测血脂；③动脉粥样硬化性心血管疾病（ASCVD）患者及其高危人群应每3 ～ 6个月测定一次血脂。

血脂检测的重点对象为：①有动脉粥样硬化性心血管疾病（ASCVD）病史者；②存在多项动脉粥样硬化性心血管疾病（ASCVD）危险因素（如高血压、糖尿病、肥胖、吸烟）的人群；③有早发性心血管病家族史者（指男性一级直系亲属在55岁前或女性一级直系亲属在65岁前患缺血性心血管病），或有家族性高脂血症患者；④皮肤或肌腱黄色瘤及跟腱增厚者。

四、对血脂异常采取何种干预措施？

（一）治疗性生活方式改变

血脂异常与饮食和生活方式有密切关系，饮食治疗和改善生活方式是血脂异常治疗的基础措施，无论是否选择药物调脂治疗，都必须坚持控制饮食和改善生活方式，《中国成人血脂异常防治指南（2016年修订版）》中称为治疗性生活方式改变，其中包括以下内容。

1.在满足每日必需营养需要基础上控制总热量，建议每日摄入胆固醇＜300mg，每日烹调油少于30g。

2.合理选择各种营养要素的构成比例，建议每日摄入碳水化合物占总能量的50% ～ 65%，以谷类、薯类和全谷物为主，新鲜蔬菜每日400 ～ 500g，水果200 ～ 350g，糖摄入不应超过总能量的10%，摄入脂肪不应超过总能量的20% ～ 30%。

3.控制体重：将体质指数（body mass index，BMI）控制在18.5 ～ 23.9kg/m^{2}的正常范围，同时腰围男性不超过90 cm，女性不超过85cm。

4.戒烟：包括完全戒烟和有效避免吸入二手烟，有利于预防动脉粥样硬化性心血管疾病（ASCVD），并可升高HDL-C水平。烟瘾小者可采取一次性完全戒断法，烟瘾大者逐步减少吸烟量，戒断症状明显的可用尼古丁替代疗法，不要用零食代替烟草，以免引起血糖升高和超重肥胖。

5.限酒：饮酒对于心血管事件的影响虽尚无确切证据，但提倡限制饮酒。

6.坚持规律的中等强度代谢运动：建议每周5～7天、每次30分钟的中等强度代谢运动。注意量力而行、循序渐进。适宜进行快走、慢跑、骑自行车、游泳、广播操、登山等有氧运动。

（二）调脂药物治疗

临床上可供选用的调制药物有许多种，大体上可分为两大类：主要降低胆固醇的药物；主要降低三酰甘油（TG）的药物。优先考虑LDL-C达标，兼顾TC和TG。首选他汀类药物进行调脂治疗。要根据个体状况、合并用药、肝肾功能、10年心血管病风险、调脂强度等情况综合确定。

1.主要降低胆固醇的药物 包括他汀类、胆固醇吸收抑制剂和胆酸螯合剂等。其中他汀类药物是临床上首选降胆固醇调脂药物，目前认为每日口服中等强度的他汀可降低低密度脂蛋白胆固醇（LDL-C）25%～50%，从而降低动脉粥样硬化心血管疾病（ASCVD）事件。故推荐中等强度他汀作为常用的治疗药物，适用于高胆固醇血症、混合性高脂血症和动脉粥样硬化性心血管疾病（ASCVD）患者。

目前国内常见的他汀类药物中等强度指每日口服剂量：辛伐他汀20～40mg、阿托伐他汀10～20mg、瑞舒伐他汀5～10mg、血脂康1.2g。因晚上服用他汀类药物比其他时间段服用降低低密度脂蛋白胆固醇（LDL-C）幅度稍有增多，故建议患者晚上服药。

根据个体调脂疗效和耐受情况，适当调整剂量，若胆固醇水平不达标，与其他降胆固醇药物（如依折麦布）联合应用，可获得安全有效的调脂效果。

2. 主要降低三酰甘油（TG）的药物　包括贝特类、烟酸、高纯度鱼油制剂。

当三酰甘油（TG）轻度升高时，以非药物干预措施，TG水平2.3 ～ 5.6mmol/L（200 ～ 500mg/dl），以降低低密度脂蛋白胆固醇（LDL-C）为主要目标，同时非HDL-C需要达到合适水平，必要时可在他汀基础上加用贝特类药物或高纯度鱼油制剂。

当空腹TG ≥ 5.7mmol/L（500mg/dl），首先使用主要降低TG的药物（如贝特类、高纯度鱼油制剂或烟酸）。

3. 用药监测的建议　首次服用调脂药物，应在用药6周内复查血脂及转氨酶和肌酸激酶。如血脂能达到目标值，且无不良反应，逐步改为每6 ～ 12个月复查一次。如血脂未达标且无药物不良反应，每3个月监测一次。如治疗3 ～ 6个月后，血脂仍未达到目标值，则需调整调脂药剂量或种类，或联合应用不同作用机制的调脂药物进行治疗。

（朱丽娟　唐　皓）

参考文献

[1] 中华医学会. 血脂异常基层诊疗指南. 中华全科医师杂志，2019，18（5）：406-416

[2]《中国成人血脂异常防治指南（2016年修订版）》- 中国成人血脂异常防治指南修订联合委员会

[3] 浙江省预防医学会心脑血管病预防与控制专业委员会. 浙江省预防医学会慢性病预防与控制专业委员会. 血脂异常基层健康管理规范（2021）. 心脑血管病防治，2021，21（2）：105-112

第四节　高尿酸血症及痛风

一、痛风被称为“帝王病”，为什么普通老百姓也会得痛风？

痛风素来被称为“帝王病”“富贵病”，顾名思义就是帝王等富贵之人才会得的病。在历史长河中，有不少达官显贵都患有痛风，有的甚至被折磨致死。随着经济快速发展和人们生活方式的明显改变，老百姓生活条件与习惯，尤其是在吃的方面发生了明显变化，所以高尿酸血症和痛风患病率显著增高。

二、为什么取名“痛风”？

人们常说痛风是指急性痛风性关节炎，发作犹如一阵风，来得快、强烈，去得也快，由此得名。痛风好发于下肢单关节（足第一跖趾关节最常见）（图6-4-1），典型发作起病急骤，数小时内症状发展至高峰，关节及周围软组织出现明显的红、肿、热、痛，疼痛剧烈。并可伴有头痛、发热、白细胞计数增高等全身症状。自然病程常小于2周，治疗及时者症状可于数小时内缓解。

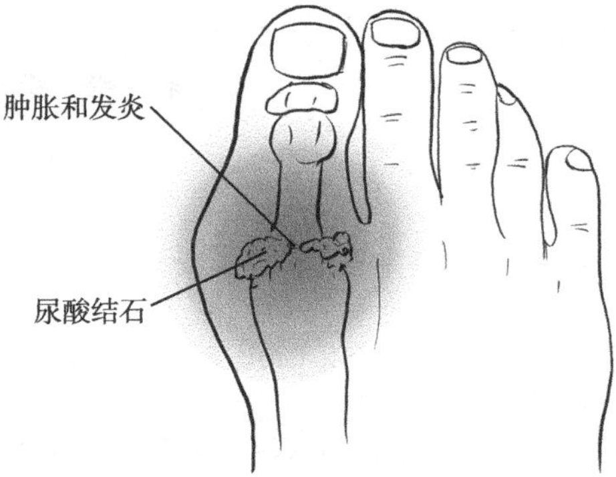

图6-4-1　痛风

三、“痛风”与血尿酸升高之间有什么关系？

高尿酸血症是痛风发作的重要基础，痛风是指因血尿酸过高而沉积在关节、组织中造成多种损害的一组疾病，异质性较强，严重者可并发心脑血管疾病、肾衰竭，最终可能危及生命。

四、尿酸是尿里的酸吗？

痛风是由尿酸盐沉积于关节所致的关节病，单从尿酸这个名字看很容易被误解为“尿里的酸”。其实尿酸是一种化学物质的名称，当身体内尿酸生产过剩时，过多的尿酸不能顺利排出体外，这样血液中的尿酸浓度就会变高，引起相应的障碍。

五、痛风与高尿酸血症是遗传病吗?

痛风与高尿酸血症按照病因分为原发性高尿酸血症与继发性高尿酸血症。原发性高尿酸血症与尿酸产生过多有关：如高嘌呤饮食、酒精过多摄入、高糖饮食、核酸代谢增强相关，常合并代谢综合征相关的临床表现或疾病。还有一部分人没有上述情况，发病原因不明，称为特发性尿酸增多症，10%～20%的患者有阳性家族史，仅1%左右的患者由先天性酶缺陷引起，所以痛风也有一定的遗传性。内在原因可能是代谢基因，或说患者自身的代谢模式决定了痛风的发生。

六、痛风、高尿酸血症与服用药物有关系吗?

高尿酸血症、痛风患者中一部分是继发性病因，与服用某些药物相关：常见为利尿剂（如氢氯噻嗪、呋塞米等）、复方降压片、吡嗪酰胺等抗结核药、抗帕金森病药物、小剂量阿司匹林（75～300 mg/d）、维生素B_{12}、烟草酸、细胞毒性化疗药物、免疫抑制剂（如他克莫司、环孢素、硫唑嘌呤）等。其他继发性原因还包括各类肾病：由于肾功能不全、肾小管疾病造成尿酸排泄减少而使血尿酸增高。另外，血液系统疾病及有机酸产生过多，抑制尿酸排泄，如乳酸性酸中毒、糖尿病酮症酸中毒、过度运动、饥饿、酒精等。

七、只有高尿酸血症、没有痛风也需要服药吗?

高尿酸血症是痛风发作的重要基础，没有痛风也要服药治疗并控制尿酸升高，防止痛风的发作。痛风及高尿酸血症的临床病程常分为以下4个阶段：①无症状的高尿酸血症，指血尿酸水平升高，而临床尚未出现急性痛风性关节炎或尿酸性肾结石；②急性痛风性关节炎；③间歇期；④慢性痛风石及慢性痛风性关节炎（图6-4-2）。

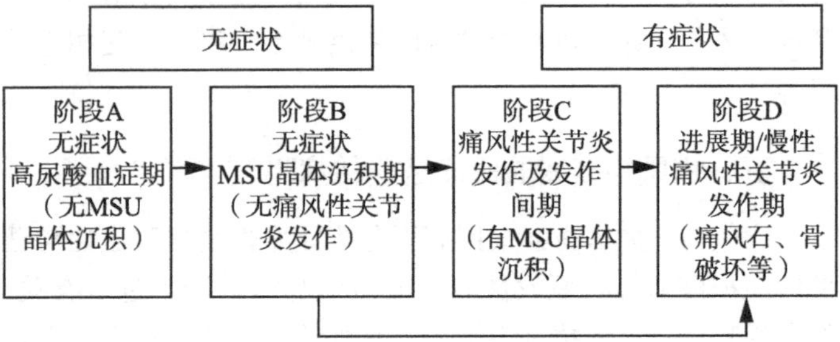

图6-4-2　高尿酸血症各阶段及特点

MSU. 单钠尿酸盐

八、痛风、高尿酸血症除了吃药还需要注意哪些事项?

改善生活方式是治疗痛风及高尿酸血症的核心。非药物治疗包括以下内容。

1. 了解相关健康常识，避免发作诱因并保持生活规律、平稳：如饮食结构调整，避免高嘌呤饮食，以外还要避免外伤、劳累、寒冷、应激、手术、腹泻、脱水等。

2. 避免使用升高尿酸的药物，若必须使用，均需定期监测血尿酸，必要时给予降尿酸治疗。

3. 监控血压、血糖、血脂、血尿酸水平等，并按照慢性病管理规范严格管理。

4. 增加饮水，避免含糖饮料，戒酒。

5. 减重，减腹围。

6. 运动指导，痛风受累关节的功能康复训练。

7. 心理支持，树立疾病治疗信心。

8. 定期随访，保持良好的沟通；定期做健康评估。

9. 饮食建议：避免摄入动物内脏、甲壳类、浓肉汤和肉汁、酒；限制摄入红肉、鱼、含果糖和蔗糖的食品、酒（尤其是啤酒和烈酒，酒精总量：男性＜28g/d，女性＜14g/d）；鼓励摄入脱脂或低脂奶制品（300ml/d），鸡蛋1个/天，新鲜蔬菜500g/d，低升糖指数谷物（粗粮、豆类），饮水（包括茶及咖啡）＞2000ml/d。

九、肿痛剧烈的痛风急性发作期如何治疗？基层全科医师能做什么？

痛风急性发作期主要治疗是改善症状，患者可卧床休息、制动，局部冷敷，并尽早（越早使用，镇痛效果越好）给予药物控制炎症。对于反复发作的慢性痛风性关节炎，要尽快向上级医院转诊。常用一线治疗药物有秋水仙碱、非甾体解热镇痛药、糖皮质激素，分别对应痛风发作的不同程度与情况。

1.秋水仙碱　是急性发作期的特效药。起始负荷剂量为1.0mg口服，1小时后追加0.5mg，12小时后按照0.5mg，1～2次/天。秋水仙碱不良反应随剂量增加而增加，常见有恶心、呕吐、腹泻、腹痛等胃肠道反应。

2.非甾体解热镇痛药　早期足量使用速效制剂，如依托考昔、双氯芬酸钠、美洛昔康等，或布洛芬颗粒。注意有活动性消化性溃疡/出血为绝对使用禁忌。

3.糖皮质激素　主要用于严重急性痛风发作伴有明显全身症状，肾功能不全，秋水仙碱、NSAID治疗无效或使用受限者。口服剂量泼尼松0.5mg/（kg·d），早8时顿服，连续用药5～10天停药；或0.5mg/（kg·d）开始，用药2～5天症状好转后逐渐减量，7～10天停药，尽量避免使用长效糖皮质激素如地塞米松等。若秋水仙碱和NSAID有禁忌证可考虑选择糖皮质激素。

十、风平浪静的缓解期如何治疗？基层全科医师能做什么？

本着急则治标、缓则治本的原则，痛风同样要“分期治疗”，急性发作期和缓解期治疗不同，缓解期主要控制血尿酸水平。可以使用抑制尿酸合成的药物和促尿酸排泄的药物。

（一）抑制尿酸合成药物

代表药物有别嘌醇和非布司他。

1.别嘌醇　推荐从50 mg/d甚至更小剂量开始使用，每次递增50～100mg，一般剂量为200～300mg/d，分2～3次服，每日最大剂量600mg。常见的不良反应为过敏、肝功能损伤和血象抑制。一旦出现皮疹应立即停药。

2.非布司他　推荐初始剂量为20～40mg，1次/天，每次递增20mg，每日最大剂量80mg。

（二）促尿酸排泄药物

代表药物为苯溴马隆。泌尿系统结石和肾功能不全患者属相对禁忌。成人起始剂量为25mg，1次/天，最大剂量75～100mg/d，服药期间应多饮水以增加尿量。

（三）降尿酸治疗原则

1.滴定：从小剂量起始，每4周左右检测血尿酸，并酌情缓慢递增剂量直到血尿酸达标。

2.达标：血尿酸目标水平为血尿酸水平＜360μmol/L。对于痛风石、慢性关节病等痛风患者，血清尿酸水平应＜300μmol/L。

3.长程：长期服药，规律随访。定期（3～6个月）检查血尿酸水平，血尿酸稳定在正常水平时可逐渐减量。

4.急性发作不调整已用降尿酸药物剂量。社区医师要督促患者改变生活方式，监测血尿酸，提醒复诊，指导长期服药治疗。

（刘丽娟）

参考文献

中华医学会．痛风及高尿酸血症基层诊疗指南（2019年）．中华全科医师杂志，2020，19（16）：486-494

第五节　糖　尿　病

一、什么是糖尿病？为什么被称为“甜蜜的杀手”？

糖尿病是一组由于胰岛素分泌和（或）作用缺陷引起

的以慢性高血糖为特征的代谢性疾病，传统医学称为“消渴症”。糖尿病可分为4型：1型糖尿病（T1DM）、2型糖尿病（T2DM）、特殊类型糖尿病及妊娠糖尿病，其中90%～95%是2型糖尿病。糖尿病的病因和发病机制复杂，有遗传因素与环境因素共同参与。

糖尿病初期缺乏外在表现，很多人对糖尿病都不够重视，没有注意到糖尿病所带来的危害。实际上，糖尿病是一种能够引起全身器官多种并发症的严重疾病，可导致视网膜、肾脏、神经系统和心脑血管系统的损伤，是我国失明、肾衰竭、心脑血管意外和截肢的主要病因，因此被称为“甜蜜的杀手”。作为世界四大慢性非传染性疾病（其他3种分别是心脑血管病、癌症、慢性呼吸道疾病）之一，糖尿病已成为全球性流行病。到2015年，我国成人糖尿病数量已达1.09亿人，居世界第一位，且约有63%的糖尿病患者未被发现及诊断。然而，糖尿病可防可控，糖尿病的早期发现和综合管理可以预防和控制糖尿病并发症，降低糖尿病的致残率和早死率。

二、糖尿病有哪些典型临床表现？没有典型症状怎么样诊断糖尿病？

糖尿病患者典型的症状表现为代谢紊乱，早期可有肥胖，后期可出现典型的“三多一少”症状（吃得多、喝得多、尿得多、体重不明原因下降），因此典型糖尿病不难诊断。

临床上糖尿病患者多数起病隐匿，并没有典型的三多一少症状，但都是有迹可循的，只要细心留意就能察觉出身体发出的一些警告，那么糖尿病的早期症状有哪些？譬如：突如其来的视力减退、餐后低血糖、皮肤干燥、瘙痒、腹泻、易感染、手足麻木、肢端感觉减退或消失、性功能障碍（特别是中年肥胖的患者），有上述不典型症状就要积极地进行糖尿病筛查，大多数糖尿病因为不典型症状就诊。

糖尿病类型不同临床表现各有特点，1型糖尿病常发生于年龄＜30岁的患者，“三多一少”症状常明显，部分人以酮症酸中毒为首发表现；2型糖尿病多发生于中老年人，起病隐袭，“三多一少”症状常不典型，常在体检或因其他疾病就诊时因常规检查血糖而诊断。

三、在基层医院如何诊断糖尿病？尿糖阳性可以确诊吗？

口诀：“三多一少血糖高，症状典型易诊断；多数患者无症状，化验检测是关键，两次异常可诊断”。其中空腹血糖、糖耐量试验（OGTT）2小时血糖升高是诊断糖尿病的主要依据。尿糖阳性是社区发现糖尿病的重要线索，不能作为确诊依据。糖化血红蛋白（HbAlc）主要作为评估长期血糖控制状态和是否调整治疗方案的病情监测关键指标。

（一）糖尿病的诊断标准（1999年WHO糖尿病专家委员会报告，包括儿童）

①糖尿病症状＋随机静脉血浆葡萄糖≥11.1mmol/L（200mg/dl）或空腹静脉血浆血糖≥7mmol/L（126mg/dl）；②糖尿病症状＋OGTT的2小时静脉血浆葡萄糖≥11.1mmol/L（200mg/dl）。若无症状，需再测一次予以证实。

注意：空腹是指8～10小时以上没有能量的摄入；随机血糖是指不考虑个体前一餐进餐的时间，就诊时随机检测所得的血糖值，OGTT的2小时指成人服75g葡萄糖（溶解在300ml水中）后2小时检测的血糖。

（二）高血糖状态诊断标准

除了糖尿病的诊断，还要关注其他高血糖状态。空腹血糖在6.1～6.9mmol/L定义为空腹血糖受损（正常为3.9～6.0mmol/L）。OGTT后2小时血糖在7.8～11.0mmol/L定义为糖耐量减低（正常为＜7.8mmol/L）。

（三）妊娠糖尿病诊断标准

高危孕妇要重点筛查：有妊娠糖尿病个人史、肥胖、尿糖阳性或有糖尿病家族史人群。如首次产检正常，则在妊娠24～28周行75g葡萄糖OGTT负荷试验，空腹血糖≥5.1mmol/L；1小时餐后血糖≥10mmol/L和（或）2小时餐后血糖≥8.5mmol/L可诊断妊娠糖尿病（≥其中一项指标）。

（四）糖化血红蛋白（HbA1c）

反映近8～12周的平均血糖水平，HbA1c≥6.5%可作为糖尿病诊断标准。

四、糖尿病有哪些并发症？基层医院管理目标是什么？诊断及评估糖尿病时有什么注意事项？

糖尿病不可怕，可怕的是并发症。糖尿病并发症主要表现在3个方面。①严重的急性并发症：如糖尿病酮症酸中毒和高血糖高渗状态。②感染：糖尿病患者抵抗力下降，故容易发生皮肤的疖、痈及皮肤真菌感染，如足癣、体癣，女性还容易发生真菌性阴道炎、膀胱炎，近年来糖尿病合并肺结核的发生率显著升高。③慢性并发症：主要是大血管、微血管的病变。微血管病变常见的有糖尿病视网膜病变和糖尿病肾病，周围血管病变可导致间歇性跛行和（或）缺血性疼痛，血管病变还可导致心脑血管疾病。神经系统并发症和糖尿病足也是常见的并发症之一。

糖尿病基层医院管理的目标不仅有血糖，还有血压、血脂、体重达标，只有综合管理才能最大程度减少并发症的发生，降低致残率和早死率。定期的评估能够了解糖尿病病情及并发症发生风险，进一步确定糖尿病治疗策略，建议每年评估一次。基于这样的管理目标，在诊断、评估糖尿病需要注意以下事项。

（一）病史采集

①有无糖尿病相关的症状；②是否有高血压、血脂异常、心脑血管疾病史；③女性有无妊娠糖尿病及生育巨大胎儿史；④糖尿病家族史；⑤用药史：有无使用影响血糖的药物如糖皮质激素、抗精神病药；⑥饮食习惯：饮食是否高糖、高盐及高脂；⑦吸烟、饮酒史。

（二）必要的检查

①身高、体重、体重指数（BMI）、腰围、血压、足背动脉搏动和视力等；②血糖：空腹血糖、餐后2小时血糖，必要时OGTT。糖化血红蛋白；③其他检查：血脂、尿常规、肾功

能，有条件的医院可行尿白蛋白/肌酐比值、心电图、心脏超声、眼底及周围神经病变检查。

五、糖尿病患者控制好血糖就够了吗？应该如何治疗？

糖尿病是一种复杂的慢性终身疾病，治疗是以生活方式干预结合体重控制、降糖、降压、调脂、抗血小板治疗等多方面的综合管理，是一项长期并伴随病程进展不断调整的综合管理过程。近期目标是控制高血糖、纠正代谢紊乱，消除症状，防止出现急性代谢并发症；远期目标是预防各种慢性并发症，提高糖尿病患者的生命质量和延长寿命。

因此糖尿病的治疗总结为“行教育，勤监测，管住嘴，迈开腿，药莫忘；‘五驾马车’驾驭好”。“五驾马车”，即：①饮食控制；②运动治疗；③应用降血糖药物；④血糖监测；⑤糖尿病知识的学习。生活方式干预是糖尿病治疗的基础，贯穿整个治疗过程，同时强调降压、调脂，实现“三高共管”。

（一）饮食控制

饮食控制是糖尿病治疗的基础，对病情较轻的2型糖尿病，通过饮食和运动即可使血糖控制良好。饮食控制主要是注意每日热量摄入、食品种类选择，选择高膳食纤维、低盐、低糖、低脂肪摄入的多样化膳食（参照以下升糖食物分类选择）。糖尿病饮食治疗最好是由内分泌专科医师与营养科医师共同制订。

（二）运动治疗

运动方式及运动量应根据患者年龄、体质、有无基础病决定。跑步、快步走、自行车、游泳、散步、打太极拳、跳舞或健美操都是较常采用的运动方式，运动量以中等强度为主。

（三）应用降血糖药物

降血糖药物很多，包括口服药物和注射剂。基层常用降血糖药物作用机制及其适应证见表6-5-1。

（1）口服药：基层医疗卫生机构应配备下述五大类降血

表 6-5-1 降血糖药物的作用机制及其适应证

种类	代表药物	主要作用机制	适应证	应用注意事项及副作用
磺脲类	优降糖（中成药消渴丸中含有该药），格列吡嗪	促进胰岛素释放，增强胰岛素受体敏感性	2型糖尿病	不适用于有并发症的2型糖尿病，主要不良反应是低血糖
胰岛素增敏剂类	二甲双胍	增强组织对葡萄糖的摄取和利用，增强胰岛素敏感性	首选于单纯饮食运动治疗无效的2型糖尿病，特别是肥胖的2型糖尿病，可与胰岛素联合治疗1型糖尿病	肝、肾功能不全（血清肌酐超过1.5mg/dl）慎用，主要副作用是低血糖，消化道不良反应如恶心、呕吐、腹泻
α-糖苷酶抑制剂类	阿卡波糖	抑制小肠上段吸收各种食物中的多糖，减轻餐后高血糖	2型糖尿病，可与磺脲类或双胍类联合使用	严重肾功能损害禁用。主要不良反应是胃肠胀气
胰岛素类	短效、长效胰岛素	直接补充胰岛素达到降糖目的	1型糖尿病，口服降血糖药治疗效果欠佳的2型糖尿病	主要不良反应是低血糖

糖基本口服药物，即二甲双胍、胰岛素促泌剂（磺脲类和格列奈类）、α-糖苷酶抑制剂、噻唑烷二酮类。除此之外，二肽基肽酶-IV抑制剂（DPP-IV抑制剂）、钠-葡萄糖共转运蛋白2抑制剂（SGLT-2抑制剂）等都是新型的降血糖药物，社区医师需要了解。

（2）注射剂：包括胰岛素及胰岛素类似物、胰高血糖素样多肽-1受体激动剂（GLP-1受体激动剂）。

（3）药物治疗原则：1型糖尿病患者需使用胰岛素治疗。2型糖尿病患者血糖稳定且无严重并发症时首选饮食及运动治疗，如生活方式干预3个月控制不佳，则加用口服降血糖药。血糖显著增高的2型糖尿病在饮食、运动治疗的基础上，联合使用口服降血糖药物，口服降血糖药控制不佳者，经专科医师评估，采用胰岛素治疗。在基层医院治疗的2型糖尿病患者，如无禁忌证，优先推荐双胍类，控制不佳可联合使用磺脲类或α-糖苷酶抑制剂类。如血糖控制不佳，可在上级医院制订的治疗方案范围内调整治疗剂量，如二甲双胍服用1片每日2次控制不佳，可增加剂量至1片每日3次，甚至2片每日2次（具体药物治疗流程见图6-5-1）。

（四）血糖监测

学会使用便携式血糖仪测指尖血糖，在医师指导下，定期监测空腹及餐后2小时血糖，了解血糖控制情况，调整用药。定期到专科医院复诊，检查静脉血浆血糖及糖化血红蛋白，建议每3个月检查1次糖化血红蛋白，了解一定时期内的血糖控制水平。

（五）糖尿病知识的学习

糖尿病的健康教育非常重要，教育内容包括糖尿病的基本知识、药物服用的基本知识、副作用监测、饮食和运动治疗的指导、血糖监测的理想目标、糖尿病并发症的防治等。

六、哪些患者可以在基层医院治疗？哪些患者应该及时转诊？

基层医院应承担糖尿病的健康教育、筛查、诊断、治疗

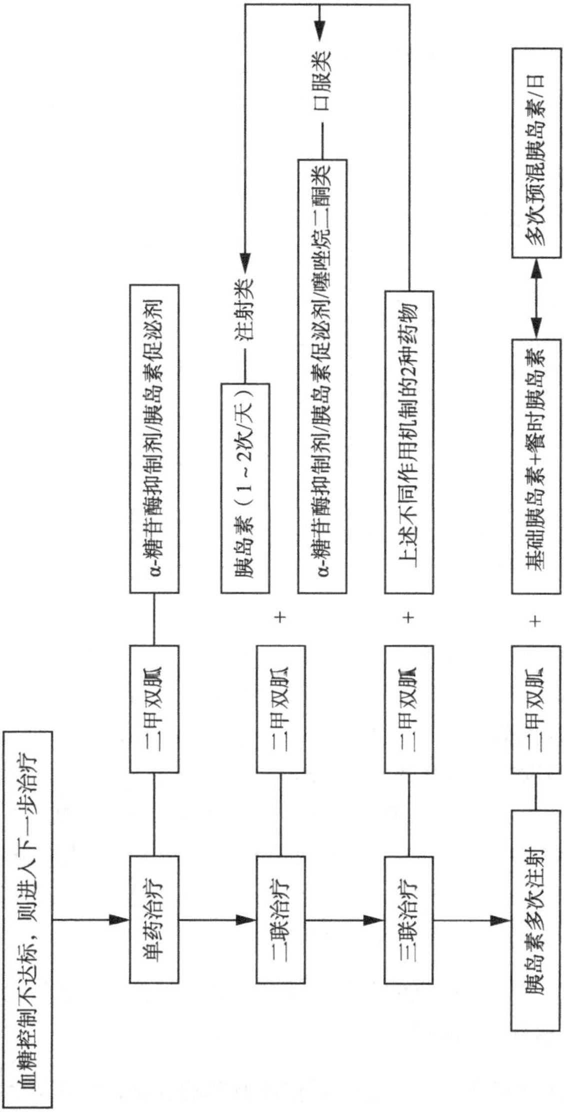

图6-5-1　糖尿病药物治疗流程（来源于基层糖尿病管理指南2019版）

及长期随访管理工作，识别出不适合在基层诊治的糖尿病患者并及时转诊。除外需要转诊的糖尿病患者，其他患者可以在基层医院治疗。以下情况应及时转诊至上级医院。

（一）诊断困难和特殊患者

①初次发现血糖异常，临床分型不明确者；②儿童和青少年（年龄＜18岁）糖尿病患者；③妊娠期和哺乳期妇女血糖异常者。

（二）治疗困难

①原因不明或经基层全科医师处理后仍反复发生低血糖者；②血糖、血压、血脂长期治疗不达标者；③血糖波动较大，基层医师处理困难，无法控制平稳者；④出现严重降血糖药物不良反应难以处理者。

（三）严重并发症

1. *急性并发症* 严重低血糖或高血糖伴或不伴有意识障碍。

2. *慢性并发症* 视网膜病变、肾病、神经病变、糖尿病足或周围血管病变等的筛查、治疗方案的制订和疗效评估在基层处理有困难者。

3. *慢性并发症导致严重靶器官损害需要紧急救治者* 急性心脑血管病、糖尿病肾病导致的肾功能不全或大量蛋白尿、糖尿病视网膜病变导致的严重视力下降、糖尿病周围血管病导致的间歇性跛行和缺血性疼痛等。

4. *糖尿病足出现急性加重* ①出现皮肤颜色的急剧变化；②局部疼痛加剧并有红肿等炎症表现；③新发生的溃疡；④原有的浅表溃疡恶化并累及软组织和骨组织；⑤播散性的蜂窝织炎、全身感染征象；⑥骨髓炎等。

七、得了糖尿病是不是什么都不能吃了？怎么吃既健康又不升高血糖？

糖尿病患者“管住嘴”是控制血糖的基础，但是并不等同于什么都不能吃。控制饮食主要是指对摄入食物的量和品种进行控制。合理的饮食模式应以谷类食品为主，高纤维、低糖、低盐、低脂。定时定量进餐，先吃蔬菜、最后进食主食。对食物的种类的要求，除了部分升糖指数高的食物需严格控制外，没有哪种食物是需要严格控制不能食用的。升糖指数全称为血糖生成指数，反映了某种食物与葡萄糖相比升高血糖的速度和能力。通过参考升糖指数，根据不同食物对血糖的影响分为低、中、高三类，对糖尿病患者的饮食参考具有指导性作用。可建议患者多吃低升糖的食物，不吃或者尽量少吃高升糖食物（表6-5-2）。

表6-5-2　升糖食物的分类

分类	食物
低升糖食物	五谷类：藜麦、全麦（全谷）面、粉丝、黑米、黑米粥、通心粉、荞麦面、粟米、藕粉 蔬菜类：金针菇、香菇、菠菜、蕃茄、大白菜、黄瓜、苦瓜、芹菜、茄子、海带、魔芋、鸡蛋、豆芽、芦笋、青椒、花椰菜、洋葱、生菜 豆及豆制品类 饮料类：红茶、牛奶、低脂奶、脱脂奶、低脂乳酪、酸奶 其他：虾子
中升糖食物	五谷类：麦粉面条、麦包、麦片、红米饭、糙米饭、西米 蔬菜类：莲藕、牛蒡、番薯、芋头、薯片 肉类：鱼肉、鸡肉、鸭肉、猪肉、羊肉、牛肉、蟹 豆及豆制品类：炼乳、鲜奶精、焗豆、冬粉、奶油 水果：香蕉、芒果、提子干、哈密瓜、菠萝、木瓜、奇异果 糖及糖醇类：红酒、啤酒、蔗糖、蜂蜜、可乐、咖啡
高升糖食物	五谷类：白饭、炒饭、馒头、白面包、油条、糯米饭、拉面 肉类：贡丸、肥肠、蛋饺 蔬菜：南瓜、薯蓉、焗薯 水果：龙眼、西瓜、荔枝、枣 糖及糖醇类：葡萄糖、砂糖、麦芽糖、汽水、柳橙汁

食物的量也是日常重要管理内容，每日总热量按理想体重计算，理想体重（kg）＝身高（cm）－ 105。每日摄入总热量原则如下：①休息时25 ～ 30kcal/kg；②轻体力者20 ～ 35kcal/kg；③中体力者35 ～ 40kcal/kg；④重体力者＞40kcal/kg；⑤超重、肥胖患者需适当减少总摄入量。

食品结构比一般是碳水化合物应占饮食总热量的55% ～ 65%，蛋白质占总热量的12% ～ 15%，蛋白质的需要量在成人每千克体重约1g。脂肪的能量较高，约占总热量25%。每日饮食具体搭配建议：粗细粮（或者谷薯类）每日摄入以250 ～ 400g为宜，全谷类和杂豆类50 ～ 150g，薯类50 ～ 100g。每餐均需保证有蔬菜，每日摄入300 ～ 500g蔬菜（绿叶蔬菜占1/2以上）。肉蛋鱼禽类每日120 ～ 200g，食盐＜6g/d。

八、没有症状的糖尿病，需要治疗吗？血糖平稳了还需要服药和看医师吗？

约50%的2型糖尿病患者常无明显自觉症状，但是血糖升高常导致各种急慢性并发症，并加重合并症。所以只要确诊了糖尿病，不管有没有症状，必须要采取措施，早控制、早获益。

糖尿病是一种复杂的慢性终身疾病，症状消失、血糖平稳不等于治愈，需要长期的饮食控制与服药。生活方式、年龄、应急状态、饮食控制都会导致血糖波动，有效的治疗方案不一定一直都有效，所以确定降糖治疗方案后，必须自我监测血糖，并定期复诊，在医师指导下增减或改换药物，不能自行停药或盲目服药治疗。1型糖尿病是由于胰岛素的绝对缺乏，需要终身使用胰岛素。2型糖尿病早期通过生活方式改变可以控制血糖，不需要服药治疗，到后期胰岛功能慢慢衰退需要终身用药。妊娠糖尿病在终止妊娠后血糖正常，分娩后6 ～ 8周糖耐量试验评估正常，可以停药观察。特殊类型糖尿病，如药物引起的糖尿病、垂体瘤术后，诱因去除后血糖平稳可以停药观察。

九、发生低血糖时怎么办?

低血糖是糖尿病患者治疗过程中最常发生的并发症，糖尿病教育中需要包含发生低血糖的教育，教会患者识别低血糖及其应急处理。如糖尿病患者出现交感神经兴奋（如心悸、焦虑、出汗等）或中枢神经系统症状（如神志改变、认知障碍、抽搐和昏迷）时应考虑低血糖的可能，及时监测血糖。诊断标准：糖尿病患者只要血糖≤3.9mmol/L就属低血糖范畴，对于非糖尿病患者，血糖＜2.8mmol/L为低血糖。低血糖的处理见图6-5-2。

十、基层医院如何做好糖尿病的管理?

基层医院主要承担糖尿病的筛查、诊断、治疗和长期随访。积极进行高危人群的筛查和确诊2型糖尿病患者的长期管理是基层医院工作的重点。糖尿病高危人群如下（≥一个指标）：①年龄≥40岁；②有糖尿病前期（IGT、IFG或两者同时存在）史；③超重（BMI≥24kg/m^2）或肥胖（BMI≥28kg/m^2）和（或）向心性肥胖（男性腰围≥90cm，女性腰围≥85cm）；④静坐生活方式；⑤一级亲属中有2型糖尿病家族史；⑥有妊娠糖尿病病史的妇女；⑦高血压［收缩压≥140mmHg和（或）舒张压≥90mmHg］，或正在接受降压治疗；⑧血脂异常［HDL-C≤0.91mmol/L和（或）TG≥2.22mmol/L］，或正在接受调脂治疗；⑨动脉粥样硬化性心血管疾病患者；⑩有一过性类固醇糖尿病病史者；⑪多囊卵巢综合征患者或伴有与胰岛素抵抗相关的临床状态（如黑棘皮征等）；⑫长期接受抗精神病药物和（或）抗抑郁药物治疗和他汀类药物治疗的患者。

确诊2型糖尿病的长期管理需要由基层医院在建立居民健康档案的基础上，建立糖尿病患者管理档案。健康档案至少应包括健康体检、年度评估和随访服务记录。每年至少要提供4次面对面随访，每次随访要询问病情，进行空腹血糖和血压测量等检查和评估、对用药、饮食、运动、心理等作

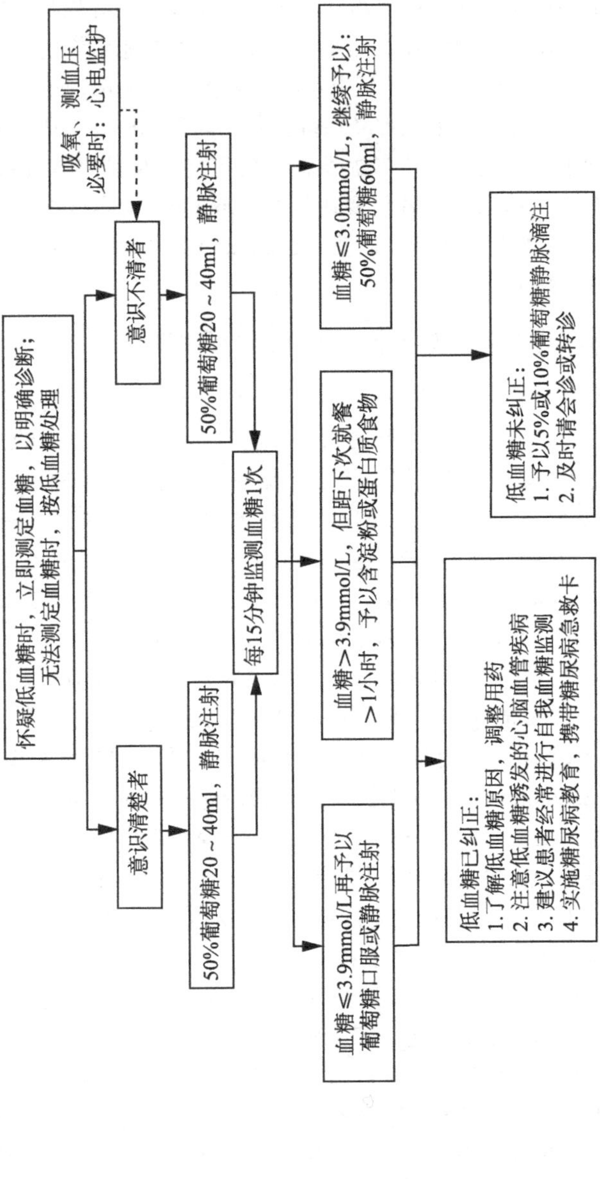

图6-5-2 低血糖的处理程序（来源于基层糖尿病管理指南2019版）

出健康指导。每年进行至少一次的健康检查，可与随访相结合，内容包括血压、体重、腰围、空腹血糖（指尖血）测量、一般体格检查、体表淋巴结和视力、听力、活动能力、血管情况评估（足背动脉的触诊或者眼底镜的检查）。糖尿病是一种终身性疾病，需要漫长的治疗控制过程，这就要求我们还要在健康指导上做更多的工作。健康指导包括患者的心理疏导、饮食指导、用药指导、运动指导、预防并发症的指导等。

（刘伟峰　刘丽娟）

参考文献

［1］中华医学会糖尿病学分会. 国家基层糖尿病防治管理指南（2018）. 中华内科杂志，2018，57（12）：885-893
［2］中华医学会. 2型糖尿病基层诊疗指南（实践版·2019）. 中华全科医师杂志，2019，18（9）：810-818

第六节　慢性阻塞性肺疾病急性发作

一、老百姓常说的老慢支、肺气肿，其实大多数都是慢阻肺吗?

冬季是慢性支气管炎、肺气肿患者旧病复发的季节。人们常说的“老慢支、肺气肿”其实绝大部分都是慢性阻塞性肺疾病（简称慢阻肺）。老慢支不积极治疗，往下发展就是慢阻肺，甚至肺心病、呼吸衰竭、气胸。慢阻肺和老慢支的诊断主要通过肺功能检查（金指标）界定。使用支气管舒张剂（如沙丁胺醇）做肺功能扩张试验，肺功能有个指标叫FEV_1，指深吸气后用力呼气第1秒呼出的气体容积，占用力肺活量（FVC）的百分比值，即FEV_1/FVC比值如果＜70%时，诊断慢性阻塞性肺疾病，也就是慢阻肺。所以有老慢支的患者，肺功能检查达到上述诊断标准，诊断慢阻肺（图6-6-1）。

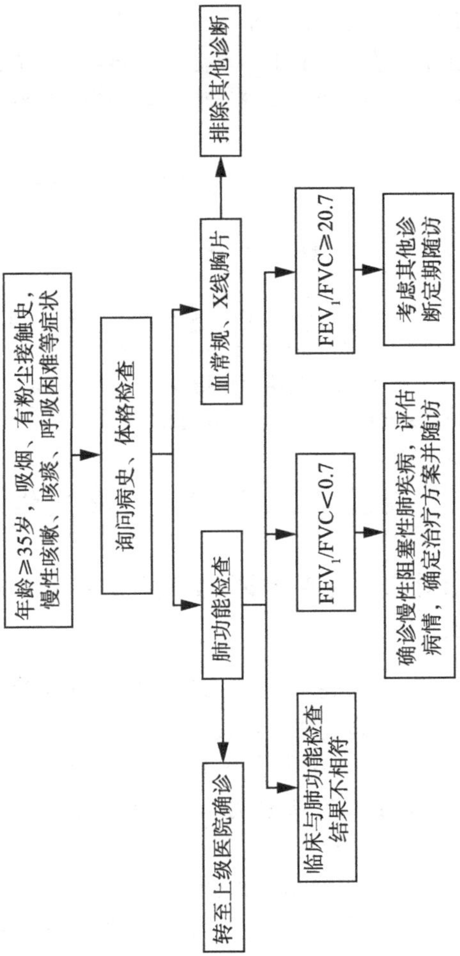

图6-6-1 慢性阻塞性肺疾病诊治流程

FEV_1.深吸气后用力呼气第1秒呼出的气体容积；FVC.用力肺活量

二、慢阻肺影响寿命吗?

慢阻肺是十分常见却被严重忽视的疾病。据世界卫生组织统计，慢阻肺是“世界四大慢性病”之一，是严重威胁人们健康的常见呼吸系统疾病，称得上是“不动声色”的杀手。目前全球40岁以上的成年人中，至少有10%的人患有此病，与艾滋病并列成为第四大“杀手”。慢阻肺的发病初期常无明显不适，许多患者常等到呼吸困难严重时才求医，而这时病情已经发展到中度以上，最严重的情况在于对肺功能损伤和破坏。肺功能检查是诊断金指标，肺功能检查有助于早期诊断，肺功能破坏越重，慢阻肺的发病就越重，所以慢阻肺严重与否，主要看肺功能的损伤程度。损伤到中、重、极重度时候可能无法进行日常生活和工作。及早发现，坚持规范化治疗，可以改善症状，提高生活质量，减缓病情进展的速度，增加存活时间。

三、长期反复咳嗽要小心慢阻肺，哪些是易感人群？患者首次就诊时，基层全科医师应该做什么?

当一位反复咳嗽、咳痰、气喘的患者来到基层医院时，首先注意询问患者病史，慢阻肺是慢性病程。从慢性阻塞到气流不顺畅，这不是两三天就形成的，大部分和慢性支气管炎有关系。仔细询问患者是不是每年冬天都会咳嗽、咳痰或喘息超过3个月，连续2年以上，是否有危险因素暴露史。如果有以上病史同时有以下危险因素（慢阻肺的易感人群），建议积极进一步行肺功能检查和X线片筛查。

1.年龄＞35岁。

2.吸烟或长期接触“二手烟”污染。

3.患有某些特定疾病，如支气管哮喘、过敏性鼻炎、慢性支气管炎、肺气肿。

4.直系亲属中有慢阻肺家族史。

5.居住在空气污染严重地区，尤其是二氧化硫等有害气体污染的地区。

6.长期从事接触粉尘、有毒有害化学气体、重金属颗粒等工作。

四、基层没有肺功能测定、胸部X线等相关检查时怎么办?

当基层医院不具备肺功能检查设备时，基层全科医师可以通过问卷筛查COPD高危人群，对疑诊患者应该向上级医院转诊以进一步确诊。

这份问卷将询问您几个呼吸方面的问题。选择您认为最贴切的选项，在相应的选项旁写上“√”

1.在过去的4周里，您是否感到气短?

从不$_0$ 偶尔$_0$ 有时$_1$ 经常$_2$ 一直$_2$

□ □ □ □ □

2.您曾有咳痰的情况吗?

从不$_0$ 仅在感冒时或感染时$_0$ 每月中有几天$_1$ 每周大部分时间$_1$ 每天都会$_2$

□ □ □ □ □

3.请选择您认为在过去1年内最贴切的描述：我曾因呼吸问题减少活动

非常不赞同$_0$ 不赞同$_0$ 不确定$_0$ 赞同$_1$ 非常赞同$_2$

□ □ □ □ □

4.截至目前，您吸烟数量是否已经超过100支?

没有$_0$ 有$_2$ 我不知道$_0$

□ □ □

5.您的年龄是?

35～49$_0$ 50～59$_1$ 60～69$_2$ 70岁以上$_2$

□ □ □ □

请将回答旁边的分数写在下方相应的空格上，并将所有分数相加写在总分一栏

＋＋＋＋＝

1#2#3#4#5#

若您的总分大于5分，您的呼吸问题可能是慢性阻肺造成的。分数越高，患慢性阻肺的可能性越大，医师能通过进一步的检查结果确诊。若您的总分小于4分且存在呼吸问题，该问卷能帮助医师进一步对疾病类型进行诊断

五、慢阻肺病程长，如何做好居家防护、长期管理与社区健康宣教？

慢阻肺可分为急性加重期与稳定期，即使稳定期患者也应该定时到社区医院进行随访，有利于治疗方案的调整。稳定期即使没有明显症状也不可自行停药或更改方案，需遵医嘱长期治疗。优先选择吸入药物，坚持长期规律、个体化治疗。长期规律吸入支气管扩张药（β_2受体激动剂或抗胆碱能药物联合糖皮质激素）也同样是慢阻肺的管理基石。常用药物包括茶碱及其他祛痰药、抗氧化剂等。

非药物治疗对于慢阻肺患者的自我管理至关重要，也是防治慢阻肺的重要工作。其中，戒烟、防寒和保暖是预防慢阻肺的主要措施。具体来说需要注意以下事项。

1.戒烟可以减缓慢阻肺的发展速度、减少急性发作次数，这是预防慢阻肺急性发作最主要的措施。

2.防寒保暖、预防感冒是预防慢阻肺急性加重的关键因素。推荐慢阻肺患者定期注射流感疫苗、肺炎菌苗，减少呼吸道感染。

3.康复、教育和自我管理：加强慢阻肺患者的康复锻炼如步行、登楼梯运动，骑自行车等运动，以及呼吸训练。呼吸训练包括缩唇呼吸、腹式呼吸，可以改善换气，改善肺部、胸部的弹性，维持和增大胸廓的活动度，强化有效的咳嗽，强化呼吸肌、改善呼吸的协调性，增强患者的体质。

4.慢性呼吸衰竭患者：建议长期家庭氧疗，低流量吸氧，1～2L/min。

除此之外，对于有慢性阻塞性肺疾病高危因素的人群，应定期进行肺功能监测，尽可能早期发现慢性阻塞性肺疾病并及时予以干预。

六、什么是慢阻肺急性加重？

慢阻肺是一种以持续气流受限为特征、可防可治的常见疾病，其气流受限多呈进行性发展，与气道和肺组织对烟草、烟雾等有害气体或有害颗粒的慢性炎症反应增强有关。慢阻肺患者每年发生0.5～3.5次的急性加重，是死亡的重要因素，也是慢阻肺患者医疗费用的主要支出部分。

慢阻肺急性加重是一种急性起病的过程，呼吸系统症状出现急性加重［典型表现为呼吸困难、咳嗽、痰量增多和（或）痰液呈脓性］，超出日常的变异，并且需要改变药物治疗。

七、如何诊断慢阻肺急性加重？

目前慢阻肺急性加重的诊断完全依赖于临床表现，即患者主诉症状的突然变化［基线呼吸困难、咳嗽、和（或）咳痰情况］超过日常变异范围。主要症状是气促加重，常伴有喘息、胸闷、咳嗽加剧、痰量增加、痰液颜色和（或）黏度改变及发热等。患者出现运动耐力下降、发热和（或）X线胸片影像学异常，可能为慢阻肺症状加重的临床表现。痰量增加及出现脓性痰常提示细菌感染，是一种排除性临床诊断，临床和（或）实验室检查没有发现其他可以解释的特异性疾病（如肺炎、充血性心力衰竭、气胸、胸腔积液、肺栓塞和心律失常等）。

八、哪些情况可导致慢阻肺急性加重？

引起慢阻肺的原因主要是吸烟，其他有空气污染、职业性粉尘和化学物质、反复呼吸道感染等，也可能与遗传相关。目前认为慢阻肺急性加重的因素为多源性，病毒感染、空气污染、吸入变应原、外科手术等因素均可加重气道炎症，进而继发细菌感染。最常见的原因是上呼吸道感染和气管-支气管感染，发病与气道炎症加重有关。78%的慢阻肺急性加重患者有明确的病毒或细菌感染依据。

九、临床症状相似的疾病有哪些需要鉴别？

慢阻肺典型症状表现为慢性、进行性加重的呼吸困难、咳嗽和咳痰。需要与肺炎、支气管哮喘、支气管扩张症、肺结核、弥漫性泛细支气管炎、充血性心力衰竭、气胸、胸腔积液、肺栓塞和心律失常等相鉴别，尤其要注意与哮喘进行鉴别。

十、哪些辅助检查有助于诊断慢阻肺急性加重?

1.常规实验室检查：血常规示白细胞计数可增高和（或）出现中性粒细胞核左移。

2. X线胸片：急性加重期的患者就诊时，首先应行X线胸片检查。

3.动脉血气分析。

4.肺功能测定：$FEV_1 < 1L$ 提示肺功能损害极为严重，急性加重期患者，常难以满意地进行肺功能检查。

5.血液生化检查：有助于确定引起慢阻肺急性加重的其他因素，如电解质紊乱（低钠、低钾和低氯血症等）、糖尿病危象或营养不良（低白蛋白）等，亦可发现合并存在的代谢性酸碱失衡。

6.痰培养及药物敏感试验等。

十一、慢阻肺急性加重期在基层医院可以治疗吗?如何治疗?

慢阻肺急性加重期的治疗目标是尽量降低本次急性加重的不良影响，预防未来急性加重的发生。早期、病情较轻的患者可以在基层医院治疗，但需注意病情变化，一旦初始治疗效果不佳，症状进一步加重，需及时转送二级及以上医院诊治。治疗方法如下。

1.增加短效支气管扩张剂　剂量和（或）频率，如β_2受体激动剂或抗胆碱能药物加量或增加次数。

2.考虑雾化吸入　激素或口服糖皮质激素（如泼尼松30～40mg，5～7天）。

3.使用有效抗生素　慢阻肺急性加重致病菌多为流感嗜血杆菌，其次可为肺炎链球菌、卡他莫拉汉菌、肺炎克雷伯菌等。抗生素选择：左氧氟沙星片，口服，一次0.5g，每日1

次。阿奇霉素片，口服，一次0.5g，每日1次。头孢氨苄片，口服，一次250～500mg，每日4次，最高剂量每日4g。

4.其他对症支持治疗　解痉止喘化痰等改善通气治疗。氨茶碱片：常用量一次0.1～0.2g，0.3～0.6g/d。盐酸氨溴索口服液，餐时服用。持续低流量吸氧、纠正水、电解质和酸碱平衡失调，联系转诊至上级医院。

（梁健峰　刘丽娟）

参考文献

中华医学会呼吸病学会分会慢性阻塞性肺疾病学组. 慢性阻塞性肺疾病基层诊疗指南（实践版. 2018）. 中华结核和呼吸杂志，2021，44（3）：170-205

第七节　重性精神障碍

严重精神障碍是指精神疾病症状严重，导致患者社会适应等功能严重受损、对自身健康状况或客观现实不能完整认识，或不能处理自身事务的精神障碍。根据国家卫健委《严重精神障碍管理治疗工作规范（2018年版）》规定：严重精神障碍一般指精神分裂症、偏执性精神病、分裂情感障碍、双相情感障碍、癫痫所致精神障碍、精神发育迟滞伴发精神障碍6种精神疾病；但符合《中华人民共和国精神卫生法》第三十条第二款第二项情形并经诊断、病情评估为严重精神障碍患者，不限于上述6种疾病。

我国政府于2004年启动了“中央补助地方重性精神疾病管理治疗项目（简称686项目）”，该项目旨在完善社区基层对重性精神疾病的防治和管理能力，改善患者福祉，并降低精神疾病患者肇事肇祸及其对社会的不良影响。

一、如何评估判定是否属于重性精神障碍?

重性精神疾病的诊断标准可参阅ICD-10诊断手册。一般情况下，基层医师可以根据精神行为异常量表和重性精神疾病患者危险性评估量表（表6-7-1，表6-7-2）初步评估判断患者是否属于重性精神障碍，以期实现早期发现早期干预。符合表6-7-1中的表现≥1项和（或）表6-7-2中≥2级的，需要积极关注和启动干预。

表6-7-1　精神行为异常量表

序号	行为表现	有	没有
1	曾在精神科住院治疗		
2	因精神异常而被家人关锁		
3	无故冲动、伤人、毁物，或无故离家出走		
4	行为举止古怪，在公共场合蓬头垢面或赤身露体		
5	经常无故自言自笑，或说一些不合常理的话		
6	变得疑心大，认为周围人都针对他或迫害他		
7	变得过分兴奋话多（说个不停）、活动多、爱惹事、到处乱跑		
8	变得冷漠、孤僻、懒散、无法正常学习、工作和生活		
9	有过自杀行为或企图		

表6-7-2　重性精神疾病患者危险性评估

序号	行为表现	危险性评级
1	无符合1～5级中的任何行为	1级
2	口头威胁、喊叫，但没有打砸行为	2级
3	有打砸行为，局限在家中，针对财务，能劝说制止	3级
4	明显打砸行为，不分场合，针对财务或人，不能接受劝说而停止，包括自伤、自杀	4级
5	持械针对人的任何暴力行为，或纵火爆炸等行为。无论在家还是公共场合	5级

二、重性精神障碍的病因是什么？

根据现有的研究，重性精神障碍的病因目前仍未彻底阐明，比较明确的是：基因和环境的交互作用可能左右了其发生发展，在这点上与高血压和糖尿病等慢性疾病有类似机制。

三、重性精神障碍的治疗周期有哪些?

重性精神障碍的治疗分为急性期、巩固期和维持期3个阶段。一般而言，首次发作急性期需要2～3个月的治疗，其后伴随6个月左右的巩固期治疗，然后进入维持期治疗1年左右。由于重性精神疾病目前尚不能根治，具有慢性反复发作性特点，其中有些疾病还具有高致残性，因此基本上都需要接受长期治疗，反复发作3次以上可能需要终身接受治疗。

四、重性精神障碍有哪些治疗方法?

目前治疗重性精神障碍的临床方法有三大类：药物治疗、物理治疗和心理治疗。其中药物治疗是一切治疗的基础，针对具体疾病的不同及不同病期，可以联合物理治疗和心理治疗。基于药物的个案化整合治疗是目前被提倡用于重性精神障碍患者的主要治疗模式。

五、重性精神障碍治疗的常用药物有哪些?

治疗重性精神障碍的常用药物包括抗精神病药物（第一代：奋乃静、氯丙嗪等；第二代：氯氮平、利培酮、喹硫平、奥氮平等），心境稳定剂（抗躁狂药：碳酸锂；抗惊厥药：丙戊酸钠），抗抑郁药（第一代：阿米替林、多塞平等；第二代：曲唑酮、舍曲林、黛力新、氟西汀、帕罗西汀、氟伏沙明、文拉法辛等），抗焦虑激越的药物（苯二氮䓬类：地西泮、阿普唑仑、艾司唑仑、氯硝西泮）。

六、重性精神障碍具有遗传性吗?

前面病因中已经提到，这类疾病是环境和遗传因素的交互作用所致，并不归因于遗传单方面因素。现有的研究提示精神分裂症和双相情感障碍的遗传度在70%～80%。

七、重性精神障碍患者一定会有冲动暴力行为吗?

不一定！但在重性精神障碍的发作期，需要重点关注其冲动暴力行为。由于这类疾病往往具有起病隐袭、渐进性发展的特点，建议家属和基层医师及时关注其病情变化。

八、什么是病耻感?

病耻感是指患者因自身患病而产生的一种内心的耻辱体验，是患病后的一种心理应激反应，它体现了社会对某些特殊人群的负面认识而形成的歧视和隔离，也表示特殊人群因为自身的负面标记而产生的羞耻感。病耻感会令患者有自卑、自责和感觉被歧视的负面心理体验，从而选择隐匿病情、逃避社交、拒绝就医等消极的应对行为，严重阻碍精神疾病患者的治疗康复和回归社会。因此，从社区到社会，针对精神疾病患者需要营造积极接纳、关心关爱的氛围，才能更利于患者的康复。

九、重性精神障碍患者都是智力低下的人吗?

不都是！除了精神发育迟滞伴发的精神障碍以外，其他精神疾病基本都是智力正常的，甚至还有极少人可能智力超常，只有经过反复发作多年以后进入疾病衰退期的患者才有可能智力有所下降。

十、重性精神障碍患者还可以重新回归社会参加工作和结婚吗?

得益于研究的进展、治疗方法（尤其药物）的创新、治疗模式的改变及全社会的积极关注，这类疾病目前的转归已经大为改善。只要早期发现、早期干预和积极全病程地干预，很多患者都可以重返社会甚至结婚生子。

十一、基层医院应如何管理重症精神病患者?

社区管理的主要重症精神病患者包括精神分裂症、分裂情感性精神障碍、偏执性精神病、双相障碍，基层医院医务人员应对管辖区内的每位重症精神病患者按照《国家基本公共卫生服务规范》要求，对确诊的、在家居住的患者建立档案，定时随访并填写随访表。

每年至少随访4次，主要目的是提供精神卫生、用药和家庭护理方面的指导，督导患者按时服药，及时发现病情复发或加重的征兆，及时处理及转诊。每3个月定期将基础管理患者的随访情况填报《重性精神疾病社区/乡镇基础管理情况季度报表》，并上报县级精防机构。

随访内容包括：①发现危重状况并处理，主要通过询问及监测，评估有无暴力、自伤自杀等危险行为，有无急性药物不良反应；有无出现严重躯体疾病，若有上述情况，则应及时转诊。②把患者分为病情稳定、基本稳定和不稳定三类患者，进行分类管理和处置，见表6-7-3。③对患者及其家属进行健康教育和康复指导，为家属提供心理支持和帮助。④每年至少为患者进行一次健康体检。

表6-7-3 分类管理重症精神病患者的标准及其处置措施

患者分类	判断标准	处置措施
病情稳定	精神症状基本消失，自知力基本恢复，社会功能处于一般或良好状态，无严重药物不良反应，躯体疾病稳定的患者	继续执行上级医院制订的治疗方案，3个月时随访
病情基本稳定	精神症状、自知力、社会功能状况至少有一方面较差，处于“病情不稳定”和“病情稳定”之间	可在现用药物基础上在规定剂量范围内调整剂量。调整过一次剂量后，连续观察4～6周，若患者症状稳定或比上次已有好转，可维持目前治疗方案，3个月时随访。若无改善则应转诊

续表

患者分类	判断标准	处置措施
病情不稳定	精神症状明显，自知力缺乏，社会功能较差，有影响社会或家庭的行为，有严重药物不良反应或躯体疾病	进行对症治疗后，转诊到上级医院，2周内随访转诊情况

（吴小立）

参考文献

中华人民共和国国家卫生健康委员会. 关于印发严重精神障碍管理工作规范（2018年版）的通知. 国卫疾控发〔2018〕13号

第七章

南疆常见感染性疾病防治及管理

第一节　结核病与社区管理

一、结核病是一种什么性质的病？结核的传播方式是怎样的？结核有什么危害？

结核病（TB）为结核分枝杆菌感染所引起的一种慢性传染病，可感染肺、肾、骨骼、关节、中枢神经系统、腹膜及肠等。以肺结核最为常见，发生在肺以外的感染，则称为肺外结核，较常见的肺外结核有淋巴结结核、结核性脑膜炎、结核性腹膜炎、肠结核等。

（一）传播方式

导致人感染的结核分枝杆菌主要有人型及牛型两种。传染途径主要以呼吸道传播为主，其次为消化道传播。主要传染源为痰涂片阳性的开放性肺结核患者。正常人接触肺结核患者后，若吸入肺结核患者呼出的带结核菌的飞沫，有感染风险。肺结核患者通过咳嗽、打喷嚏、大笑、大声谈话、痰液等方式，把含有结核分枝杆菌的微滴排到空气中而传播。需要注意的是，糖尿病、免疫功能低下、滥用药物和酒精等因素，可增加罹患肺结核的风险。消化道感染主要是通过咽下含有结核菌的痰液感染肠道导致肠结核，少数地区，尤其在牧区，可因饮用未经消毒的带菌牛奶或乳制品而发生牛型结核分枝杆菌肠结核。

（二）结核病的危害

感染各种类型的结核均可导致个体健康严重受损，甚至威胁生命。以肺结核为例，未经正规治疗，结核病可迁延不愈，形成慢性空洞、大咯血，或者纤维化导致毁损肺，最终因呼吸衰竭而死亡。根据世界卫生组织发布的《2019 年全球结核病报告》，结核病位列全球十大死因之一，也是最大的单一感染性病原体致死原因。我国是全球 30 个结核病高负担国家之一，因而结核病是严重危害我国人民群众健康的重大传染病之一。

二、如何识别结核患者？如何诊断？

（一）如何识别

主要根据临床表现识别，分为全身症状和局部症状，常同时出现，也可单独出现全身症状而局部症状不明显。需要注意的是，结核的临床表现常无特异性，易与相应部位的炎症、肿瘤或风湿性等疾病相混淆。因此必须熟悉结核临床表现，当接诊患者出现可疑结核症状时，应仔细询问结核病接触史、病史，做相应体格检查，选择恰当的病原学及影像学检查协助诊断。

1. *全身症状*　即结核中毒症状，发热为最常见症状，多为长期午后潮热，即下午或傍晚开始升高，次日降至正常，也为不规则热型或无发热，发生血行播散肺结核者，可有高热。常伴倦怠乏力、盗汗、食欲缺乏和体重减轻等。育龄期女性可以表现为月经不规律，结核的全身症状为非特异性症状，肿瘤等消耗性疾病也可引起类似症状，需要结合其他症状、体征综合考虑。

2. *局部症状*　主要以感染相应器官导致的相关症状为主。

（1）肺结核主要表现为慢性咳嗽、咳痰，炎症波及胸膜可引起胸痛，形成空洞，侵蚀血管可导致咯血，约30%的患者表现为咯血，咯血量不等，大咯血可并发窒息危及生命。晚期肺组织因空洞形成、纤维化等原因，毁损严重，肺功能不能代偿，出现胸闷、气急等肺功能不全症状。结核性胸膜炎，因导致胸腔积液，常表现为活动后气促。

（2）肺外结核症状取决于感染脏器，较常见的肺外结核为肠结核、骨结核、结核性脑膜炎及肾结核等。肠结核表现为腹痛、腹泻、便秘等消化道症状；骨结核主要表现为受累骨组织和关节疼痛，晚期可导致畸形，如脊柱结核多出现成角后凸畸形；结核性脑膜炎常有头痛、呕吐，如不能早期发现，可出现癫痫、意识障碍等神经系统严重受损表现。

（二）如何诊断肺结核

肺结核是指发生在肺组织、气管、支气管和胸膜的结核病变，诊断以病原学检查结果为主，结合流行病学史、临床症状和体征、胸部影像学检查、辅助检查及鉴别诊断。肺结核的诊断根据临床证据的充分性，分为疑似病例、临床诊断病例和确诊病例。确诊病例需要病原学阳性和肺组织病理学阳性患者，如痰涂片抗酸杆菌阳性或肺组织病理抗酸染色阳性。临床表现或影像学支持肺结核，但病原学阴性患者属于临床诊断病例，应严格按照诊断标准和诊断原则，进行必要的鉴别诊断，避免发生误诊。病原学阴性肺结核诊断原则为：①由肺结核诊断小组诊断。②所有疑似肺结核患者要收集合格的痰标本，开展结核分枝杆菌病原学检查。③暂时不能确诊而疑似炎症的患者，可进行抗感染治疗（一般观察2周）或使用其他检查方法进一步确诊；暂时不能确诊而怀疑为活动性肺结核的患者，可使用利福平敏感治疗方案进行诊断性抗结核治疗2个月，再作进一步确诊。

（三）结核的主要检查方法有哪些？

1.病原学检查　最常用为痰涂片，快速便捷，最可靠为痰培养，但痰培养耗时较长，涂片则简便快捷，适合基层医院开展，现代技术还可对标本进行结核的分子生物学检测。

2.其他检查　结核菌素皮试（TST）和γ干扰素释放试验（IGRA），主要用于结核筛查。

3.影像学检查　X线及CT，怀疑骨和关节结核可选择MRI。

三、应如何对结核感染高危人群进行监测、筛查及预防?

全球约有1/3的人感染过结核杆菌，在感染结核菌的人群中，5%～10%在一生中发展为活动性结核，感染结核菌而无活动性结核病的症状、体征、影像学异常及病原学证据为潜伏结核感染（LTBI）。

对潜伏结核感染人群加强监控，甚至提前干预，是降低结核病发病率的重要措施，对结核感染高危人群进行识别、监测及筛查，可有效发现潜伏结核感染人群，从而降低活动性结核发病率。

高危人群主要分为4类：①与病原学阳性肺结核患者密切接触的5岁以下儿童；②HIV感染者；③与活动性肺结核患者密切接触的学生；④其他人群，如接受抗肿瘤坏死因子治疗或透析的患者、准备器官或骨髓移植患者、矽肺患者、长期应用糖皮质激素或其他免疫抑制剂患者。

可能暴露于结核病的人群及流动人口、酗酒、吸烟、糖尿病患者、低体重人群感染结核的风险也相对较高，对这些人群必要时也需要进行筛查。

对高危人群排除存在结核潜伏感染，甚至活动性结核对改善该人群的预后非常重要。对所有高危人群均应进行症状筛查，即询问结核相关症状，有症状者可选择影像学检查排查结核及其他肺部疾病；对无症状者TST和（或）IGRA筛查，阳性者需进行胸片排除肺结核，胸片正常者考虑进行预防治疗，评估流程见图7-1-1。对无活动结核证据的高危人群应进行预防性抗结核治疗。

四、乡镇卫生院及社区基层医院在肺结核防治中的职责是什么？应如何做好肺结核的防治工作?

2012年起，新疆建立起以“疾病预防控制机构负责规划管理、疫情监测与处置等，非定点医疗机构负责初筛转诊，定点医疗机构负责确诊治疗，基层医疗机构负责患者督

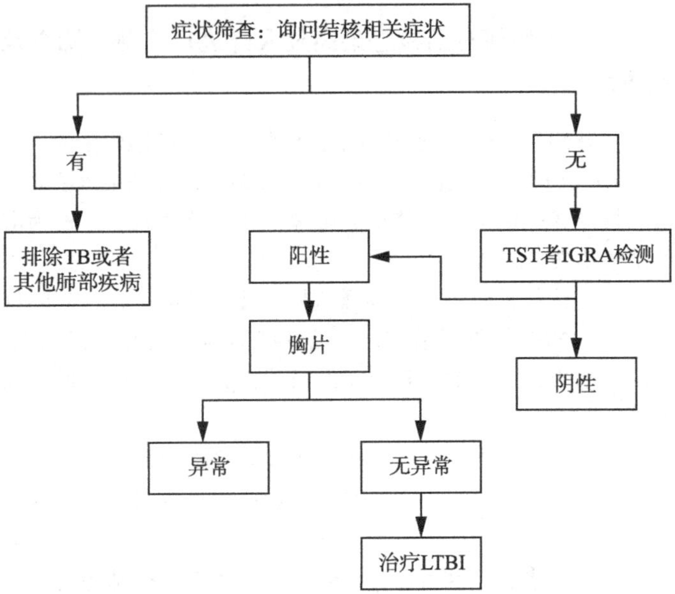

图7-1-1　结核感染高危人群的评估流程

导管理”的“三位一体”新型结核病防治服务体系。多年来，新疆地区高度重视结核病防治工作，建立健全了由政府组织领导、多部门配合，各负其责、全社会参与的结核病控制机制，先后出台了一系列政策和措施，全面落实“普查普治、应治尽治、集中收治”的防治措施，保障防治工作稳步推进。

（一）基层医院医务人员在三位一体防治模式中的职责

基层医院的医务人员在“三位一体”的管理模式中具有重大作用，主要职责包括：①负责筛查、推介或转诊辖区内肺结核可疑症状者或疑似肺结核患者到县（区）级结核病定点医疗机构明确诊断；②负责转诊、追踪辖区内肺结核患者、疑似肺结核患者以及有可疑症状的密切接触者；③负责对上级专业机构通知管理的肺结核患者开展居家服药治疗期间的督导管理，以及与属地疾病预防控制机构的信息沟通；④协助疾病预防控制机构开展辖区内重点人群的筛查工作；⑤开展对辖区内居民结核病防治知识宣传。

（二）基层医院医务人员应如何做好辖区内结核患者的管理

1.对管辖社区内确诊的结核患者，严格遵照国家颁布的肺结核服务管理规范进行管理工作（具体工作内容及流程见附录7-1），做好推荐/转诊患者、入户随访、督导服药等管理流程。

2.国家将结核病筛查工作纳入全民健康体检，对15岁以上新疆籍人员进行胸部X线筛查；基层医院应积极配合统筹安排。

3.为提高结核患者服药的依从性，新疆地区对结核患者实行免费“集中服药＋营养早餐”政策，保障患者在医务人员的直视监督下完成服药，社区服务中心医务人员应按照政策，认真监督患者按时服药及进食早餐。

4.协助管理疫苗接种：在管理社区内做好疫苗接种宣传工作。无接种禁忌证的新生儿均需要预防接种卡介苗，强调属于我国第一类疫苗免疫规划属于国家免费接种，同时注意以下几点：①接种单位由县级卫生健康行政部门指定，明确责任区域；②谁接生、谁接种；③接种人员需有县级卫生健康部门专门培训后取得的合格证。

5.利用各种方式，在管辖社区积极做好卫生宣教，倡导健康生活方式。准备重要的、重复性语句录制成视频进行微信推广教育，尤其是对患者及其家属进行结核病防治知识宣传教育，包括居家防护、消毒、如何佩戴口罩、药物不良反应、并发症、何时复诊、何时需要进行检查，如何转诊等关键性问题，使关键知识点易于为患者及家属接受及记忆，改善依从性。

6.通过积极主动及精细化管理，发现社区内的高危结核感染人群，劝导其进行结核筛查。

（三）指导患者处理痰液及进行生活方式干预

1.痰液的正确处理。指导结核病患者咳嗽时以手帕掩口，最好将痰液吐在纸上然后烧掉，痰杯应浸入2%煤酚皂或1%

甲醛溶液中，约2小时即可灭菌。结核菌对湿热的抵抗力最差，煮沸15分钟即可杀灭。患者的衣服，手帕、被单等经煮沸后在洗涤。主要应该防止痰液污染，日常消毒采用70%乙醇最为有效，结核菌接触15～30秒后即被杀死。牛奶必须经过低温灭菌才可饮用。

2.做一次彻底的消毒。根据结核杆菌耐寒冷、耐干热、但不耐湿热的特点，将患者使用过的餐具、毛巾、衣物、手帕、口罩等物品煮沸10～15分钟；对书籍、棉被、化纤衣物等不能用水煮的物品，可在阳光下暴晒4～6小时，或用紫外线灯消毒2小时。此外，也可用来苏水等消毒液消毒。对患者居住的房间，可用紫外线灯进行空气消毒。

3.定时开窗通风、保持室内空气新鲜。据统计，每10分钟通风换气一次，4～5次后可以吹掉空气中99%的结核杆菌。

4.培养良好的卫生习惯，如实行分食制、洗漱用具专人专用、勤洗手、勤换衣、定期消毒等。

（赖国彬　苏　畅）

参考文献

[1] 陈灏珠，钟南山，陆再英．内科学．9版．北京：人民卫生出版社，2018

[2] 中华人民共和国国家卫生健康委员会．中国结核病预防控制工作技术规范（2020年版）．中华人民共和国国家卫生健康委员会官网

附录7-1　中国结核病预防控制工作技术规范

肺结核患者全疗程规律服药是治疗成功的关键。在整个治疗期间，所有参与患者治疗管理的机构必须密切配合、各负其责，切实落实对患者的治疗管理，积极开展以患者为中心的关怀服务，加强健康促进和患者沟通，保障患者的治疗依从性。

一、管理对象

所有纳入治疗的活动性肺结核患者都是被管理的对象，要对其进行规范化治疗管理。

二、管理内容

1.督促患者按时服用抗结核药品，确保患者做到全疗程规律服药。

2.观察患者用药后有无不良反应，对有不良反应者及时采取措施，最大限度地保证患者完成规定的疗程。

3.督促患者定期复诊，掌握其痰菌变化情况，并做好记录。

4.对患者及其家属进行结核病防治知识的健康教育，提高患者的治疗依从性及家属督促服药的责任心。

三、服药管理方式

（一）医务人员管理

由医务人员对患者进行直接面视下督导服药的管理方式。负责督导服药的医务人员以基层医疗卫生机构的医务人员为主，结核病定点医疗机构或疾病预防控制机构的相关医务人员也可实施督导服药。

（二）家庭成员管理

由肺结核患者的配偶、父母、子女及与患者一起生活的其他家庭成员，对患者进行督导服药的管理方式。实施督导服药的家庭成员应具备的条件包括：年龄在15岁以上、小学及以上文化程度，且经过医师培训后能够督促患者服药、复诊和填写相关记录。

（三）志愿者管理

由志愿者（如教师、学生、已治愈的结核病者及其他人员）对患者进行督导服药的管理方式。志愿者具备的条件包括：年龄在18岁以上、初中及以上文化程度，且经过医师培训后能够督促患者服药、复诊和填写相关记录。

（四）智能工具辅助管理

借助电子药盒、手机等智能工具，对患者进行督导服药的管理方式。智能工具至少要具备定时提醒服药和记录服药行为的功能。

四、管理流程

（一）治疗前健康教育

结核病定点医疗机构医生要在治疗前与患者建立良好的咨询关系，对所有患者和（或）其家属进行有针对性的健康教育，主要工作内容如下。

1.讲解结核病及抗结核药品服用及贮存方法的基本知识，讲解并演示正确佩戴口罩等感染控制措施，介绍正确的留痰步骤及有可能出现的治疗不良反应和应对措施等。

2.帮助患者根据治疗方案设定短期和长期目标，制订合理的用药计划，告知患者坚持服药的重要性，鼓励患者规则服药，与患者明确复诊安排计划。

（二）确定服药管理方式

结核病定点医疗机构医师要根据患者的实际情况（文化程度、家庭成员构成和交通状况等），与其共同确定适宜的服药管理方式；同时嘱咐患者要配合基层医疗卫生机构医师对其开展的随访管理工作。若患者选择“智能工具辅助管理”，定点医疗机构医师还需培训患者和（或）家属如何使用智能工具，并做好应用智能工具的各项准备工作。

（三）实施治疗管理

1.门诊治疗患者管理　当患者确诊并开始门诊治疗后，结核病定点医疗机构要通知县（区）级疾病预防控制机构或患者居住地的基层医疗卫生机构落实患者治疗管理相关事宜。对于继续在本机构门诊随访的患者，定点医疗机构要做好后续随访工作，定期提醒患者按时复诊。

（1）第一次入户随访：接到上级专业机构的通知后，基层医疗卫生机构要在72小时内对患者本人进行第一次入户随访，随访内容包括：与患者共同确定督导服药人员；对患者的居住环境进行评估；开展结核病防治知识宣传教育；填报“肺结核患者第一次入户随访记录表”。访视地点可以不局限于患者家中，若72小时内两次访视均未见到患者，基层医生要向县（区）级疾病预防控制机构报告。

（2）督导服药：在患者服药日，要由督导人员（医务人员、家庭成员、志愿者等）对患者进行直接面视下的督导服药，或由智能工具提醒患者服药，并记录服药情况，同时定期提醒并督促患者按时到定点医疗机构进行复诊。

（3）随访评估

1）基层医师对患者的随访：对于由医务人员督导服药的患者，医务人员至少每月记录1次患者随访评估结果；对于由非医务人员或智能工具辅助管理的患者，基层医疗卫生机构医师要在患者的强化期内每10天随访1次，继续期内每月随访1次，并在“肺结核患者随访服务记录表”上记录随访情况。

2）患者前往结核病定点医疗机构的随访复诊：当患者随访复诊时，定点医疗机构医师要询问患者的服药情况，核实患者剩余药量，评估患者服药依从性，有无漏药或错服；询问患者是否有药物不良反应，并根据情况采取相应措施；评估患者心理及社会支持的情况；完成定期的临床评估和实验室检查，并将相关信息填写在门诊病案中。同时根据漏服药次数，调整患者的管理方式：若患者1个月内漏服药

6次以上，要对患者进行“加强管理”，即根据患者漏服药具体情况制订有针对性的加强管理方案并通知基层管理医师。

（4）结案评估：当患者停止治疗时，县（区）级结核病定点医疗机构要及时将停止治疗的相关信息告知基层医疗卫生机构和疾病预防控制机构，由基层医疗卫生机构对患者进行结案评估，并将归档材料上报至县（区）级结核病定点医疗机构。县（区）级结核病定点医疗机构要根据基层医疗卫生机构上报的信息和患者治疗随访复诊的信息，对患者的治疗管理情况综合判定并结案。

2.住院治疗患者管理

（1）定点医疗机构要对住院患者采用“医务人员管理”的方式。

（2）鼓励有条件的地区要开展传染性肺结核患者的住院隔离治疗。利福平耐药肺结核患者的住院治疗应安置在相对独立的耐药病区。

（3）出院后按照门诊治疗患者进行管理。

五、中断治疗患者的追踪管理

（一）追踪对象

超过5天未到县（区）级结核病定点医疗机构随访取药的患者为追踪对象。

（二）追踪方式

县（区）级结核病定点医疗机构首先电话联系患者，督促其3天内到结核病定点医疗机构随访取药，对于3天内未随访到的患者，要通报疾病预防控制机构，由疾病预防控制机构通知基层医疗卫生机构进行现场追踪。若通知患者5天后仍未到定点医疗机构取药，县（区）疾病预防控制机构应进行家访。若患者已离开当地，应与患者前往地的疾病预防控制机构联系，对患者实施跨区域管理，确保患者完成全部疗程。

六、跨区域患者的管理

对于需要离开居住地但尚未完成疗程的患者，要实施跨区域管理，以确保患者继续治疗并完成疗程。

（一）转出患者的管理

1.县（区）级结核病定点医疗机构要告知转出的患者或其家属前往转入地结核病定点医疗机构接受后续的治疗和管理，并为患者提供从转出到位于转入地结核病定点医疗机构期间所需的抗结核药品（患者携带的抗结核药品最多不能超过1个月）。

2.转出地疾病预防控制机构将转出信息告知转入地疾病预防控制

制机构。转出地县（区）级疾病预防控制机构如在3周内未能获得转入地机构有关患者到位情况的反馈信息，应联系患者转入地疾病预防控制机构。

3.转出患者在转入地结核病定点医疗机构的后续检查结果和治疗转归等信息，由转入地负责录入结核病监测系统或使用其他方式告知转出地疾病预防控制机构，转出地可将此类信息记录在患者的门诊病案上。对于转出后在2个月内未追访到或转出后中断治疗≥2个月的患者，转出地将其治疗转归结果记录为“失访”。

（二）转入患者的管理

1.转入地县（区）级疾病预防控制机构在收到转出地请求协助追访的信息后，要在2周内对患者进行追访。在追访结束后的1周内，要将追访结果告知转出地疾病预防控制机构。

2.转入地的县（区）级结核病定点医疗机构和疾病预防控制机构要负责转入并到位患者的后续治疗与管理工作，并将转入患者后续的治疗管理和治疗转归等信息及时录入至结核病监测系统。对于转出后中断治疗≥2个月的患者，则要重新登记。

七、患者关怀

积极开展以患者为中心的全疗程治疗管理关怀服务，包括与患者一起设定治疗的短期和长期目标、制订服药计划，提供从诊断到随访复诊的全疗程管理关怀服务。充分发挥政府、社区、非政府组织和社会团体的作用，将患者管理关怀服务从医疗机构内扩大到患者家庭、工作场所和社区，开展患者关怀主题小组活动、组建结核病患者网络社区等各种社会支持性活动，要消除对结核病患者的歧视。

第二节　乙型病毒性肝炎

一、“乙肝”是什么?

乙型病毒性肝炎是乙型肝炎病毒（图7-2-1）感染引起的以肝脏损害为主的一组全身性传染病，简称乙肝。乙肝多为慢性感染（约占90%），少数病例可发展为肝硬化或肝癌，是我国最常见的病毒性肝炎，也是引起肝癌的最常见病因。

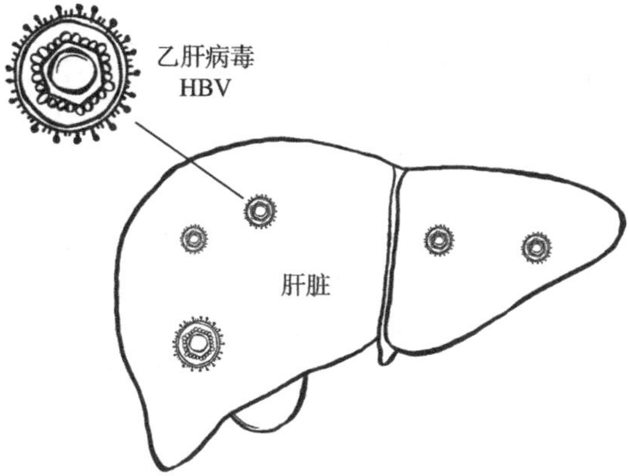

图7-2-1　乙肝病毒

二、什么是乙肝两对半？如何解读乙肝两对半结果？

检查“乙肝两对半”能筛查乙肝感染状态，“乙肝两对半”是指利用检验方法检测病毒的标志物，具体项目包括乙肝表面抗原（HBsAg）、乙肝表面抗体（HBsAb）、乙肝E抗原（HBeAg）、乙肝E抗体（抗-HBe）、乙肝核心抗体（抗-HBc），见图7-2-2。根据这五项指标（各项指标的具体意义见表7-2-1），可检测出患者是否感染乙肝病毒及感染状态。乙肝两对半常见结果解读见表7-2-2，其中乙肝大三阳和小三阳是指乙肝免疫学检查（乙肝两对半）中三种抗原抗体阳性的状态。乙肝表面抗原、E抗原和核心抗体三者阳性称为大三阳，常预示病毒的高复制状态，传染性强。乙肝表面抗原、E抗体和核心抗体三者阳性称为小三阳，此时病毒复制多处于静止状态，传染性较弱，但部分患者仍可有病毒复制及肝炎活动。

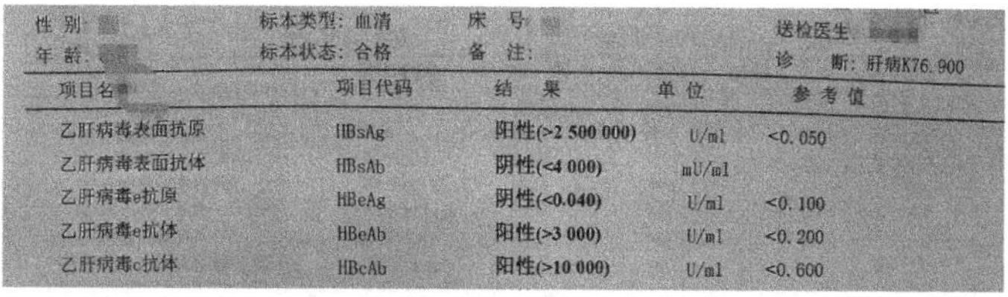

性别：　　标本类型：血清　　床号：　　送检医生：
年龄：　　标本状态：合格　　备注：　　诊断：肝病K76.900

项目名	项目代码	结果	单位	参考值
乙肝病毒表面抗原	HBsAg	阳性(>2 500 000)	U/ml	<0.050
乙肝病毒表面抗体	HBsAb	阴性(<4 000)	mU/ml	
乙肝病毒e抗原	HBeAg	阴性(<0.040)	U/ml	<0.100
乙肝病毒e抗体	HBeAb	阳性(>3 000)	U/ml	<0.200
乙肝病毒c抗体	HBcAb	阳性(>10 000)	U/ml	<0.600

图7-2-2　“乙肝两对半”化验单

表7-2-1 "乙肝两对半"各项指标的意义

项目	意义
乙肝表面抗原（HBsAg）	肝病毒的外壳物质，HBsAg阳性往往提示有完整的病毒颗粒存在，是感染乙肝的标志
乙肝表面抗体（HBsAb）	乙型肝炎病毒（HBV）自然感染人恢复期出现的抗体，此时HBsAg往往已自然消失，它的存在提示人对乙肝有了抵抗力，为保护性抗体
乙肝e抗原（HBeAg）	产生于病毒内部，可分泌到血液中，e抗原阳性提示病毒有活动，而且是具有传染性的指标
乙肝e抗体（抗-HBe）	针对e抗原产生的一种蛋白质，非保护性抗体
乙肝核心抗体（抗-HBc）	乙肝核心抗体分IgM和IgG两种：抗HBc-IgM阳性提示病毒活动，有传染性；抗HBc-IgG阳性提示为以往感染，无传染性，不需抗病毒治疗

表7-2-2 "乙肝两对半"常见结果临床意义解读

HBsAg	HBsAb	HBeAg	抗-HBe	抗-HBc	临床意义
+	-	-	-	-	乙肝病毒DNA处于整合状态，提示携带乙肝病毒
-	+	-	-	-	①曾经注射过乙肝疫苗并产生了抗体，有免疫力 ②曾经有过乙肝病毒的感染，并且有一定的免疫力
+	-	+	-	+	即"大三阳"，感染乙肝病毒，且有强传染性
+	-	-	+	+	即"小三阳"，感染乙肝病毒，传染性较弱
+	-	-	-	+	急、慢性肝炎，病毒复制减低
-	+	-	+	+	乙肝病毒感染恢复期
-	+	-	+	-	乙肝病毒感染恢复期

三、如果家人得了乙肝，我会被传染吗?

乙肝病毒的传播途径主要是母婴传播、血液传播和性传播。

母婴传播是我国乙肝患者的主要传播方式，如果母亲得了乙肝，子女有可能被传染；如果兄弟姐妹得了乙肝，不能排除从共同的母亲传染而来，应该进一步做“乙肝两对半”，甚至乙肝病毒DNA的检查予以明确。

乙肝可以通过性生活传播，如果夫妻一方得了乙肝，其配偶有可能感染乙肝，应做进一步的检查进行明确，如无感染，可注射乙肝疫苗预防。

一般的生活接触，如共同进餐、握手、聊天，不会引起传染，因此仅一般生活接触的家人不会引起家庭内传播。值得注意的是，破损的皮肤和黏膜可能感染乙肝病毒，共用牙刷、指甲钳、剃须刀时引起的局部破损可能引起乙肝病毒入侵导致感染；当消化道有溃疡或糜烂时通过接吻、分享嚼烂的食物亦可引起，生活中应避免这些行为。

四、什么患者需要怀疑乙肝，怀疑时应如何处理?

乙肝病毒感染者可为无症状携带者、肝炎患者、肝硬化或肝癌患者。很多感染者没有症状，需要靠抽血检查才能判断是否有乙肝病毒的感染。

若有以下任一情况需怀疑有乙肝：①患者有乙肝流行病学史；②患者有丙肝病毒；③梅毒或人类免疫缺陷病毒感染；④有乏力、食欲缺乏、腹胀、尿黄、身目黄染等肝炎症状；⑤血液检查提示转氨酶升高或肝功能异常。

怀疑患者有乙肝时应转诊至上级医院，进行“乙肝两对半”、乙肝病毒DNA等检查明确诊断及进一步评估病情。

五、乙肝可以治愈吗?

急性乙肝多能自行自愈，而慢性乙肝多为长期感染，很难自我清除，但目前的抗病毒药物可实现长期抑制病毒，延缓或减少肝衰竭、肝硬化或肝癌等并发症的发生，改善患者的预后。部分患者还可实现临床治愈。

六、什么时候需要治疗?

乙肝的治疗包括合理的休息和营养，心理平衡，改善和恢复肝功能，调节机体免疫和抗病毒治疗等方面，其中抗病毒治疗是最为关键的治疗。

如有以下情况应进行抗乙肝病毒治疗。

1.血清HBV DNA阳性、ALT持续异常（大于正常值上限）且排除其他原因所致者。

2.血清HBV DNA阳性的代偿期乙肝肝硬化患者和HBsAg阳性失代偿期乙型肝炎肝硬化患者。

3.血清HBV DNA阳性、ALT正常，有下列情况之一者建议抗病毒治疗：①肝组织学检查提示明显炎症和（或）纤维化［G≥2和（或）S≥2］；②有乙肝肝硬化或乙肝肝癌家族史且年龄＞30岁；③ALT持续正常、年龄＞30岁者，建议肝纤维化无创诊断技术检查或肝组织学检查，存在明显肝脏炎症或纤维化；④有HBV相关肝外表现（如HBV相关性肾小球肾炎等）者。

七、乙肝抗病毒药物要服用多久?

乙肝的抗病毒药物包括口服的核苷（酸）类似物和干扰素-α两大类。

根据疾病状态不同，抗病毒要求的时间不同，需要在专科医师指导下进行治疗。一般而言，口服药物需要长期服用，肝硬化或肝癌患者需要终身服用。口服核苷（酸）类似物价格便宜，耐受性较好，一线的治疗药物（恩替卡韦、替诺福韦和丙酚替诺福韦）抗病毒能力强，耐药率低，但长期使用仍需定期复查及监测毒副作用。因停用口服抗乙肝病毒药物可能引起乙肝病毒的复发，甚至出现肝衰竭，导致致死性结果，应交代患者遵行专科医师用药，不可自行停药。干扰素-α价格昂贵，副作用明显，但疗程相对固定，有效者疗程为48周，可根据病情适当延长，但不宜超过96周。

八、乙肝病毒转阴了还会得肝癌吗?

乙肝病毒转阴意味着没有传染性，肝癌的发生率也相应下降。但是乙肝病毒的部分基因可以整合至人体基因组引起肝细胞基因不稳定的情况，因此乙肝病毒转阴仍有可能发生肝癌，仍需定期的复查和随访，复查间隔时间因病情而异，一般为3～6个月。

九、乙肝如何预防?

目前乙肝具有很好的预防措施，规范疫苗接种可有效阻断乙肝的传播。乙肝病毒载量高的孕妇可通过妊娠期抗病毒及新生儿出生后接种疫苗及注射高效乙肝免疫球蛋白有效预防乙肝母婴垂直传播。

（舒　欣）

参考文献

中华医学会感染病学分会．中华医学会肝病学分会慢性乙型肝炎防治指南（2019年版）．实用肝脏病杂志，2020，23（1）：9-32

第三节　包　虫　病

一、什么是包虫病?

包虫病又名棘球蚴病，是棘球绦虫的蚴虫（棘球蚴）寄生引起的一类人畜共患病。人及其他的哺乳动物，如羊、牛及骆驼等均可患病。包虫病具有潜伏期长、传染性强、致病性高及治疗难度大等特点。我国主要有囊型棘球蚴病和泡型棘球蚴病两种类型，感染后分别可发生囊型包虫病和泡型包虫病（图7-3-1）。

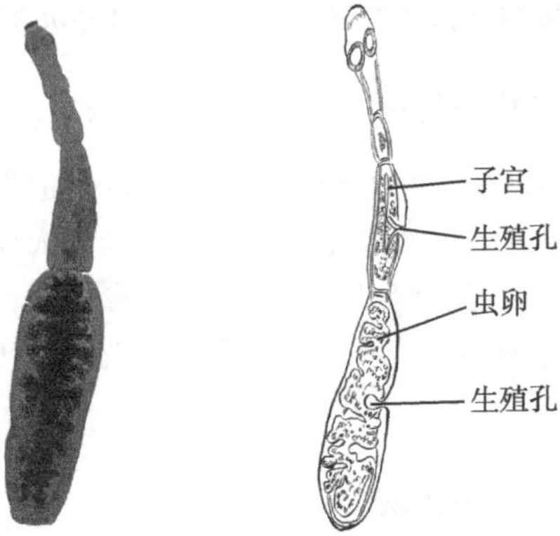

图7-3-1　包虫

二、包虫病有哪些危害?

包虫病严重危害人类健康及畜牧业的发展。

对人体的危害主要包括对寄生部位的压迫及毒性损害两个方面。如病灶压迫肝脏血管可使其闭塞，压迫胆道使胆管梗阻可出现黄疸；压迫肺脏可致肺不张；压迫脑部可致头痛、呕吐等颅内高压症状及癫痫发作等。棘球蚴囊破入胸膜腔、腹腔，甚至脑室，可引起弥漫性胸膜炎、腹膜炎、脑脊液循环障碍（图7-3-2）；此外，囊壁破坏释放大量异型蛋白，可

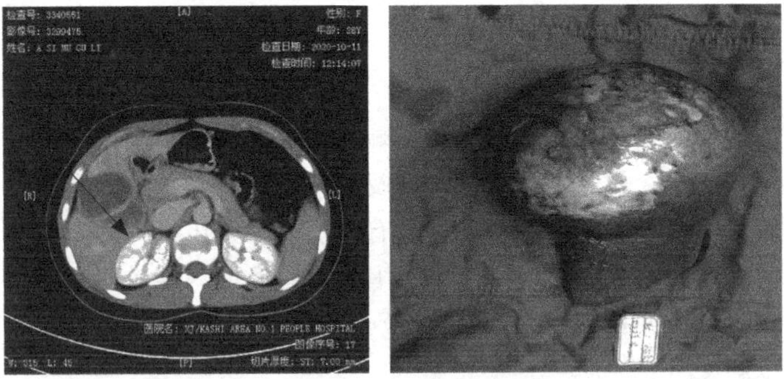

图7-3-2　包虫病在肝脏中形成包块（左图）及手术后切除的包虫病包块（右图）

引起皮肤红斑、瘙痒、荨麻疹、胸闷等现象，甚至出现过敏性休克，危及生命。包虫病10年的病死率高达94%，因此有“虫癌”之称。

牲畜感染包虫病后可出现体质下降、丧失繁殖和生产能力，在冬春季节变化的时候可引起大批量死亡；含棘球蚴的内脏不能销售食用，因此带来较大的经济损失。

三、包虫病是如何使人及动物致病的？

包虫病是因误食终宿主排出的虫卵而感染患病。棘球绦虫的终宿主犬、狐狸、狼是主要传染源。人、羊、牛、骆驼及田鼠等是中间宿主。犬-羊循环株是主要的病原（图7-3-3），绵羊感染后形成棘球蚴，犬进食含有棘球蚴的绵羊内脏时发生感染，并可排出虫卵至体外，使人及动物致病。人与人之间不会传染，包虫病也不会遗传。

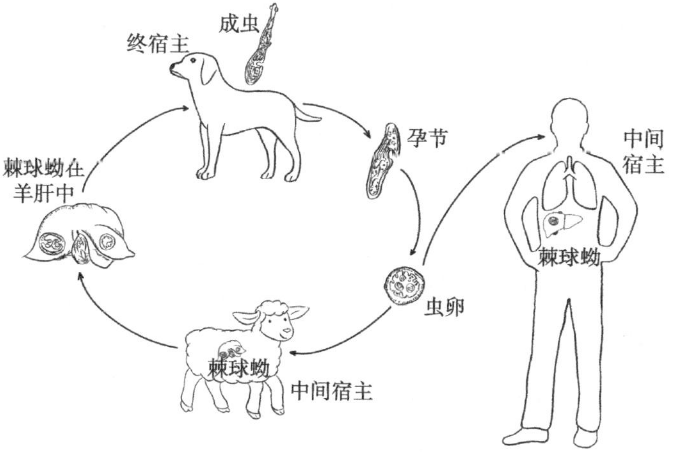

图7-3-3　包虫病的传播途径

四、哪种患者要怀疑感染包虫病？

棘球蚴可寄生在全身多个脏器，主要为肝（70%），其次为肺（20%），脑、心脏、肾、脾等脏器亦可发生。故对于出现肝区不适、肝大、黄疸、咯血、咳粉皮样膜状物的患者均应考虑此病。

新疆是我国包虫病的高发区，具有81个流行县，而包虫病潜伏期长（10年或更长），感染者可长期无症状，诊断主要靠筛查，因此建议流行区的农牧民，特别是有病畜的家庭每年到当地卫生院体检。

五、怀疑包虫病时后续应如何处理？

自治区基层医院的医务人员都应掌握包虫病的传播途径、症状、体征，及时识别可能的包虫病患者，并应对管辖内的居民做好包虫病防治的健康宣教。

怀疑包虫病时应及时转诊至有条件的医院，做超声或CT及血清免疫学检查进一步诊断。

对确诊患者、疑似患者，按丙类传染病上报。

包虫病的治疗主要有手术治疗和药物治疗。手术治疗是根治棘球蚴病的最有效方法，也是首选方案。包虫病患者虽可通过手术治愈但术后仍有复发的风险，部分患者需长期服药或再次手术。药物治疗对囊型包虫病有一定效果，但对泡型包虫病效果很差，对于手术无法根治性切除或全身情况无法耐受手术的患者需要药物治疗，药物首选阿苯达唑，一般疗程都在6个月以上，甚至终身。药物不良反应少，偶有可逆性白细胞减少、转氨酶升高、皮疹、蛋白尿或黄疸等不良反应，停药后多可恢复，但阿苯达唑有致畸作用，孕妇禁用。

六、包虫病可以预防吗？

包虫病是可以预防的，充分做好管理传染源、切断传播途径及疫苗接种3个环节可有效控制包虫病！具体措施如下（图7-3-4）。

1.管理传染源　对犬进行普查普治，采用吡喹酮驱虫。牛、羊分开饲养，对犬粪进行无害化处理，避免犬粪污染水源及牛羊饲料。

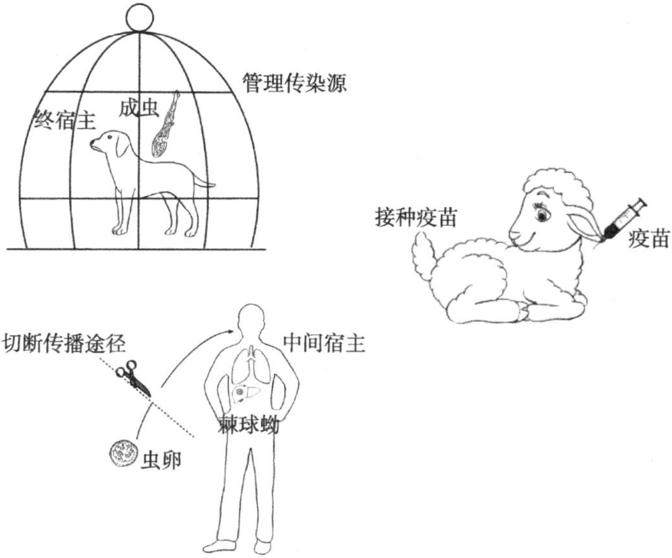

图7-3-4　包虫病的防治

2.切断传播途径　养成良好的个人卫生习惯，勤洗手，不吃生冷的食物，不和家中豢养的犬类过分接触。不要用病变动物的脏器饲养犬兽。对有病变的犬兽应进行焚烧或填埋处理。

3.疫苗接种　新生羔羊应积极接种包虫病疫苗。对人群尚无有效疫苗。

（舒　欣）

参考文献

中国医生协会外科医生分会包虫病外科专业委员会. 肝两型包虫病诊断与治疗专家共识（2019版），中华消化外科杂志，2018，18（8）：711-721

第四节　布鲁氏菌病

布鲁氏菌病简称布病，又称波浪热，是布鲁氏菌引起的人畜共患病。急性期病例以发热、乏力、多汗、肌肉或关节疼痛和肝、脾、淋巴结肿大为主要表现。慢性期病例多表现为关节损害等。

一、布鲁氏菌病的主要传染源是什么?

1. 与人类密切的传染源是羊、牛、猪、骆驼、犬等。

2. 某些海洋哺乳动物，如海豹等，对人类可能是潜在的传染源。

二、布鲁氏菌病的传播途径有哪些?

1. 主要经皮肤黏膜破损处感染　布鲁氏菌在病畜的肉、血、体液及组织（如子宫、阴道、羊水、胎盘）中存在；皮毛及肉类污染，牧民、兽医、皮毛加工者多以此途径感染。

2. 经消化道感染　进食未煮熟的肉、乳及未消毒处理的乳制品。

3. 经呼吸道黏膜及眼结膜感染　含布鲁氏菌的尘埃吸入或污染眼睛。

三、布鲁氏菌病的易感人群哪些？

人群普遍易感，但与职业关系密切，易感人群为与牛羊接触的农牧民、兽医、屠宰场工作人员和皮革厂工人。

四、布鲁氏菌病的临床表现有哪些?

（一）急性期表现

1. 发热　热型不一，弛张热多见，波浪热仅占5%～20%，但最具特征性。

2. 多汗　是本病的主要症状之一，患者发热或不发热，亦有多汗（常伴有特殊气味）。

3. 关节疼痛　多发生于大关节如骶髂、膝、腰、肩、髋等关节。疼痛性质初为游走性、针刺样疼痛，以后疼痛固定在某些大关节。常因劳累或气候变化而加重。

4. 神经系统症状　头痛、脑膜刺激症状、眼眶内痛和眼球胀痛。神经痛：腰骶神经、肋间神经、坐骨神经。

5.泌尿生殖系统症状（2% ～ 20%） 可发生睾丸炎、附睾炎，亦可发生前列腺炎、卵巢炎、输卵管炎及子宫内膜炎。

6.乏力　这一症状为全部患者所具有，尤以慢性期患者为甚，患者自觉疲乏无力，能吃不爱动，故有人将此病称为"懒汉病""爬床病"。

7.肝、脾、淋巴结肿大。

8.其他　呼吸系统受累可引起胸腔积液，肺炎。累及血液系统可引起白细胞升高或降低、血小板缺乏、贫血等。心血管系统受累相对少见，可表现为心内膜炎、血管炎、心肌炎等。累及中枢神经系统占所有病例的2% ～ 7%（周围神经炎、脑膜脑炎、精神症状、脑脓肿等）。

（二）慢性期的表现（病程超过6个月仍未痊愈的感染）

主要表现为疲乏无力，有固定或反复发作的关节和肌肉疼痛，可存在骨和关节器质性损害。此外，常有精神抑郁、失眠、注意力不集中等精神症状。

五、布鲁氏菌病的诊断标准有哪些？

1.筛查试验　虎红平板试验（RBPT）或平板凝集试验（PAT）：阳性者进一步做确诊试验证实。

2.确诊试验　①血液、骨髓、组织、脑脊液等标本中分离得到布鲁菌属。②血清试管凝集试验（SAT）：国内作为确诊试验，滴度为1∶100（＋＋）及以上或病程一年以上滴度1∶50（＋＋）及以上；或6个月内有布鲁菌疫苗接种史，滴度达1∶100（＋＋）及以上者。③补体结合试验（CFT）：滴度1∶10（＋＋）及以上。

3.疑似诊断　临床表现符合＋有明确流行病学史。

4.临床诊断　疑似病例＋筛查试验阳性。

5.确诊病例　疑似或临床诊断病例＋确诊试验阳性。

6.隐性感染　有流行病学史，免疫学和病原学阳性，但无临床表现。

六、布鲁氏菌病的治疗原则是什么?

（一）一般治疗和对症治疗

高热患者应用物理降温。头痛、关节疼痛剧烈者应用镇痛药。中毒症状明显和睾丸炎严重者，可短期应用小剂量肾上腺皮质激素，合并脑膜炎者需给予脱水降颅内压治疗。

（二）病原治疗

布鲁杆菌为细胞内细菌，因此病原治疗的抗菌药物应选择能进入细胞内的药物。为提高疗效，减少复发和防止耐药菌株的产生，一般采取早期、联合、足量、足疗程用药，必要时延长疗程，以防止复发及慢性化。

1.非复杂性感染（成人及8岁以上儿童）的首选方案

（1）多西环素（6周）+利福平（6周）。

（2）多西环素（6周）+庆大霉素（1周）。

（3）多西环素（6周）+链霉素（2～3周）。

2.合并脊柱炎、骶髂关节炎的首选方案

（1）多西环素（至少3个月）+庆大霉素（1周）+利福平（至少3个月）。

（2）多西环素（至少3个月）+利福平（至少3个月）+头孢曲松（1个月）。

3.合并脑膜炎，脑膜脑炎的首选方案　多西环素（4～5个月）+利福平（4～5个月）+ 头孢曲松（1个月）。

4.合并心内膜炎的首选方案

（1）多西环素（6周至6个月）+利福平（6周至6个月）+复方新诺明（6周至6个月）+庆大霉素（2～4周）。

（2）非复杂性感染药物基础上联合三代头孢菌素。

5.妊娠首选方案　利福平（6周）。

6.儿童（8岁以下）　复方新诺明儿科悬液（8～40mg/kg，每日2次，口服6周）+利福平（10～20mg/kg，每日1次，口服6周）。

七、布鲁氏菌病的预防措施哪些?

1.控制传染源　对家畜定期检疫和消毒，治疗或扑杀污染病畜；限制流行区家畜转运至非流行区，对来自流行区的家畜及畜产品加强检疫，防止布鲁氏菌病在畜间扩散；对健康家畜接种疫苗可减少染菌机会，但畜用疫苗对人类有致病性。

2.切断传播途径　加强饮食卫生，严格实施对畜产品及乳制品的卫生监督，禁止带菌畜产品及乳制品交易；保护水源，防止被动物粪便及排泄物污染；勿进食未消毒煮熟的肉类或肉制品。

3.保护易感人群　对高危人群和居民进行健康教育；对职业暴露做好个人防护和预防。

八、基层全科医师应如何处理布鲁氏菌病?

布病在牧区发病率较高，因此基层全科医师必须掌握布鲁氏菌病的传染途径、临床表现，掌握其治疗，对辖区的居民进行防治布鲁氏菌病的健康宣教。对辖区内怀疑为布鲁氏菌病的患者及时转到上级医院明确诊断。已明确诊断、确定治疗方案的患者，可以在基层医院医务人员的监护下继续治疗，观察病情，如有加重及时转诊，疗程结束后也需转诊复查。

（舒　欣）

参 考 文 献

《中华传染病杂志》编辑委员会. 布鲁菌病诊疗专家共识. 中华传染病杂志，2017，35（12）: 705-710

第八章

中毒及自然因素所致伤害紧急处理

第一节　酒精中毒

一、什么是酒精中毒?

日常生活中，人们常在餐饮聚会时饮酒助兴，一不小心就喝多而“酩酊大醉”甚至酒精中毒，有部分人甚至嗜酒，一日不可无酒。日常所饮用的各种酒类中均含有不同含量的酒精（即乙醇），一次性饮入大量含酒精的饮品引起兴奋继而抑制的状态称为急性酒精中毒或急性酒精中毒。而长期过量饮酒则可导致慢性酒精中毒。

二、如何判断酒精中毒?

主要通过临床表现判断是否为酒精中毒。

（一）急性中毒

发生在单次摄入较多酒精，症状与饮酒量和个人耐受性相关。按临床表现不同，分为以下3类。

1.轻度（兴奋期）　头痛、恶心、呕吐、兴奋、性冲动、健谈、饶舌、自负、易激怒，可有粗鲁行为或攻击行为。

2.中度（共济失调期）　动作笨拙、步态蹒跚、视物模糊、复视、语无伦次、言语含糊不清、困倦。

3.重度（昏迷期）　昏睡、体温降低、瞳孔散大、呼吸深大有鼾音、口唇发绀、心率增快、血压下降，可伴有抽搐，严重时出现呼吸、循环衰竭而死亡。

（二）慢性中毒

1. 营养缺乏　贫血、手足麻木、刺痛、乏力、记忆障碍、眼肌麻痹、站立行走困难等。

2. 器官损害　食管炎、胃炎、胰腺炎、肝功能损害。还可引起中枢神经系统毒性，表现为神经精神异常，甚至中毒性脑病。以及诱发某些癌症（口腔癌、舌癌、食管癌、肝癌）等。

3. 戒断综合征　长期大量饮酒者在突然停止饮酒或减少酒量后，交感神经系统被激活，可发生戒断综合征。

（1）单纯性戒断反应：双手震颤、焦虑不安、兴奋、失眠、心率加快、血压升高、多汗、恶心、呕吐。多于停止或减少饮酒后24小时内发作，2～5天后可自行缓解。

（2）酒精性幻觉反应：幻听、幻视、视物变形，多为被害妄想，持续3～4周后可缓解。

（3）戒断性惊厥反应：又名戒断性癫痫，表现为全身抽搐、眼球上翻、意识丧失、口唇发绀、口吐白沫等，常与单纯性戒断反应同时发生，多发作1～2次，每次数分钟，也可数日内多次发作。

（4）震颤谵妄反应：精神错乱、全身肌肉震颤、意识模糊、幻视、多汗、心动过速、血压升高。多于停止饮酒后7～10小时或24～72小时发作。

三、酒精中毒的应急治疗有哪些？

（一）急性中毒

1. 去枕，平卧，头侧向一边，保持呼吸道通畅，监测血压、心率、呼吸、脉搏。

2. 做好安全防护，防止跌伤及咬伤自己，加强保暖。

3. 无糖尿病的急性酒精中毒者，轻症者可予高糖饮料或食物口服，中重度患者先予50%葡萄糖40～60ml静脉注射，然后持续静脉输注5%葡萄糖盐水或10%葡萄糖溶液，肌内注射维生素B_1、维生素B_6各100mg。过度兴奋或烦躁不安者，可用小剂量地西泮，避免使用吗啡、氯丙嗪、苯巴比妥类镇静药。

4.强迫利尿对急性酒精中毒无效。

（二）戒断综合征

安静休息，加强营养。给予维生素B_1、维生素B_6。低血糖时口服葡萄糖水或静脉注射葡萄糖。惊厥或谵妄患者做好保护措施，可用短效镇静药，如口服地西泮5～10mg/（1～2h），严重者可静脉注射。

四、什么情况应该转诊？

症状无缓解，患者神志不清，或血压不稳定、呼吸减慢，立即向上级医院转诊。转诊途中注意应将患者头侧向一边，以防呕吐窒息，维持葡萄糖静脉滴注。

五、如何避免发生酒精中毒？

尽量戒酒。酗酒者逐渐减少饮酒量，成人每天白酒不超过50ml，葡萄酒不超过100ml，啤酒不超过250ml。营养均衡，定期检查身体，保护器官功能。

（唐　皓）

参考文献

[1] 葛均波，徐永健，王辰．内科学．9版．北京：人民卫生出版社，2018
[2] 林果为，王吉耀，葛均波．实用内科学．15版．北京：人民卫生出版社，2017

第二节　烧伤及其紧急处理

一、什么是烧伤？

烧伤常指由热液（水、油、汤）、蒸汽、高温气体、火焰、激光、炽热金属液体或固体等所引起的组织损害。热液、蒸汽、高温气体或固体所致的烧伤也称为烫伤。

二、如何判断烧伤情况?

（一）烧伤面积估算

指烧伤的皮肤区域占全身体表面积的百分比。

1. 简易九分法　头颈部＝1×9%；躯干（胸、腹、背部）＝3×9%；双上肢＝2×9%；双下肢及臀部＝5×9%；会阴部：1%（图8-2-1）。

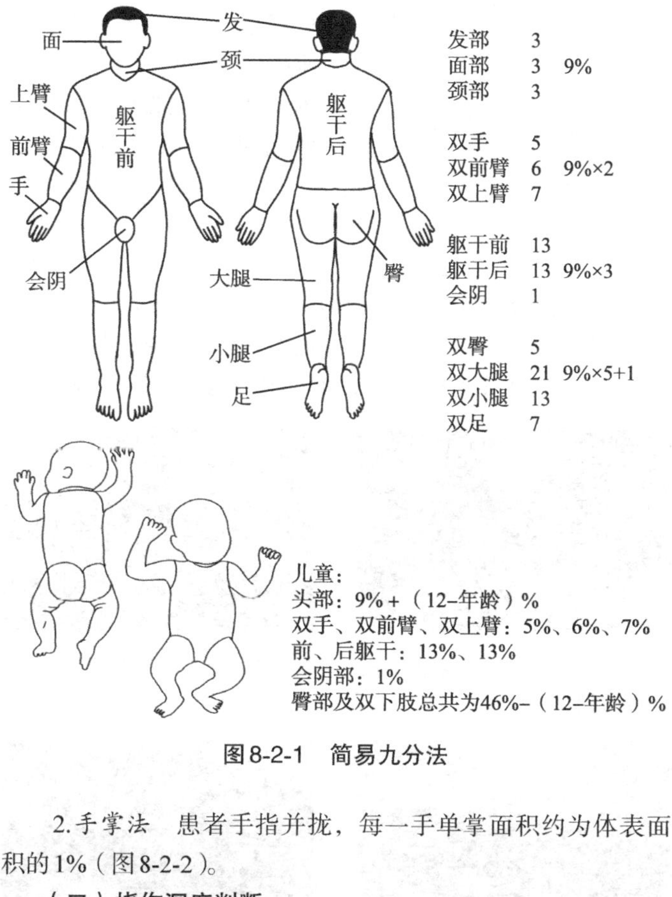

图8-2-1　简易九分法

2. 手掌法　患者手指并拢，每一手单掌面积约为体表面积的1%（图8-2-2）。

（二）烧伤深度判断

一般采用三度四分法，将烧伤深度分为Ⅰ度、浅Ⅱ度、

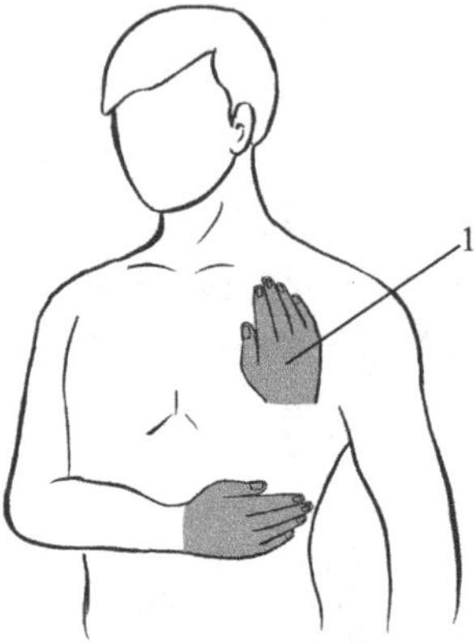

图8-2-2　手掌法

深Ⅱ度、Ⅲ度。前两者为浅度烧伤，后两者为深度烧伤。

1. Ⅰ度烧伤　表面红斑、红肿、干燥、烧灼感。短期内局部皮肤颜色较深，一般3～5天愈合，愈合后不留瘢痕（图8-2-3）。

2. 浅Ⅱ度烧伤　局部红肿明显，有大小不一的水疱，水疱内含黄色澄清液体，水疱皮剥脱后见创面红润潮湿、疼痛明显，皮肤温度较高。如果不发生感染，1～2周可愈合，愈合后一般不留瘢痕。

3. 深Ⅱ度烧伤　皮肤红肿、水疱，疱皮剥脱后创面微湿，红白相间，痛觉较迟钝，皮肤温度较低。如果不发生感染，3～4周可愈合，愈合后常有瘢痕增生（图8-2-5）。

4. Ⅲ度烧伤　焦痂型烧伤。创面蜡白或焦黄，甚至炭化。硬如皮革，干燥无渗液，发凉，针刺和拔毛无痛觉（图8-2-6）。

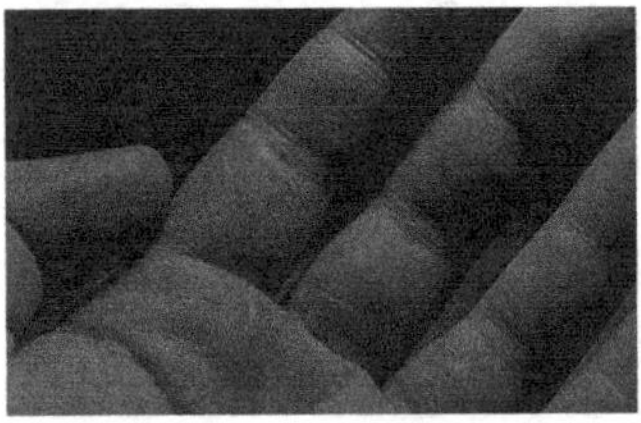

图8-2-3　Ⅰ度烧伤（图片来自网络）

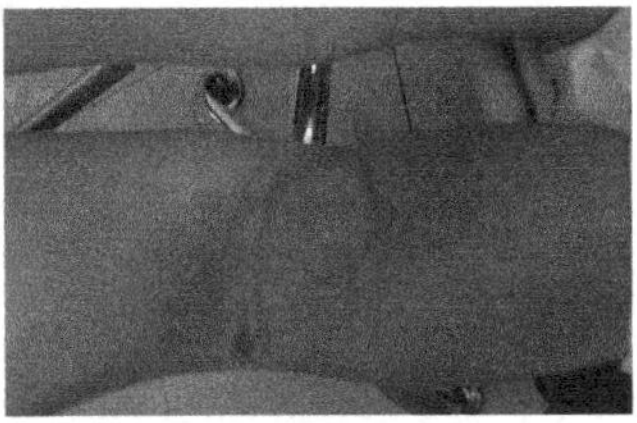

图8-2-4　浅Ⅱ度烧伤

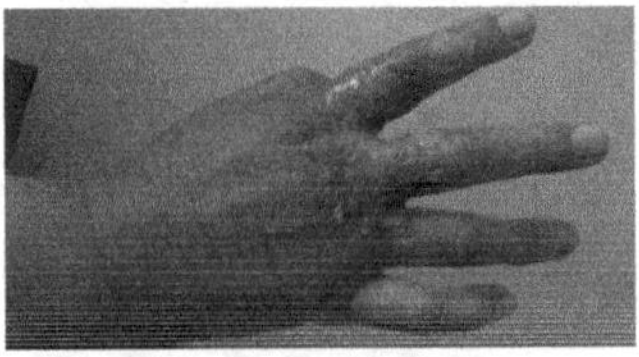

图8-2-5　深Ⅱ度烧伤

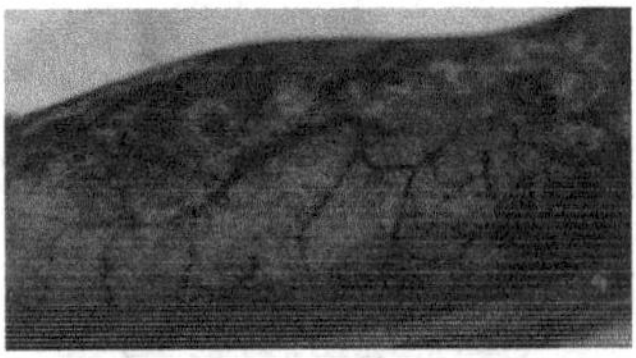

图8-2-6　Ⅲ度烧伤

（三）烧伤严重程度分级

轻度烧伤：Ⅱ度烧伤面积＜10%。

中度烧伤：Ⅱ度烧伤面积11%～30%，或有Ⅲ度烧伤但面积小于10%。

重度烧伤：烧伤总面积31%～50%；或Ⅲ度烧伤面积11%～20%；或面积虽不达标但是发生休克、合并较严重的吸入性损伤和复合伤等并发症。

特重烧伤：烧伤总面积超过50%；或Ⅲ度烧伤面积超过20%。

三、烧伤如何应急处理?

（一）治疗原则

迅速脱离致伤源，立即冷疗；判断烧伤面积、深度和严重程度；维持呼吸道通畅；早期及时补液，迅速纠正休克；使用有效抗生素，及时防治全身感染；尽早切除深度烧伤组织，自体或异体皮肤移植覆盖，促进创面修复；积极治疗严重吸入性损伤，防治脏器功能障碍；早期救治与功能恢复重建同时进行。

（二）现场急救

1.尽快扑灭火焰，脱掉着火或高温液气体浸润的衣物，迅速离开现场。及时冷疗，立即用自来水或井水或其他低温清洁水冲洗、浸泡创面降温，或跳进附近水池，或用冷水浸湿的毛巾敷于创面，持续30～60分钟，至冷疗停止后疼痛减轻为止。

2.注意患者的生命体征，观察心跳、呼吸、脉搏、神志等表现，保持环境通风和患者的呼吸道通畅，有条件者吸氧。中度以上烧伤或出现危及生命的情况，应呼叫“120”或尽快转诊到上级医院，同时进行相应的紧急处理。

3.保护创面　用干净敷料或布类简单包扎后送医院处理，创面不得用牙膏、有色药物如紫药水、中草药等涂抹。对热液烫伤或烧伤的Ⅰ度烧伤，可用自治区常备药物中的京万红软膏外搽创面。

4.中度以上烧伤，或患者出现口渴、烦躁者，应尽快开始快速静脉输液，或口服淡盐水，但要避免呛咳。疼痛剧烈者可酌情使用地西泮、氯丙嗪等镇痛。

四、烧伤患者应该怎样补液？

Ⅰ度烧伤患者可口服补液，无须静脉补液。

1.烧伤后第一个24小时补液量（ml）

成人：电解质液和胶体液1.5ml/kg×1% Ⅱ度、Ⅲ度烧伤面积（电解质液和胶体液比例为2∶1，伤重者为1∶1）＋基础水分2000ml。前8小时输入一半，其后16小时输入另一半。

2.烧伤后第二个24小时补液量（ml）

成人：电解质液和胶体液减半，加5%葡萄糖溶液2000ml。

3.小儿补液量（ml）：电解质液和胶体液1%烧伤面积×2ml/kg（电解质液和胶体液比例为1∶1）＋生理需要量100ml/（kg·d）。

4.仔细观察患者的尿量［目标为0.5～1ml/（kg·h）］、精神状态、皮肤黏膜色泽、心率、血压及血电解质、酸碱度、血浆与尿渗透压、心功能、肾功能等指标，随时调整补液。

举例：一烧伤面积50%、体重70kg的成人，第一个24小时的补液量为：50×70×1.5＋2000＝7250ml，其中胶体液为50×70×0.5＝1750ml，电解质液为50×70×1＝3500ml，伤后前8小时输入总量的一半为3625ml，后16小时输入另一半3625ml。第二个24小时，输入减半的胶体875ml，电解质液1750ml，水分2000ml，于24小时内均匀输入。

五、什么情况需要转诊到上级医院？

中度、重度、特重度烧伤或患者出现吸入性损伤、生命体征不稳定等情况，需要尽快转诊。转诊途中应保持气道通畅、吸氧、快速静脉补液，并安慰和鼓励患者，稳定其情绪。

六、如何避免家庭烧伤？

1.避免儿童靠近炉灶、暖气、开水、油锅等热源。

2.停止使用电熨斗、电磁炉等发热电器时及时拔掉电源。

3.成人做饭时不要离开炉灶；不要抱或背着孩子做饭；不要穿宽大的衣物做饭。

4.给孩子洗澡、喂食前先测水和食物的温度。

5.不要用微波炉加热婴儿奶瓶。

6.不要躺在床上或沙发上吸烟。

7.家里常备消防用具，及时更新。

（唐　皓）

参考文献

[1] 葛均波，徐永健，王辰．内科学．9版．北京：人民卫生出版社，2018

[2] 林果为，王吉耀，葛均波．实用内科学．15版．北京：人民卫生出版社，2017

第三节　溺　　水

一、什么是溺水？

溺水又称淹溺，是人体淹没于水或其他液体后，液体和杂物进入呼吸道和肺泡，或引发反射性喉痉挛和（或）呼吸障碍，发生窒息性缺氧的状态。严重时发生淹溺性心搏骤停或心脏停搏，导致溺死。

二、溺水有什么表现?

1.症状　泳池、井、湖、江河等淡水溺水者可有头晕头痛、视物模糊、剧烈咳嗽、胸痛、呼吸困难、咳粉红泡沫痰；海水溺水者可有口渴、寒战、发热。溺水者抽搐、昏睡、昏迷，呼吸浅快、急促或停止。

2.体征　溺水者口唇四肢发绀、颜面肿胀、球结膜充血、口鼻充满血性泡沫或泥污；四肢冰冷发硬；肺部可闻及干、湿啰音；心律失常、心率减慢、心音减弱或消失；腹部膨隆；部分患者可见外伤。

三、溺水应如何急救?

1.迅速救起患者，将患者放置于平卧位，清除口腔内可能存在的泥沙、杂物和呕吐物、分泌物。由于控水会影响恢复通气的及时性，故已不被推荐。

2.判断患者意识　只要溺水发生地点不存在危险并适合，应就地抢救。急救人员在患者身旁快速判断有无损伤和反应，可轻拍患者，并大声呼叫。如果患者有头颈部创伤或怀疑有颈部损伤，要避免摇晃患者头颈部和不适当地搬动患者，以免造成脊髓损伤导致截瘫。如果患者有意识，应尽快脱去其衣服，并用干毛毯或棉被包裹保暖。

3.判断患者呼吸和脉搏　一旦患者呼吸异常（停止、过缓或喘息），即可认定出现心搏骤停，应立即予以心肺脑复苏（CPR）。通常可以通过直接观察胸廓的起伏来确定患者的呼吸状况；也可以通过患者鼻、口部有无气流或在光滑表面（眼镜片）产生雾气等方法来参考判断。对于经过培训的医务人员，即刻同时判断呼吸和循环征象，时间限定在5～10秒；对于非专业人员可仅判断呼吸。循环征象包括颈动脉搏动和患者任何发声、肢体活动等。检查颈动脉搏动时，患者头后仰，急救人员找到甲状软骨并沿甲状软骨外侧0.5～1.0cm处，气管与胸锁乳突肌间沟内即可触及颈动脉。

4.启动院前急救　对于第一反应者来说，如发现患者无反应、无意识及无呼吸，只有一人在现场，成人要通过免提功能先拨打当地急救电话“120”，启动院前急救，求救于专业急救人员，并快速携带高级气道支持及除颤器到现场。现场有其他人在场时，第一反应者应指定现场某人拨打急救电话，自己立即开始实施抢救。

5.人工通气

（1）开放气道：无反应的溺水者一旦被移出水外，口鼻内的泥沙水草要及时清理，但没有必要试图清除吸入气道中的水分而延误心肺复苏，这是因为大多数溺水者只吸入中等量的水分，而且吸入的水分很快吸收进入血液循环或肺泡内，因此水分不会成为气道阻塞物。如没有呼吸或仅有濒死呼吸施救者应立即开放气道，给予2～5次能见到胸廓抬起的人工呼吸，每次吹气1秒，确保能看到胸廓有效的起伏运动。条件允许的情况下给予高浓度氧气吸入或高压力氧气供给，保证患者氧合需要。在人工通气时，患者口鼻可涌出大量泡沫状物质，此时无须浪费时间去擦抹，应抓紧时间进行复苏。

（2）人工呼吸：口对口呼吸。操作方法：要确保气道通畅，捏住患者的鼻孔，防止漏气，施救者用口把患者的口完全罩住，呈密封状，缓慢吹气，每次吹气应持续1秒，确保通气时可见胸廓起伏（图8-3-1）。

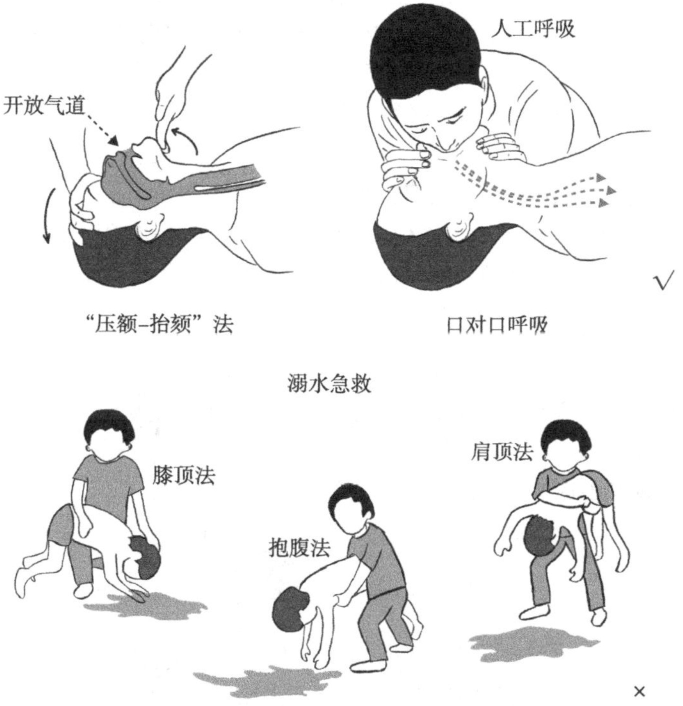

图8-3-1　人工通气

（3）复苏时溺水者呕吐的处理：溺水者在接受胸外按压或人工呼吸时如出现呕吐，应将其头转向一侧，用施救者的手指、衣服或吸引移除呕吐物。如果患者有脊柱损伤的可能，应采用轴线翻身方式整体翻滚患者，使其头、颈和躯干作为整体翻转。

6.实施高质量的CPR　高质量CPR内容包括快速按压（按压速率为100～120次/分）、用力按压（成人按压深度5～6cm），胸廓充分回弹，尽量减少按压中断（胸外按压时间占整个CPR时间的比例＞60%）和避免过度通气。对于专业急救人员，建议以团队形式实施CPR为基本原则，每2分钟替换1次。所有经过培训的非专业施救者应至少为淹溺性心搏骤停患者进行胸外按压。在建立人工气道前，成人单人CPR或双人CPR，按压与通气比均为30∶2。

胸外按压的实施标准：患者应仰卧平躺于硬质平面，术者位于其旁侧。若胸外按压在床上进行，应在患者背部垫以硬板。按压部位在胸骨下半段，按压点位于双乳头连线中点。用一只手掌根部置于按压部位，另一手掌根部叠放其上，双手指紧扣，以手掌根部为着力点进行按压。身体稍前倾，使肩、肘、腕处于同一轴线上，与患者身体平面垂直。用上身重力按压，按压与放松时间相同。每次按压后胸廓完全回复，但放松时手掌不离开胸壁。按压暂停间隙施救者不可双手倚靠患者（图8-3-2）。

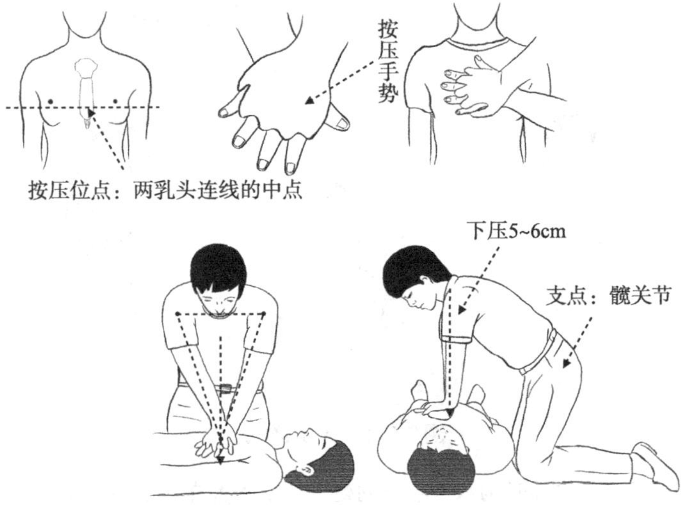

图8-3-2　心肺脑复苏（CPR）

对溺水者复苏需要强调的是：确认患者没有意识和呼吸后，启动应急反应系统；开放气道；给予抢救性呼吸，即连续给予2～5次通气，如有可能给氧；实施高质量CPR；在使用AED前擦干患者胸部；CPR过程中患者口鼻部会有大量泡沫产生，不用急于清除，待急救人员到达行气管插管后，再使用吸引器清除口腔异物，有时需要持续吸引。

四、什么情况需要转诊？

一旦发生溺水，在现场抢救的同时立即联系转往上级医院。转送过程中，不应停止心肺脑复苏。同时对患者开通静脉通路，持续高流量吸氧，进行复温措施。

五、如何预防溺水？

1. 下水前做好充分的准备活动，不要在不熟悉的水域或水温较低的水域潜水或游泳。
2. 避免儿童在无成人看护下进入自然水域或泳池游泳。
3. 避免在浅水区跳水或潜泳。
4. 饮酒后不宜进行水上活动。

（唐　皓）

参考文献

葛均波，徐永健，王辰．内科学．9版．北京：人民卫生出版社，2018

第四节　中　　暑

一、什么是中暑？

中暑是指人体在高温或烈日下，引起体温调节功能紊乱、散热功能发生障碍，致使热能积累所致的以高热、无汗及中枢神经系统症状为主的综合征。

二、哪些原因会使人中暑？

1. 环境因素　高温、高湿、风速小。

2. 自身因素　热适应差、产热增加、散热障碍。

三、中暑会出现哪些症状?

中暑的严重程度不同，出现的症状也不同。

1. 先兆中暑　患者常感到大量出汗、头晕。在离开高温作业环境进入阴凉通风的环境时，短时即可恢复正常。

2. 轻症中暑　除有先兆症状外，有的表现为体温升高至38℃以上，皮肤灼热、面色潮红；面色苍白，呕吐，皮肤湿冷，脉搏细弱，血压下降等周围循环衰竭的表现，通常休息后体温可在4小时内恢复正常。

3. 重症中暑　上述症状进一步加重。出现皮肤苍白，出冷汗，肢体软弱无力，脉细速。血压下降（收缩压降至80mmHg以下），呼吸浅快，体温正常或变化较小，意识模糊或晕厥。剧烈头痛、头晕、耳鸣、呕吐、面色潮红、头温40℃以上，体温一般正常，严重者昏迷。继续发展为高热，体温高达40℃以上，伴有晕厥、皮肤干燥灼热、头痛、恶心、全身乏力、脉快、神志模糊、严重时引起多脏器损害而死亡。

四、遇到中暑的患者应如何处理?

（一）现场处理

1. 迅速将患者搬离高热环境，户外者选择通风良好的阴凉处，有条件者放置于20～25℃的空调房内。

2. 解开衣领，或脱去上衣，取平卧位头偏向一侧。有休克者，取中凹卧位。保持呼吸道通畅，防舌根后坠和误吸。

3. 降温护理　轻者饮含盐冰水或清凉饮料，用冰水或乙醇敷擦。重者放置冰袋，冰水浸浴。

（二）治疗

1. 先兆中暑　暂时脱离高温现场，密切观察。

2. 轻症中暑　迅速脱离高温现场，在通风阴凉处休息，给予含盐清凉饮品。

3.重症中暑　迅速物理或药物降温，纠正水或电解质紊乱，对症治疗。采用“四早一支持”的治疗原则。

（1）早期快速降温：使用冰毯、冰帽、乙醇擦浴结合、冬眠降温，使体温尽快降至正常。

（2）早期快速扩溶：以晶体液为主，结合血浆、蛋白，尽快补足血容量，纠正低钾、低钠等电解质紊乱。

（3）早期抗凝。

（4）早期改善微循环。

（5）积极支持脏器功能：早期快速扩容。患者重度脱水，常表现脉搏细速、心率＞150次/分、血压偏低、Hb＞150g/L、无尿。表明血液浓缩，血容量明显减少，在排除心功能不全的情况下，应予早期快速扩容，开放多路静脉通路或中心静脉置管。

（三）怎样给中暑的患者降温？

降温是抢救重症中暑的关键。高热持续时间越长，组织损害越严重，预后也越差，故需积极、迅速、有效地采取降温措施降温。体温每下降1℃脑耗氧下降6.7%，颅内压下降5.5%。

1.降温的方法　环境降温、体表降温、体内降温。

2.立即降温的指征　＞39℃伴惊厥（一般情况差年老体弱或有心肺功能不全等），超高热即体温＞40.6℃。

3.降温的目标　使体温降至38℃左右。

4.降温的具体措施

（1）冰水乙醇敷擦的部位：头、颈、腋窝、肘部、腹股沟。用加入少量乙醇（5%～10%）的冰水或冷水擦拭全身皮肤。上肢擦拭顺序为：自侧颈—肩—上臂外侧—手背；自侧胸—腋窝—上臂内侧—肘窝—手心。背部擦拭顺序为：自颈下至臀部。膝关节后等大血管走行处放置冰袋。下肢擦拭顺序为：自髂骨沿大腿外侧至足背；自腹股沟沿大腿内侧至足内踝；自臀下沿大腿后侧经腘窝至足跟。

冷敷的禁忌部位：枕后、耳郭、阴囊处—冻伤，心前区—反射性心率减慢，腹部—腹泻，足底——过性冠状动脉收缩。

（2）冰水浸浴：患者采用半坐卧位，浸于有碎冰块、水温在15～16℃的冷水中，水面不超过患者的乳头平面。并随时控制水温，保持在15～16℃；浸浴每10～15分钟应将患者抬离水面，测肛温一次，一般可在20分钟内体温下降2～4℃，如肛温下降到38℃时，即停止浸浴。下降的温度又回升至39℃以上时，可再行浸浴。

（3）体内降温：将4～10℃ 5%葡萄糖盐水1000ml注入患者胃内。用4～10℃ 5%葡萄糖盐水1000ml给患者灌肠。

（4）药物降温：采用复方氨基比林2ml肌内注射或吲哚美辛栓一枚塞肛，如有条件，可行冬眠疗法。

5.在降温过程中的注意事项

（1）冬眠期间有专人看护，不可离开，以防止出现意外。

（2）诱导期：进入冬眠状态之前病情变化最多，患儿可出现烦躁、高热、惊厥、呼吸抑制，也可因为剂量不足出现寒冷反应。

（3）冬眠期：表面平稳，但是往往咽喉反射消失，吞咽反射也消失，需加强呼吸道管理，颌部肌肉松弛出现舌后坠，可用口咽管。注意预防压疮，观察有无尿潴留情况。

（4）恢复期：患儿可能出现谵妄、躁动。4～6小时消失，在此期间加强看护，防止意外。

五、基层全科医师应如何处理中暑的患者?

对先兆中暑及轻度中暑的患者，基层医院完全有条件处理。可将患者安排在通风阴凉处休息，补充清凉含盐饮料，密切观察体温等生命体征及患者病情。

对重症中暑患者，尽快建立静脉通路，补充葡萄糖盐水或生理盐水，注意监测生命体征，复方氨基比林2ml肌内注射或吲哚美辛栓一枚塞肛降温，用冰水或冰袋敷头、颈、腋窝、肘部、腹股沟，生命体征稳定后即安排转诊上级医院。

（陈宏武）

参考文献

葛均波，徐永健，王辰．内科学．9版．北京：人民卫生出版社，2018

第五节　电　击　伤

一、什么是电击伤?

电击伤是指人体接触电源或高压电经过空气传递电流通过人体时引起的组织损伤和功能障碍，电流流经人体时转变为热能造成皮肤、肌肉、神经、血管、骨骼等损伤甚至坏死，严重者可发生心搏、呼吸骤停。

二、电击伤有哪些表现?

1.*局部表现*　主要与触电电源接触的部位组织电烧伤。随着病程的进展，由于肌肉、神经或血管的凝固或断裂，可在1周或数周后逐渐表现出坏死、感染、出血等。因血管内膜受损，尚可形成血栓，影响相应部位血供，在此处发生缺血坏死。

2.*全身表现*　轻度者出现头晕、心悸，皮肤、面色苍白，口唇发绀，惊慌和四肢软弱，全身乏力等，并可有肌肉疼痛，甚至有短暂的抽搐。较重者出现持续抽搐与休克症状或昏迷不省人事。剧烈抽搐可导致骨折。

高电压电流电击伤引起呼吸中枢麻痹时，患者呼吸停止，但心跳仍存在，如不施行人工呼吸，可于10分钟左右死亡。心脏与呼吸中枢同时受累，多立即死亡。

三、应如何对电击伤患者进行现场施救?

1.*现场处理*　如果开关或插头在附近，应立即拉闸刀开关或拔去电源插头，不能直接拉触电者。可用木棒等绝缘物挑开电线，也可戴上绝缘手套或将干燥的衣物包在手上，再使触电者脱离带电体，并尽快使其平躺，呼叫患者名字或轻拍其肩部，在10秒内用看、听、探的方法观察患者呼吸、心跳情况以判断患者是否丧失意识。

看：看患者的胸部、腹部有无起伏动作。

听：耳贴近患者的口鼻，听有无呼气声音。

探：用两手指轻按颈动脉，探有无搏动。

若患者症状较轻，可就地观察及休息，保持呼吸道通畅，给予吸氧，促进康复。

2. 院前急救　若患者呼吸心跳停止，应立即就地行心肺复苏术进行抢救，以减少并发症和后遗症，并迅速建立静脉通路。

注意保护患者创面，电击伤的肢体必须制动，搬动患者时要平行移动，防止因外力引起创面出血。对高处触电下跌者，须进行全面体格检查，如发现有内出血或骨折者，应立即予以相应处理。严密观察受伤肢体远端的血液循环，抬高患肢。如伤肢有焦痂并肿胀时，为防止焦痂造成的止血带效应，因尽早行焦痂切开减压术，恢复肢体的血液供应，切开后的创面可用碘仿或磺胺嘧啶银纱条覆盖。

电击伤患者还须注意防止创面感染，除消毒及无菌敷料包扎伤口外应常规注射破伤风抗毒素及使用抗生素预防感染。

3. 转诊　一旦发生电击伤，在现场抢救的同时即刻联系转往上级医院。转送过程中，不应停止心肺脑复苏。

四、现场救援人员需注意哪些问题以保证自身安全?

①救护人员不得采用金属和其他潮湿的物品作为救护工具；②未采取绝缘措施前，救护人不得直接接触触电者的皮肤和潮湿的衣服；③在拉拽触电者脱离电源的过程中，救护人员宜用单手操作。

（李　强）

参考文献

王一镗. 急诊外科学. 北京：学苑出版社，2000

第六节　农药中毒

一、什么是农药中毒?

农药是指在农业生产中，为保障、促进植物和农作物的成长，所施用的杀虫、杀菌、杀灭有害动物和杂草的一类药物统称。根据防治对象，可分为杀虫剂、杀菌剂、杀螨剂、杀线虫剂、杀鼠剂、除草剂、脱叶剂、植物生长调节剂等。常见的农药有有机磷类、氨基甲酸酯类、有机氮类杀虫药、杀鼠药等。农药中毒是指在接触农药过程中，农药进入机体的量超过了正常人的最大耐受量，使人的正常生理功能受到影响，引起机体生理失调和病理改变，表现出一系列的中毒临床症状。

二、治疗原则

1.迅速清除毒物

（1）减少毒物吸收：脱去污染衣物；用大量清水冲洗患者全身，特别是皮肤、毛发、眼睛；催吐；洗胃；导泻。

（2）增加毒物排出：充分补液后利尿；尽早血液净化。

2.紧急复苏：维持呼吸道通畅；监测生命体征；保护器官功能。

3.解毒药：早期、足量、联合用药，必要时反复用药。

4.对症治疗。

5.尽快用救护车将患者转送上级医院。

三、常见农药中毒有什么表现？怎样处理?

常见农药中毒表现及处理见表8-6-1。

表8-6-1　常见农药中毒表现及处理

名称	中毒表现	处理措施
有机磷农药 剧毒类：甲拌磷（3911）、内吸磷（1059）、对硫磷（1605） 高毒类：甲胺磷（多灭磷）、氧乐果、敌敌畏（DDVP） 中毒类：乐果、敌百虫 低毒类：马拉硫磷（4049）、辛硫磷、杀螟松（杀螟硫磷）	（1）毒蕈碱样症状：早期即可出现，主要表现食欲缺乏、恶心、呕吐、腹痛、腹泻、流涎、多汗、视物模糊、瞳孔缩小、呼吸道分泌物增多，严重时出现肺水肿 （2）烟碱样症状：肌张力增加，言语不清，胸部、上肢、面颈部以至全身肌束震颤，胸部压迫感，心率加快，全身抽搐，血压升高，严重时呼吸肌麻痹 （3）中枢神经症状：头晕、头痛、眼花、乏力、烦躁不安，共济失调，严重者出现昏迷、抽搐，往往因呼吸中枢或呼吸肌麻痹而危及生命 （4）皮肤损害：接触农药可引起过敏性皮炎、水疱、剥脱性皮炎 （5）中间综合征：多于急性中毒后24～96小时发生，表现为中毒症状缓解后，患者突然出现颈、四肢近端肌无力和呼吸肌麻痹。累及脑神经者，出现睑下垂、眼外展障碍和面瘫 （6）迟发性、多发性周围神经病变：一般在急性中毒症状缓解后8～14天，出现感觉障碍，继而发生下肢无力，直至下肢远端弛缓性瘫痪，严重者可累及上肢，多为双侧	（1）撤离中毒现场，呼叫“120”急救系统，同时对于皮肤接触者应立即及时去除被污染的内外衣服，并在现场用大量清水反复冲洗皮肤、毛发、指甲、眼睛。对于意识清醒的口服毒物者，应立即在现场反复实施催吐，并用大量清水洗胃 （2）肌内注射阿托品1～2mg，必要时10～20分钟后重复注射，严重者5～10mg静脉滴注。直至皮肤红润干燥变暖、肺部啰音减少、瞳孔扩大、尿量增多、意识逐渐清醒但不至于躁动 （3）迅速转送到上级医院，途中保持呼吸道通畅，监测心率、血压、呼吸、神志

续表

名称	中毒表现	处理措施
氨基甲酸酯类 西维因（西威因、胺甲奈）、叶蝉散（灭捕威）、呋喃丹（克百威）、速灭威、涕灭威等	头晕、眩晕、眼花、恶心、呕吐、腹痛、腹泻、多汗、流涎、瞳孔缩小，严重者肺水肿、脑水肿、昏迷、呼吸抑制	（1）迅速撤离现场至空气新鲜流通的地方，呼叫“120”急救系统。眼睛污染者用生理盐水或2%碳酸氢钠冲洗；口服中毒者用大量清水或2%～4%碳酸氢钠洗胃 （2）阿托品0.6～0.9mg口服或0.5～1mg肌内注射，必要时重复1～2次 （3）转送上级医院途中保持呼吸道通畅，监测心率、血压、呼吸、神志
有机氮类杀虫药： 脒类：杀虫脒（克死螨，1977年停产）、双甲脒（螨克） 硫代氨基甲酸酯类（沙蚕毒素类）：巴丹、杀虫双、杀虫环（易卫杀）、杀虫蟥	（1）脒类：头痛、头晕、精神萎靡、嗜睡、乏力、发绀、尿频、尿急、尿痛、血尿. 严重者昏迷、抽搐、发绀加重、瞳孔散大、二便失禁、肺水肿、脑水肿、休克、死亡 （2）沙蚕毒素类：恶心、呕吐、流涎、腹痛、腹泻、头晕、头痛、多汗、胸闷、肌震颤，严重者烦躁不安、抽搐、意识不清、昏迷、瞳孔缩小、呼吸肌麻痹甚至死亡	（1）脒类中毒：立即脱离中毒现场至空气新鲜流通的地方，脱去衣物、鞋帽。呼叫“120”急救系统。神志清醒者立即喝下大量淡盐水或2%碳酸氢钠液，催吐洗胃至呕吐物清亮为止；严重者立即转送上级医院，途中保持呼吸道通畅，监测心率、血压、呼吸、神志 （2）沙蚕毒素类中毒：立即脱离中毒现场至空气新鲜流通的地方，脱去衣物、鞋帽。呼叫“120”急救系统。用大量清水或碱性溶液清洗污染的皮肤和黏膜。口服中毒者用1%硫酸铜25～50ml催吐后，用大量清水或2%碳酸氢钠液洗胃。立即转送上级医院，途中保持呼吸道通畅，监测心率、血压、呼吸、神志

续表

名称	中毒表现	处理措施
杀鼠药： 抗凝血杀鼠药：敌鼠、杀鼠灵、溴敌隆	（1）敌鼠：恶心、呕吐、腹痛、头晕、乏力；1～3天后出现出血症状，皮下瘀斑、皮肤损伤处渗血不止、口鼻出血、呕血、便血、血尿、女性阴道出血，可因失血性休克死亡	总原则：立即脱去污染的衣物，用大量清水彻底冲洗污染的皮肤黏膜。呼叫“120”急救系统，尽快转往上级医院。途中保持呼吸道通畅，监测心率、血压、呼吸、神志
痉挛型神经兴奋剂：毒鼠强、氟乙酰胺	（2）毒鼠强：恶心、呕吐、胃部烧灼感、腹痛、呕血、头痛、头晕、口唇麻木、烦躁不安、反复抽搐，严重者强直性惊厥、昏迷，可因呼吸衰竭而死亡	（1）敌鼠：清水或生理盐水催吐、洗胃、导泻。有条件者尽快使用维生素K_1 10～20mg肌内注射或静脉注射 （2）毒鼠强：清水或生理盐水催吐、反复洗胃，可用巴比妥类（地西泮静脉注射，每分钟不超过5mg，24小时总量不超过100mg）控制抽搐；注意呼吸抑制
硫脲类：安妥、抗鼠灵	（3）安妥：口腔和胃部烧灼感、恶心、呕吐、口渴、头晕、乏力、烦躁不安，严重者剧烈咳嗽、咳粉红泡沫痰、发绀、呼吸困难、抽搐、昏迷	（3）安妥：清水或生理盐水催吐、洗胃、导泻。不能用碱性溶液和油类液体。出现肺水肿者可用地塞米松5～10mg静脉注射

（唐　皓）

[1] 葛均波，徐永健，王辰．内科学．9版．北京：人民卫生出版社，2018
[2] 林果为，王吉耀，葛均波．实用内科学．15版．北京：人民卫生出版社，2017

第七节　急性一氧化碳中毒

每年冬季，随着天气越来越冷，急诊科都会收治一氧化碳中毒患者，严重者病情极其凶险，死亡率极高。患者中毒的原因各种各样：有些是在比较密闭的室内烧炭炉取暖而造成群体中毒；有些是因为使用老旧的直排式热水器，在洗澡时因没有充分的通风环境而引起中毒，还有比较特殊的情况就是自杀。

一、什么是一氧化碳中毒?

在生产和生活中，含碳物质不完全燃烧可产生一氧化碳（CO），CO是无色、无臭和无味气体。吸入过量一氧化碳引起的中毒称一氧化碳中毒，俗称煤气中毒。

二、常见的一氧化碳中毒原因有哪些?

1. 在密闭不透风的居室中使用煤炉取暖、做饭、由于通风不良，供氧不充分，可产生大量一氧化碳积蓄在室内。

2. 家庭使用的煤气罐，如果漏气或开关不紧，均可使煤气大量溢出，造成中毒。

3. 门窗紧闭且缺乏通风措施，使用旧风斗，风斗过小或安装高度不够，造成煤气排出不畅，引起中毒。

4. 平房烟囱安装不合理，筒口正对风口，使煤气倒流，大部分扩散在室内，也会发生煤气中毒。

三、一氧化碳中毒机制是什么?

CO中毒主要引起组织缺氧。CO吸入体内后85%与血液中红细胞的血红蛋白结合，形成稳定的碳氧血红蛋白（COHb）。CO与血红蛋白的亲和力比氧与血红蛋白的亲和力大240倍。吸入较低浓度CO即可产生大量COHb。COHb不能携带氧，且与氧不易解离，影响细胞呼吸氧的利用。

四、一氧化碳中毒有什么临床表现？

根据中毒轻重可分为轻、中、重度。轻度中毒者会感觉头晕、头痛、眩晕、头部发胀、头颞部跳动、恶心、呕吐、心悸、四肢乏力，激烈活动时呼吸困难；此时碳氧血红蛋白浓度为10%～20%；若能及时将患者脱离中毒现场，呼吸新鲜空气数小时后，症状往往就会消失。中度中毒者除了有轻度中毒症状以外，还有浅昏迷、虚脱或休克的症状，如多汗、脉搏细数、呼吸快、烦躁不安、走路步态不稳等。此时碳氧血红蛋白浓度在30%～40%；患者脱离中毒现场接受吸氧等积极抢救后，意识可恢复，一般2～3天后症状会消失。重度中毒者神志不清，牙关紧闭，全身抽动，大小便失禁，面色、口唇呈樱红色（碳氧血红蛋白浓度40%～60%），呼吸、脉搏增快，血压上升，心律失常，肺部有啰音，体温可能上升。极度危重者可有持续深度昏迷、脉细弱、不规则呼吸、血压下降，也可出现高热（40℃），此时患者已生命垂危，死亡率高。即使有幸存活，也会遗留严重后遗症，例如一氧化碳中毒迟发型脑病，其发病高峰期在中毒后的2～4周，前期会有“假愈期”，主要表现为痴呆、行为异常、失语、瘫痪等。

五、如何诊断一氧化碳中毒？

根据较高浓度吸入较高浓度一氧化碳接触史，急性发生的中枢神经损害的症状和体征，结合及时血液COHb测定的结果，可诊断急性一氧化碳中毒；职业性一氧化碳中毒多为意外事故，接触史比较明确。疑有生活性中毒者，应询问发病时的环境情况，如炉火烟囱有无通风不良或外露现象及同室人有无同样症状。

六、急性一氧化碳中毒与哪些疾病鉴别？

急性一氧化碳中毒应与急性脑血管意外、脑震荡、脑膜炎、糖尿病酮症酸中毒及其他中毒引起的昏迷相鉴别。既往史、体检、实验室检查有助于鉴别诊断；血液COHb测定是有价值的诊断指标，但采取血标本要求。

七、血液COHb测定期限是多长?

血液COHb测定是急性一氧化碳中毒有价值的诊断指标，但采取血标本要求脱离中毒现场8小时内尽早抽取，因为脱离现场数小时内COHb即逐渐消失。

八、急性一氧化碳中毒的急救措施什么?

1.尽快让患者离开中毒环境，并立即打开门窗，使空气流通；同时迅速呼叫上级医院的“120”急救系统。

2.患者应安静休息，避免活动后加重心、肺负担及增加耗氧量。

3.对于神志不清的中毒患者，必须尽快将其抬离中毒环境，然后使患者平躺，松解领带、裤带、胸罩、颈部纽扣及其他限制呼吸的衣物，但要注意保暖；并要在最短的时间内检查患者的呼吸、脉搏、血压情况，根据这些情况进行紧急处理。

4.中毒者如果呼吸、心跳停止，必须立即进行心肺复苏。

5.尽快将患者护送到有高压氧舱治疗条件的医院救治。

九、一氧化碳中毒高压氧治疗效果与哪些因素有关?

高压氧舱治疗一氧化碳中毒效果的好坏与治疗是否及时、治疗次数是否充足、机体状况、中毒时间长短及常规救治措施是否合理有关，故发生一氧化碳中毒后应尽早给予高压氧舱治疗。临床有很多患者由于治疗不及时、治疗次数不充足、治疗不彻底而发生迟发脑病，出现痴呆、精神异常等后遗症。因此，一氧化碳中毒患者的救治关键在于及时送医。

十、急性一氧化碳中毒的预防要点是什么?

为防止一氧化碳中毒的发生，建议基层医师平时针对居民做好以下预防宣教。

1.合理使用煤炉，装上烟囱并其完整，正确安装风斗。

2.伸向窗外的部分要加上防风帽。

3.没有烟囱的煤炉，夜间要放在室外。

4.不使用已淘汰或老旧的热水器；请专业人士安装热水器，勿自行安装、拆除、改装燃具。冬天洗澡时浴室门窗不要紧闭，时间不宜过长。

5.可以在可能产生一氧化碳的地方安装专门检测一氧化碳浓度的报警器，其能在一氧化碳浓度超标的时候及时报警，有的还可强行打开窗户或排气扇。

总而言之，作为基层医师应对在可疑环境下有胸闷症状的患者保持高度警惕，并做好居民宣教，一旦发生煤气或者其他有害气体中毒，要及时送医治疗。特别是中毒时间长、昏迷久、高龄或者有心脑血管疾病的患者应及时转诊至配备高压氧舱的综合性医院接受治疗。

（潘春球）

参考文献

葛均波，徐永健，王辰．内科学．9版．北京：人民卫生出版社，2018

第九章

常见检验结果分析

第一节　血　常　规

一、什么是血常规？血常规是怎样做的？

血常规是临床最常用的血液检验，反映人体血液内三大类细胞——白细胞、红细胞、血小板的情况，与尿常规、粪便常规常合称“三大常规”。很多病理改变，如感染等非造血系统疾病及很多血液系统疾病，常能反映在血细胞的改变上，因此血常规是临床许多疾病辅助诊断的必备检查。

血常规的检验方法一般是采静脉血1～2ml，或针刺采手指末梢血，由检验人员用血细胞分析仪（又称血球仪）检测。简单的血细胞计数及形态，也可由检验人员在显微镜下用人工计数及观察获得结果。

二、血常规包括哪些项目？

一般说来，血细胞分析仪检测的血常规的项目共有20余项，其内容主要分为三大类：①白细胞及其分类；②红细胞、血红蛋白及其参数；③血小板计数及其参数。

三、如何解读血常规？

解读血常规是指各类细胞出现异常值时，分析可能的生理或病理意义，结合临床表现，帮助临床诊断。正确解读血常规，需要对各类血细胞异常的病理生理意义具有正确的掌握和理解。

四、白细胞及其分类异常的临床意义是什么?

（一）白细胞计数（WBC）正常值及其分类

1. 白细胞计数的正常值　白细胞包括粒细胞、淋巴细胞和单核细胞三大类，其中粒细胞又分为中性分叶核粒细胞、中性杆状核粒细胞、嗜酸性粒细胞和嗜碱性粒细胞。白细胞计数是测定血液中各种白细胞的总数。白细胞计数的正常参考值：成人（4～10）$\times 10^9$/L；儿童（5～12）$\times 10^9$/L；新生儿（15～20）$\times 10^9$/L。

2. 白细胞分类及其计数正常值　白细胞各分类的比例及其计数的正常值见表9-1-1。

表9-1-1　白细胞各分类的比例及其计数的正常值

细胞类型	百分数（%）	绝对值（$\times 10^9$/L）
中性粒细胞		
杆状核	0～5	0.04～0.05
分叶核	50～70	2～7
嗜酸性粒细胞	0.5～5	0.05～0.5
嗜碱性粒细胞	0～1	0～0.1
淋巴细胞	20～40	0.8～4
单核细胞	3～8	0.12～0.8

（二）白细胞异常的分析

白细胞的增高可分为增多、减少、各分类比例异常及形态异常。血常规只能发现计数、分类及比例异常，形态异常需涂片显微镜下观察。白细胞总数由5种细胞构成，其中任意一种细胞异常增高或减少，都可能导致总数增高或减少，一般来说，因中性粒细胞占比例最大，因此，中性粒细胞的数量对白细胞总数的影响最大。白细胞增高或减少的意义与特定类别某类细胞异常相关，如嗜酸性粒细胞减少与中性粒细胞减少，意义各不相同。

1. 中性粒细胞　分为分叶核及杆状核，其中分叶核占绝大部分。

（1）增高的临床意义

1）急性感染或化脓性感染：包括局部感染（如脓肿、疖肿、扁桃体炎、阑尾炎、中耳炎等）；全身感染（如肺炎、丹毒、败血症、猩红热、白喉、急性风湿热等）。轻度感染白细胞和中性粒细胞百分率可增多；中度感染计数可$>10.0\times10^9/L$；重度感染计数可$>20.0\times10^9/L$，并伴明显的核左移。

2）中毒：尿毒症、糖尿病酮症酸中毒、各种毒物或重金属中毒、有机磷农药中毒。

3）出血和其他重大疾病所致应激：如急性出血、急性溶血、手术后、严重组织损伤、心肌梗死和血管栓塞等。

4）恶性增高：见于白血病，特别是急性髓系白血病及慢性髓系白血病，计数常在$10.0\times10^9/L$以上，甚至可达到$100\times10^9/L$以上。

（2）减少临床意义：分为粒细胞减少症，中性粒细胞$<1.5\times10^9/L$；粒细胞缺乏症，中性粒细胞$<0.5\times10^9/L$。中性粒减少有如下原因。

1）疾病：部分细菌感染如伤寒、副伤寒、疟疾、布鲁氏菌病、某些病毒感染（如乙肝、麻疹、流感）、血液病、脾功能亢进、自身免疫病等。

2）中毒损伤：重金属或有机物中毒、放射线损伤等。

3）药物：抗肿瘤药最为常见，其次是抗病毒药、抗精神病药、部分非甾体抗炎药等。

2. 嗜酸性粒细胞　嗜酸性粒细胞绝对值为（0.05～0.5）$\times10^9/L$，百分比：0.5%～5%。

嗜酸性粒细胞增多或减少的意义见表9-1-2。

3. 嗜碱性粒细胞　嗜碱性粒细胞计数（0～0.1）$\times10^9/L$，百分比0～1%。嗜碱性粒细胞减少无临床意义。嗜碱性粒细胞增高可表现在过敏性疾病，如食物及药物过敏，一些血液病如慢性粒细胞性白血病，常伴嗜碱性粒细胞增多，可达

10%以上；可见于少部分转移癌，也可见于一些传染病如水痘、结核。

表9-1-2 嗜酸性粒细胞增多或减少的临床意义

增多	减少
过敏性疾病，如哮喘、荨麻疹、药物过敏等	伤寒、副伤寒
寄生虫病	大手术、烧伤
皮肤病，如湿疹、银屑病等	长期应用糖皮质激素
血液病：慢性髓细胞白血病，淋巴瘤	
传染病：如猩红热	
其他：自身免疫病、垂体功能减退等	

4.淋巴细胞 淋巴细胞计数（0.8～4）$\times 10^9$/L，百分比20%～40%。

（1）增高的临床意义

1）生理性增多：婴儿及儿童，4～6岁后儿童淋巴细胞逐渐接近成年人。

2）病理性增多：传染病，如百日咳、传染性单核细胞增多症、传染性淋巴细胞增多症、结核病、水痘、麻疹、风疹、流行性腮腺炎及传染病的恢复期等。一些血液病，如急慢性淋巴细胞白血病、淋巴瘤白血病等，可引起淋巴细胞计数绝对性增多；也可见于肾移植术后发生排斥反应期。

（2）减少的临床意义：传染病的急性期、放射病、细胞免疫缺陷病、长期应用肾上腺皮质激素后或接触放射线等。此外，各种原因引起中性粒细胞增多时，淋巴细胞也可相对减少。

5.单核细胞 计数（0.12～0.8）$\times 10^9$/L，比例3%～8%，单核细胞减少无临床意义，增高见于：①生理性增加，见于婴幼儿及儿童；②病理性增多，传染病或寄生虫病，如结核、伤寒、亚急性细菌性心内膜炎、急性传染病的恢复期、疟疾、黑热病；血液病，如单核细胞白血病、粒细胞缺乏症恢复期。

五、红细胞、血红蛋白及其参数的临床意义是什么？

红细胞是血液中数量最多的有形成分，其内容物为血红蛋白，主要功能是携带和释放氧气至全身各组织，并把二氧化碳运输到肺组织，随呼吸排出体外。红细胞及血红蛋白的正常值见表9-1-3。

表9-1-3　白细胞各分类的比例及其计数的正常值

人群	血红蛋白（g/L）	红细胞数（$\times 10^{12}$/L）
成年男性	120 ～ 160	4.0 ～ 5.5
成年女性	110 ～ 150	3.5 ～ 5.0
新生儿	170 ～ 200	6.0 ～ 7.0

红细胞异常分为数量改变，即增多、减少，或质量改变，主要是细胞大小、形态、染色及结构发生变化。因血红蛋白是红细胞的内容物，因此红细胞及血红蛋白的增加或减少常是一体的。红细胞及血红蛋白的异常详见图9-1-1。血常规只能发现红细胞数量及血红蛋白量的改变。

1.红细胞及血红蛋白增多　分为相对增多及绝对增多。相对增多并不是真的增多，而是由于呕吐、大量发汗、大面积烧伤等致体液丢失，血浆量减少，血液浓缩的情况。绝对增多分为继发性增多及原发性增多，继发性增多主要是因缺氧刺激红细胞代偿增多，如高海拔地区的群众，原发性增多是一种骨髓增殖性疾病，因骨髓红细胞系统生长失控所致。红细胞及血红蛋白的增多机制及其分类见图9-1-2。

2.红细胞及血红蛋白减少　分为生理性及病理性，病理性减少即贫血。

（1）贫血的定义：贫血是指外周血中红细胞数量、血红蛋白或HCT减少，低于正常范围下限的一种病理情况，因血红蛋白受血容量的干扰较小，临床主要根据血红蛋白的水平

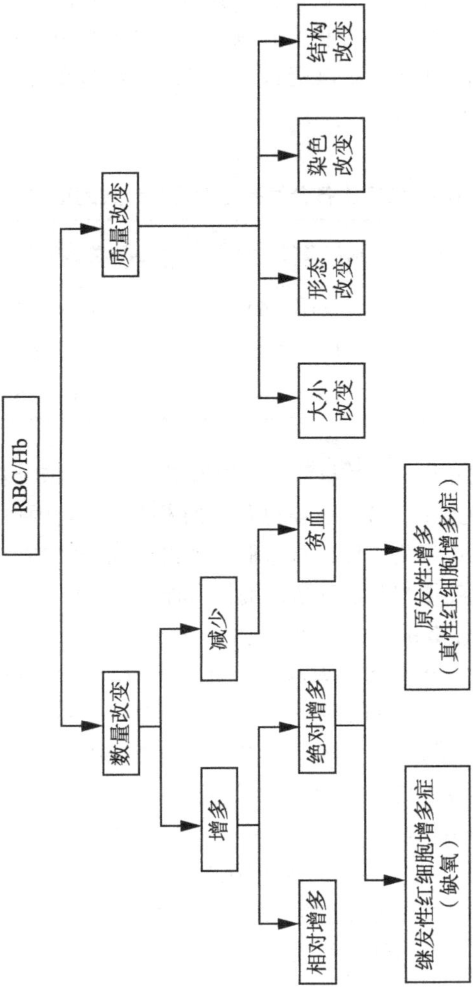

图 9-1-1　红细胞和血红蛋白异常

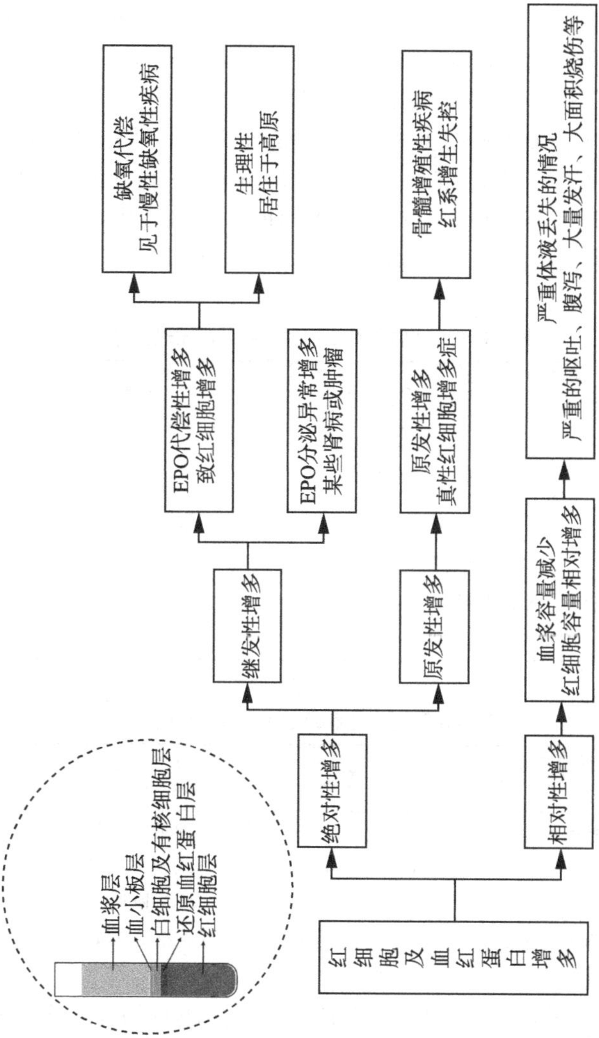

图9-1-2　红细胞及血红蛋白增多的分类及其机制

判断是否存在贫血，一般来说，血红蛋白低于正常水平下限即可诊断为贫血。

（2）贫血的机制：贫血是很多疾病可以引发的一组临床表现，而不是独立的疾病，不同疾病引发贫血的机制不同，贫血原因主要分为红细胞生成减少、破坏增多及丢失三大类，其主要机制及代表疾病见表9-1-4。

（3）红细胞的参数：红细胞的参数主要有血细胞比容（HCT）、平均红细胞体积（MCV）、平均血红蛋白量（MCH）、平均血红蛋白浓度（MCHC）。这些参数对贫血的诊断具有重要意义。各参数定义及意义见表9-1-5。

表9-1-4 贫血的病因、机制及其代表疾病

原因	机制	代表疾病
生成减少	造血物质缺乏（如缺乏铁、叶酸、维生素B_{12}）	营养性贫血
	骨髓造血功能低下	再生障碍性贫血
	骨髓造血面积减少	急性白血病，骨髓转移癌
破坏增多	红细胞被破坏	溶血性贫血、脾功能亢进
丢失	各种原因导致的失血	外伤失血、消化道大出血

表9-1-5 红细胞参数的定义及意义

参数	定义	意义
血细胞比容（HCT）	血细胞在血液中所占容积的比值	各种情况所致脱水，可致HCT增高，贫血时HCT降低
红细胞平均体积（MCV）	指每个红细胞的平均体积	反映每个红细胞的大小
平均血红蛋白量（MCH）	每个红细胞内所含血红蛋白的平均量	反映每个红细胞血红蛋白的含量
平均血红蛋白浓度（MCHC）	每升血细胞中所含血红蛋白浓度	反映1L血液中血红蛋白的含量

临床上，根据MCV、MCH、MCHC的数值，可以将贫血分为小细胞低色素性贫血、正常细胞色素及大细胞性贫血，从而帮助分析贫血病因（表9-1-6）。将贫血按参数从形态学（细胞大小、色素含量）分类及其代表疾病。

表9-1-6　以红细胞参数分类的贫血性疾病

类型	MCV（fl）	MCH（pg）	MCHC	常见贫血性疾病
小细胞低色素性贫血	＜80	＜26	＜32	缺铁性贫血，珠蛋白生成障碍性贫血
正常细胞性贫血	80～100	26～32	32～35	再生障碍性贫血，急性白血病，溶血性贫血，急性失血性贫血等
大细胞性贫血	＞100	＞32	32～35	巨幼细胞贫血，骨髓增生异常综合征，溶血性贫血，急性溶血性贫血

六、血小板异常的分析

1. 血小板计数（PLT）及其功能　血小板的主要作用是帮助止血，通过黏附、聚集与释放反应，在小伤口处形成小白色血栓而止血，对大创伤则参与凝血机制形成血栓止血。其正常计数参考值为（100～300）$\times 10^9$/L。

2. 血小板异常　血小板异常可分为数量异常，功能异常及形态异常图（9-1-3）。数量异常分为增多或减少，形态异常也常伴随功能异常。功能异常可为先天性或获得性，获得性常见于药物影响，最常见于服用抗血小板药物，如阿司匹林等。

血常规化验只能发现计数异常，也就是血小板增多或减少，定义及临床意义见表9-1-7。临床上多种疾病可影响血小板，血小板增多分为反应性及原发性，反应性增高主要是急性感染或应激状态刺激骨髓增生所致，原发性增多见于骨髓增殖性疾病（一种血液系统疾病）。减少见于骨髓生成障碍、血小板破坏增多及分布异常。

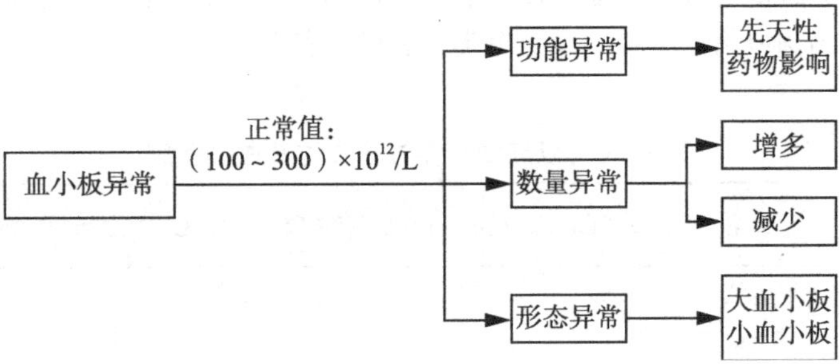

图9-1-3　血小板异常及其分类

表9-1-7　血小板计数异常的定义及临床意义

	减少	增多
定义	＜100×10^9/L	＞400×10^9/L
机制及代表性疾病	生成障碍：再生障碍性贫血、急性白血病、药物等 破坏或消耗增多：免疫性血小板减少、弥散性血管内凝血 分布异常：脾大	反应性增多：感染、大出血或创伤等急性应激 原发性增多：原发性血小板增多症

七、红细胞沉降率的定义及其临床意义？

红细胞沉降率（ESR）简称血沉，不包含于血常规的检验项目内，而是与红细胞有关的一个项目。红细胞沉降率是指红细胞在一定条件下、在单位时间内的沉降距离。红细胞的密度大于血浆密度，在地心引力的作用下产生自然向下的沉降力。一般来说，除一些生理性因素外，凡体内有感染或坏死组织的情况，红细胞沉降率就可加快，提示有病变的存在。血沉是传统且应用较广的指标，用于诊断疾病虽然缺乏特异性，但操作简便，具有动态观察病情疗效的实用价值。

1.正常参考值　魏氏（Westergren）法：男性0～15mm/h；女性0～20mm/h。

2.红细胞沉降率增快的临床意义

（1）生理性增快：见于女性月经期、妊娠3个月以上（至分娩后3周内）。

（2）病理性增快

1）炎症：风湿热、结核病等。

2）组织损伤及坏死：如手术、创伤、心肌梗死等。

3）恶性肿瘤：迅速增长的恶性肿瘤血沉增快，而良性肿瘤则血沉多正常。

4）各种原因造成的高球蛋白血症：如多发性骨髓瘤、肝硬化、系统性红斑狼疮、慢性肾炎等。

（梁健峰　苏　畅）

参考文献

万学红，卢雪峰．诊断学．9版．北京：人民卫生出版社，2018

第二节　粪便常规

一、粪便常规包括什么项目？这些项目有什么意义？

粪便是人体经肠道排出的排泄物，是食物经消化吸收后的剩余产物，生理情况下，由食物残渣、未被消化的食糜及消化道分泌产物（胆色素、黏液和无机盐）、一些食物分解产物及细菌（主要是肠道正常菌群）组成。成人一般每天排便一次，每次量为100～300g，正常粪便呈黄褐色成形软便，有粪臭味。作为身体排泄物的一种，粪便颜色、性状、内容物、气味是否正常，犹如身体的晴雨表，能反映身体异常的信号。多种病理情况，尤其消化道疾病，粪便的性状及内容物会发生变化，通过检查粪便，对相应疾病的诊疗具有重要的参考意义。

最常用的粪便检查即粪便常规，粪便常规一般包括粪便颜色及性状、隐血、显微镜检查几部分。粪便常规检查结果示例见表9-2-1，为急性肠炎的粪便常规检查结果，粪便常规各检查项目及临床意义见表9-2-1。

表9-2-1　粪便常规检查结果示例

项目	结果	参考值
颜色	黄红色	黄、棕色
性状	黏液便	软、糊状
镜下红细胞	+++	阴性（－）
镜下白细胞	++++	阴性（－）
虫卵	未见异常（－）	未见异常（－）
寄生原虫	未见异常（－）	未见异常（－）
脂肪球	阴性（－）	阴性（－）
隐血试验	阳性（+）	阴性（－）

表9-2-2　粪便常规各项目的临床意义

项目	正常	异常
颜色	受食物影响，一般为黄褐色或者暗绿色	黑粪/柏油样：上消化道出血，生理情况下，可见于食用动物血或肝脏
		血便：下消化道出血
		白陶土样粪便：梗阻性黄疸
		果酱样：肠套叠、阿米巴痢疾
		水样：急性肠炎、消化不良
性状	成形软便	脓血便：痢疾
		蛋花汤样：小儿秋季腹泻
气味	主要取决于进食的食物	鱼腥臭味：阿米巴痢疾
		酸臭：吸收不良
		较长时间恶臭：慢性肠炎、肠癌伴溃烂、胰腺疾病等

续表

项目	正常	异常
显微镜检查	无或少量白细胞，无红细胞	大量白细胞：急性肠炎，肠易激综合征
	无寄生虫虫卵	红细胞：下消化道出血、痔
	无或少量脂肪球	红、白细胞：各种肠炎
		大量脂肪球：消化不良、胰腺疾病
		虫卵或虫体：寄生虫病，如蛔虫
隐性试验	用化学试剂检验粪便中少量血红蛋白的试验，正常为阴性	消化道出血，是怀疑消化道出血时最简单和常用的指标

二、什么时候应检查粪便常规?

粪便检查对了解消化道及通向肠道的肝、胆、胰腺等器官有无病变，间接判断胃肠、胰腺、肝胆系统的功能状况具有重要价值，且化验方法简单、价格低廉，是住院患者必做的“三大常规”之一。大部分胃肠道疾病均需要检查粪便常规，对急慢性胃肠道感染、消化道肿瘤、消化道出血，对寄生虫感染、消化不良、胰腺炎等疾病诊断具有重要意义。在日常诊疗活动中，对主诉以消化道相关症状，尤其大便排便习惯改变或大便性状、气味发生改变的患者，均需进行粪便常规检查。另外，粪便常规中的隐血可作为人群筛查大肠癌的简便方法，45岁以上人群建议每年至少检查一次粪便隐血试验以筛查大肠癌。

三、留取粪便常规样本需要注意什么?

主要需要注意以下事项：①留取标本时，必须留新鲜粪便标本；②如为病理性标本，需留取有病变的部分，如黏液便需留取有黏液的部分；③标本送检后需在1小时内完成检测；④留取标本的容器必须干净、干燥；⑤所有粪便标本都应视为污染性物质，需要注意避免污染环境。

（聂大年）

第三节 尿 常 规

尿液是血液经过肾小球滤过、肾小管重吸收和排泌产生的，尿常规是三大常规之一，能够反映泌尿系统的病变，也可以协助其他疾病的诊断，如尿糖阳性考虑糖尿病可能。

正常尿液为淡黄色、透明，每24小时尿量正常为1000～2500ml，根据摄入液体量、出汗的多少，机体会自行调节尿量。24小时尿量＞2500ml为多尿，＞4000ml考虑尿崩症的可能。24小时尿量＜400ml或每小时尿量＜17ml为少尿，24小时尿量＜100ml为无尿，少尿和无尿常是严重肾功能异常的临床表现。

一、尿液的采集流程需要注意什么?

使用无菌容器，清洁外阴后采集中段尿。根据采集时间分为晨尿、随机尿。晨尿是早晨起床后的第一次小便，较浓缩，偏酸性，尿中成分不易破坏，更易检验出异常。随机尿，为一天内任何时间段留尿，更方便易行。

留尿前尽量避免剧烈运动，避免出现生理性蛋白尿等混淆诊断；女性避开月经期以免污染标本误导诊断。尿液采集后尽快行尿常规检查，尽量在30～60分钟检查，防止尿液成分溶解、细菌污染。

二、尿常规有哪些内容?

1.一般性状检测　尿量、气味、尿液颜色、透明度、酸碱度、比重等。

2.生化检测　蛋白质、尿糖、酮体、尿胆原、尿胆红素等。

3.尿沉渣检测　红细胞、白细胞、上皮细胞、细菌、管型、晶体等。

尿常规检查报告见图9-3-1。

项目名称	结果	单位	参考值
颜色	黄色		
浊度	清晰		
pH（干化学）	6.0		5.0~9.0
比重（干化学）	1.018		1.005~1.030
尿粒细胞酯酶（干化学）	阴性（–）		阴性（–）
尿亚硝酸盐（干化学）	阴性（–）		阴性（–）
尿糖（干化学）	阴性（–）		阴性（–）
尿蛋白（干化学）	阴性（–）		阴性（–）
尿酮体（干化学）	阴性（–）		阴性（–）
尿胆红素（干化学）	阴性（–）		阴性（–）
尿胆原（干化学）	阴性（–）		阴性（–）
尿隐血（干化学）	阳性（++）		阴性（–）
维生素C（干化学）	阴性（–）		阴性（–）
红细胞（图像）	23↑	个/μl≤5	
白细胞（图像）	3	个/μl≤9	
鳞状上皮细胞（图像）	9↑	个/μl≤5	
非鳞状上皮细胞（图像）	0	个/μl≤2	
透明管型（图像）	0	个/μl≤2	
病理管型（图像）	0.0	个/μl≤1.5	
结晶（图像）	1	个/μl≤6	
三联磷酸盐结晶（图像）	1	个/μl≤6	
细菌（图像）	22	个/μl≤130	
黏液丝（图像）	163	个/μl≤264	

图9-3-1　尿常规检查报告

三、尿常规项目异常提示什么情况?

1. 气味　正常尿液长时间留置后因尿素分解可出现氨臭味。新鲜尿液有氨味，注意尿路感染。有机磷农药中毒，尿有蒜臭味。糖尿病酮症酸中毒时，尿液呈烂苹果味。

2. 尿色　正常尿液为淡黄色透明。发热或脱水时尿液颜色加深，可为深黄色甚至褐色。如尿液呈浓茶色、洗肉水样、红酒样或酱油样，血尿可能性大。如患者有腰痛、进行性加重的贫血，注意可能为溶血引起的血红蛋白尿。如有剧烈运动、外伤、肌肉挤压等诱因，合并肌肉疼痛，注意横纹肌溶解引起的肌红蛋白尿。尿色浑浊或云雾状，常见于泌尿系统感染。

3.尿比重　比重增高见于脱水、失血、失液等；比重降低，见于尿崩症、间质性肾炎、高血压肾病、尿酸性肾病、肾衰竭等。

4.酸碱度　正常尿液pH 5 ～ 8。pH升高见于服用碱性药物、碱中毒、肾小管酸中毒等；pH降低见于服用酸性药物、酸中毒、高热、脱水、肾病等。

5.蛋白　正常为阴性。发热、运动后可能出现一过性蛋白尿，量较小，休息后可转阴，为生理性蛋白尿。多次检验阳性见于肾小球、肾小管损害等。大量蛋白尿常是肾小球疾病的临床表现，常合并水肿、高血压等临床表现。

6.葡萄糖　正常阴性。阳性见于糖尿病或肾小管疾病。如尿糖阳性，提示应筛查血糖排除糖尿病；如血糖正常，考虑肾小管疾病引起的肾性糖尿。

7.酮体　正常阴性。阳性常见于饥饿状态或糖尿病酮症，也见于高热、严重呕吐、腹泻、肝炎、肝硬化等糖代谢障碍时。

8.尿胆红素和尿胆原　正常阴性。尿胆红素升高多见于肝细胞性黄疸和阻塞性黄疸。尿胆原增高见于肝细胞性黄疸和溶血性黄疸，减少见于阻塞性黄疸。

9.细胞　正常情况下偶有少量脱落的上皮细胞。如尿沉渣镜检平均每高倍镜下红细胞＞3个，称为镜下血尿。如红细胞形态正常，称为正形红细胞，为非肾小球来源的血尿，考虑肾结石、泌尿系统感染、肿瘤等引起。如为畸形红细胞，为肾小球来源的血尿，考虑各种急性及慢性肾小球肾炎，以及其他继发性肾小球肾炎等引起。如尿沉渣镜检平均每高倍镜下白细胞＞5个，或可见大量脓细胞，考虑尿路感染。

（段文娟）

参考文献

[1] 王海燕. 肾脏病学. 3版. 北京：人民卫生出版社，2009.
[2] 万学红，卢雪峰. 诊断学. 9版. 北京：人民卫生出版社，2018.

第四节　生化及肾功能检查

一、肾脏的功能是什么？

肾脏的功能是分泌和排泄体内多余的水分、电解质、代谢废物等；调节水、电解质和酸碱平衡，维持内环境的稳定；同时还有内分泌功能，生成肾素、促红细胞生成素等，使新陈代谢得以正常进行。

二、反映肾脏功能的常见指标有哪些？

肾小球滤过率（GFR）是评价肾功能的主要指标。临床GFR测定困难，在肾功能受损时，GFR下降，许多代谢产物在体内聚集，血中浓度升高，如血尿素氮（BUN）、血肌酐（Scr）等，因此临床上常用BUN、Scr作为反映肾功能的指标。

（一）血尿素氮（BUN）

BUN是人体蛋白质的代谢产物。当肾脏损伤、GFR降低时，BUN从肾脏排泄减少，BUN水平越高，表明肾功能损伤越严重。

但是BUN水平还受到许多因素的干扰，单凭BUN的水平判断，会高估或低估肾脏的损伤程度。在BUN产生增加的情况下，虽然肾功能正常，患者也会出现BUN水平的升高，如果合并肾损伤，会高估肾损伤的严重程度。如高蛋白饮食、消化道出血、创伤、感染、发热、营养不良或接受激素治疗等高分解状态时。

在BUN产生减少时，如果合并肾损伤，根据BUN水平评估，会低估肾脏的损伤程度。如中毒性肝炎、急性肝萎缩等情况。

（二）血肌酐（Scr）

Scr是人体肌肉代谢产生的小分子产物，在肾功能受损时，Scr水平常明显升高，临床常用来评估肾功能。

Scr产量取决于肌肉组织的总量，受性别、年龄、饮食、肌肉等的影响，不受饮食、尿量的影响。同样的Scr水平，与年轻健壮的人相比，老年人、消瘦的人肾脏损伤程度更严重。因Scr很少受代谢及疾病状态的影响，所以对于肾功能评估的准确性优于BUN。

三、BUN、Scr能准确反映早期肾损伤吗？

由于肾脏的储备能力和代偿能力很强，一个正常的肾脏就能够负担机体的代谢功能，维持正常的肾功能。所以只有在中到重度肾损伤，GFR下降超过60%以上时，BUN、Scr才会升高，因此BUN、Scr不能准确反映早期或轻度的肾功能损伤。当BUN、Scr水平升高时，提示肾脏的损伤程度已经比较严重，需要得到重视，及时诊治。

四、肾功能异常还常见于哪些生化异常？

1.高钾血症　正常肾脏具有泌钾功能，能维持正常血钾。肾功能不全时，肾小管泌钾功能受到影响，尿钾排泄减少，出现高钾血症。

2.酸中毒　肾功能不全时，人体代谢产生的酸性产物如磷酸、硫酸等物质因肾排泄障碍，潴留在体内，可发生代谢性酸中毒。血二氧化碳值可明显降低。

3.低钙血症　慢性肾功能不全时，肾脏生成1,25二羟基维生素D_3［1,25-（OH）$_2D_3$］减少，肠道对钙的吸收减少；同时肾小管重吸收钙也减少，从而发生低钙血症。

4.高磷血症　当肾功能不全时，尿磷排泄减少，血磷浓度逐渐升高。

五、慢性肾功能不全的临床表现常有哪些？

慢性肾功能不全患者常有胃肠道反应，食欲缺乏、恶心、呕吐；常合并高血压，可有头晕、头痛、胸闷、心悸、胸痛等；可合并贫血，患者面色苍白，头晕、乏力、耳鸣、活动后气促；可合并尿量变化，出现尿量减少、增多，夜尿增多等，尿中有泡沫或肉眼血尿，腰部酸痛；可有骨痛、关节痛；可有水肿等临床表现。临床检验可见BUN、Scr升高及上述生化异常。

六、什么是需要紧急处理及转诊的危急状况?

1.患者BUN和Scr明显升高或进行性升高，反映严重的肾功能损伤，需转诊处理。

2.尿量明显减少，伴肾功能异常，需转诊处理。

3.严重的水肿，常易发生急性左心衰竭、肺水肿，患者可出现端坐呼吸、夜间阵发性呼吸困难、咳嗽、咳粉红色泡沫痰、心率增快、血压升高，需紧急处理，及时转诊。

4.高钾血症，尤其血钾＞6.5mmol/L，患者心率减慢，有发生致死性心律失常的危险，需紧急降钾治疗及转诊。

5.严重的酸中毒，尤其血二氧化碳＜12mmol/L，患者可出现深大呼吸、血压降低、食欲缺乏、呕吐、谵妄、昏迷等，严重危及生命，需紧急补碱纠正酸中毒，及时转诊。

6.肾功能下降常合并贫血、高血压，如严重贫血、难以控制的高血压，及时转诊。

（段文娟）

参考文献

[1] 王海燕. 肾脏病学. 3版. 北京：人民卫生出版社，2009.
[2] 万学红，卢雪峰. 诊断学. 9版. 北京：人民卫生出版社，2018.

第五节　肝功能检查

一、肝功能检查包含什么项目？如何解读一张肝功能检查结果单？

肝功能是临床常用的检查项目之一，是体检及住院的必检项目，了解肝功能检查的意义、解读肝功能检查结果，是临床医师的必备技能。肝脏具有解毒、合成蛋白质、分泌胆汁、代谢等功能，肝功能检查主要是通过检测血液里的一些指标，反映肝功能状态。全面的肝功能检查包括较多指标，主要包括三大类。①酶类：如丙氨酸氨基转移酶（ALT）、天冬氨酸氨基转移酶（AST）、乳酸脱氢酶（LDH）等；②蛋白：白蛋白、球蛋白、总蛋白（球蛋白+白蛋白总和）、白蛋白与球蛋白的比例（白/球比）；③胆红素：结合胆红素、未结合胆红素、总胆红素。根据患者的实际情况，可选择全面检查或挑选部分检查，例如有肝脏疾病或考虑肝脏受损的患者，应选择较全面的检查，对健康体检的患者，可选择较简单的组合。一份较全面的典型的肝功能报告单如图9-5-1。

丙氨酸氨基转移酶（ALT）	81↑	U/L	1~40
天冬氨酸氨基转移酶（AST）	39↑	U/L	1~37
碱性磷酸酶（ALP）	70	U/L	0~110
乳酸脱氢酶（LDH）	135	U/L	114~240
γ-谷氨酰转肽酶（GGT）	22	U/L	2~50
胆碱酯酶（CHE）	4614↓	U/L	5300~12 900
总蛋白（TP）	52↓	g/L	64~87
白蛋白（ALB）	34↓	g/L	35~50
球蛋白（GLB）	18↓	g/L	20.0~32.0
白/球比值	1.89		1.30~2.50
总胆红素（TBIL）	12.6	μmol/L	3.0~22.0
结合胆红素（Bc）	0.0	μmol/L	0.0~5.0
未结合胆红素	11.0	μmol/L	0.0~19.0
δ胆红素	1.6	μmol/L	0.0~3.0

图9-5-1 肝功能检查报告单

肝功能检查指标较多，要读懂一张报告单，首先要了解这些项目代表的意义。一般来说，肝功能检测指标主要包括三方面：肝细胞功能受损、胆红素代谢及肝脏合成指标、意义及相关疾病见表9-5-1。

需要注意的是，肝脏合成及分泌的多种酶，如AST、ALP、LDH等，在体内除了肝脏外，其他器官及组织系统如心脏、肾脏及骨骼肌肉系统均可合成及分泌；白蛋白也可因

表 9-5-1　肝功能损害的机制及其代表疾病

	主要项目	升高机制	代表疾病
肝细胞受损	代表指标：转氨酶，ALT及AST 其他酶如ALP、LDH、GGT等	转氨酶存在于肝细胞内，当肝脏因各种原因如炎症等受损时，肝细胞被破坏，转氨酶释放出外周血，故可检测出增高	①急、慢性肝炎；②酒精性肝病；③药物性肝损害；④脂肪肝；⑤其他脏器受损（如心脏等）；⑥生理性：劳累、运动
胆红素代谢	总胆红素（TBIL） 直接胆红素（DBIL） 间接胆红素（IBIL） 酶（ALP、GGT）	胆红素来源于血红蛋白，生理情况下来源于衰老红细胞，并在胆道系统代谢成合成胆红素并排泄至肠道。病理情况下因溶血、肝脏合成障碍或胆汁淤积，造成胆红素增高。胆汁淤积或梗阻性肝病时，ALP及GGT升高	①肝细胞性黄疸：DBIL与IBIL升高程度相当，肝脏功能受损，胆红素摄取、结合、排泄均受损，常见于急、慢性肝炎。②溶血性黄疸：主要是间接胆红素增高，见于溶血性疾病，间接胆红素产生过多，超过肝脏处理能力。③梗阻性黄疸：直接胆红素增高为主，主要是胆红素排泄障碍所致，见于胆道梗阻性疾病如胆道结石
合成功能	白蛋白（ALB） 球蛋白（GLB） 白/球比（A/G）	白蛋白由肝脏合成，肝脏损害严重时，合成功能受影响，则可出现低蛋白血症。非肝脏疾病如肿瘤、结核及营养不良也可以出现低蛋白血症。肝病特别是慢性肝病时肝脏合成球蛋白增高，主要是γ球蛋白	①肝硬化失代偿期；②恶性肿瘤、慢性感染等消耗性疾病；③营养不良

为消耗性疾病或有蛋白尿丢失导致降低，因此，当肝功能检查结果异常的，需要结合病史、体征、其他辅助检查结果综合判断是否肝功能受损所致。

二、何时需要检查肝功能？常见肝病检查的合理选择是什么？

1.健康体检　可选择相对简单的项目组合ALT、AST、GGT、白蛋白/球蛋白、总胆红素。

2.各种病因所致急、慢性肝病或肝脏损害　必须选择项目齐全的肝功能检查项目，必要时还要同时做肝脏超声甚至CT、病毒学检查等。

3.对黄疸患者的鉴别诊断　除肝功能（必须包括胆红素）外，尚需检查尿胆原（尿常规）、血常规等。

4.肝硬化　肝功能全套检查，结合超声或CT肝脏影像学。

5.怀疑肝癌　肝功能全套检查，肝脏影像学，肝癌标志物甲胎蛋白（AFP），肝炎病毒学检查。

三、常见疾病的肝功能检查表现有哪些？

病因不同的肝病，在肝功能检查上可能有不同表变，表9-5-2为常见肝病的肝功能指标改变表现。

表9-5-2　常见肝病的肝功能指标改变

	AST	ALT	TBIL	ALP	GGT	ALB	GLB
急性肝炎	↑↑↑	↑↑↑	N～↑↑	N～↑	↑	N	N
慢性肝炎	↑	↑	N～↑	N～↑	N～↑	↓	↑
肝硬化	N～↑	N～↑	N～↑	N～↑	N～↑	↓↓	↑↑
酒精性肝病	↑	↑	N～↑	N～↑	↑↑↑	N	N
胆汁淤积	N～↑	N～↑	↑～↑↑↑	↑↑↑	↑↑	N	N

N代表正常，↑代表升高，↓代表降低

（苏　畅）

参考文献

尚红，王兰，实验诊断学. 3版. 北京：人民卫生出版社，2016

第六节 血脂检查

一、血脂高，看不见、摸不着，没有感觉，不用管它?

我国约有1.6亿人患有高脂血症，由于早期无明显临床表现，故很多人不予重视。高脂血症是脑卒中、冠心病的“元凶”，是健康的隐形杀手，是导致动脉粥样硬化的罪魁祸首，若不积极控制，会引起高血压、高血糖。

如果把血管比喻成“水管”，那么血脂高了，血管就会像下水道一样生锈结块，进而发生堵塞。堵塞脑血管引起脑卒中，堵塞心脏血管导致心肌梗死。因此血脂检查是临床常规体检的重要检查项目之一，对动脉粥样硬化性心脑血管疾病诊断具有重要意义。

二、经常听人说血脂不高，只是胆固醇高一点，这种说法对吗?

血脂是血液中脂类的简称，包括总胆固醇（TC）、三酰甘油（TG）、磷脂、游离脂肪酸。TC、TG是体内最主要的两类血脂。总胆固醇代表血中所有的胆固醇，水平高低与年龄、性别、饮食习惯、遗传因素有关，它包括高密度脂蛋白胆固醇（HDL-C）和低密度脂蛋白胆固醇（LDL-C）。其中LDL-C与动脉粥样硬化之间关系的明确，是导致动脉粥样硬化性疾病的根本原因，所以倍受临床关注。

目前TC、TG、HDL-C和LDL-C是基本的临床实用检测项目。对于任何需要进行心血管危险性评价和给予降脂药物治疗的个体，都应进行这四项血脂检测（图9-6-1）。

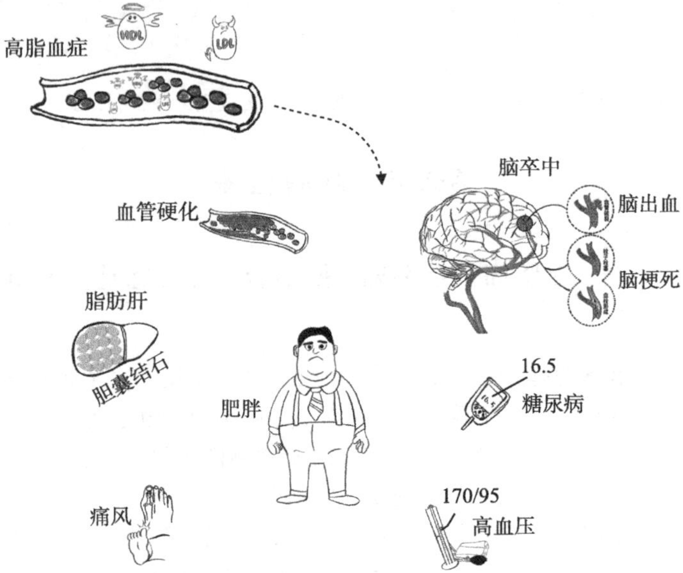

图9-6-1 血脂检查

三、血脂检查需要空腹吗?

低密度脂蛋白胆固醇、三酰甘油等受进食的影响，一般推荐在空腹状态进行。总胆固醇和高密度脂蛋白胆固醇受进食影响较小，非空腹也可以检测。

四、血脂需要多久检查一次?

20岁以上的健康人应每1～2年检查一次。重点人群6个月检查一次，如高血压、冠心病、糖尿病、肥胖、家族性高胆固醇血症、正在服降脂药物者、吸烟者。

五、什么样的人群需要长期追踪血脂?

对于有家族遗传史的高血脂和（或）过早发生动脉粥样硬化性心血管疾病的患者，推荐进行筛查与随访。LDL-C＞4.9mmol/L 可提示家族性高血脂。因此，推荐对该类人群长期追踪血脂水平。

六、胆固醇分“好坏”，您分清楚了吗？

低密度脂蛋白胆固醇是目前最受重视的血脂指标。动脉粥样硬化性心血管病，如冠心病、脑卒中、外周动脉粥样硬化病等，一直居于我国城乡居民死亡原因的第一位，高于感染，高于恶性肿瘤，是“第一杀手”。而这“第一杀手”的“凶器”，就是高胆固醇血症，确切地说，是高“低密度脂蛋白胆固醇”血症。

高密度脂蛋白胆固醇是“好”的胆固醇，为抗动脉粥样硬化的胆固醇。

七、三酰甘油升高，胆固醇不升高，是不是不需要治疗？

三酰甘油是血脂中一项指标，三酰甘油轻度升高者冠心病危险性增加。重度升高超过5.6mmol/L，发生急性胰腺炎的风险升高。需要贝特类降脂药物治疗（非诺贝特）以预防急性胰腺炎发作。

八、血脂检查指标都在正常范围，是不是就不需要吃药了？

不同人群目标值不同，应该根据血脂水平及心血管整体风险分层给予不同强度的药物治疗。不能简单地解读检查结果的正常值，也不能自行停药。

30岁年轻人，无ASCVD及危险因素，合适的血脂水平是LDL-C＜3.4mmol/L（表9-6-1），为我国ASCVD一级预防血脂合适水平和异常分层标准。

50岁冠心病患者，属于极高危人群，血脂目标值是低密度＜1.8mmol/L，并且需要终身服用他汀类降血脂药治疗（表9-6-2）。

表 9-6-1　我国 ASCVD 一级预防血脂合适水平和异常分层标准

分层	TC（mmol/L）	LDL-C（mmol/L）	HDL-C（mmol/L）	TG（mmol/L）
理想水平	-	＜2.6（100）	-	-
合适水平	＜5.2（200）	＜3.4（120）	-	＜1.7（150）
边缘水平	≥5.2（200）且＜6.2（240）	≥3.4（130）且＜4.1（160）	-	≥1.7（150）且＜2.3（200）
升高	≥6.2（240）	＞4.1（160）	-	≥2.3（200）
降低	-	-	＜1.0（40）	-

ASCVD. 动脉粥样硬化性心血管疾病；-. 无 .

表 9-6-2　血脂异常危险分层以及目标值

危险分层	疾病或危险因素	LDL-C 目标值
极高危	ASCVD 患者	＜1.8mmol/L
高危	LDL-C ≥4.9 mmol/L 或 TC ≥7.2 mmol/L 糖尿病患者 1.8mmol/L ≤LDL-C＜4.9 mmol/L 或 3.1mmol/L ≤TC＜7.2 mmol/L 且年龄＞40 岁 高血压＋2 项及以上危险因素	＜2.6 mmol/L
中危	无高血压，2 项以上危险因素 高血压＋1 项危险因素	＜3.4mmol/L
低危	无高血压，0～1 项危险因素 高血压，无危险因素	＜3.4mmol/L

ASCVD. 动脉粥样硬化性心血管疾病，包括急性冠脉综合征（ACS）、稳定型冠心病、血运重建术后、缺血性心肌病、缺血性脑卒中、短暂性脑缺血发作、外周动脉粥样硬化病等

危险因素：吸烟、年龄（男性＞45，女性＞55岁），HDL-C＜1.0mmol/L（40mg/d）

九、血黏度高是不是血脂高了？

血黏度与血脂不能画等号。血液黏稠度涉及的成分复杂，测定方法很受局限。不能完全反映血液的实际黏稠度和对血管的损害情况。其受影响因素也很多，目前临床很少使用。

十、已经在服降脂药，为什么还是血脂高？

生活方式干预是基础，服药的同时还需控制饮食、加强锻炼。控制饮食中胆固醇的摄入，增加蔬菜水果，粗纤维食物的摄入，控制食盐摄入量、戒烟、限酒。增加体力运动，坚持每次30～60分钟的有氧运动，每周至少5次。

十一、他汀类降脂药物有害，是真的吗？

大量研究数据证实，他汀类药物对心血管疾病的保护作用获益远大于新发糖尿病、肿瘤的风险。这是一个收益和风险比的问题，不可断章取义，更不可盲目停药。

十二、血脂异常治疗应如何随访？

药物治疗开始后4～8周复查血脂、肝功能、肌酸激酶一次，若无特殊情况且血脂达标可改为每6～12个月复查一次；长期达标者可每年复查一次。如血脂未达标则需调整降脂药剂量或种类，或联合应用不同作用机制的降脂药进行治疗。每当调整降脂药种类或剂量时，都应在治疗后6周内复查。

（刘丽娟）

参考文献

中华医学会. 2019血脂异常基层诊疗指南. 中华全科医师杂志，2019，18（5）：417-421